未破裂脳動脈瘤
Japan standard

山形大学名誉教授・脳神経外科
国立がん研究センター名誉総長 **嘉山孝正** 監修

島根県立中央病院脳神経外科部長 **井川房夫** 編著
日本医科大学脳神経外科学教室大学院教授 **森田明夫** 編著

中外医学社

執筆者一覧 (執筆順)

井川 房夫	島根県立中央病院脳神経外科 部長
栗栖 薫	広島大学病院脳神経外科 副病院長・教授
加藤 庸子	藤田保健衛生大学坂文種報德會病院脳神経外科 教授
小林 祥泰	日本脳卒中協会 常務理事
宮脇 哲	東京大学医学部脳神経外科
斉藤 延人	東京大学医学部脳神経外科 教授
田中 篤太郎	聖隷浜松病院脳神経外科 部長
青木 友浩	京都大学医学部次世代免疫制御を目指す創薬医学融合拠点 特定准教授
広田 健吾	東京女子医科大学東医療センター脳神経外科
赤川 浩之	東京女子医科大学統合医科学研究所 テニュアトラック准教授
糟谷 英俊	東京女子医科大学東医療センター脳神経外科 教授
森田 明夫	日本医科大学脳神経外科 大学院教授
山村 明範	新さっぽろ脳神経外科病院 理事・副院長
井上 英明	新さっぽろ脳神経外科病院
端 和夫	新さっぽろ脳神経外科病院 名誉院長
岡田 靖	国立病院機構九州医療センター脳血管・神経内科，臨床研究センター センター長
湧川 佳幸	国立病院機構九州医療センター脳血管・神経内科，臨床研究センター／永富脳神経外科病院 院長
山口 竜一	杏林大学医学部脳神経外科
塩川 芳昭	杏林大学医学部脳神経外科 主任教授
張 漢秀	埼玉医科大学総合医療センター脳神経外科 教授
福永 篤志	国家公務員共済組合連合会立川病院脳神経外科 医長
穂刈 正昭	北海道大学大学院医学研究科脳神経外科
寶金 清博	北海道大学大学院医学研究科脳神経外科 教授
石田 藤麿	三重中央医療センター脳神経外科 医長
鈴木 秀謙	三重大学大学院医学系研究科脳神経外科 教授
石橋 敏寛	東京慈恵会医科大学脳神経外科学講座 准教授
村山 雄一	東京慈恵会医科大学脳神経外科学講座 主任教授
吉岡 秀幸	山梨大学大学院医学工学総合研究部脳神経外科
木内 博之	山梨大学大学院医学工学総合研究部脳神経外科 教授
坂井 信幸	神戸市立医療センター中央市民病院脳神経外科 部長
今村 博敏	神戸市立医療センター中央市民病院脳神経外科 医長
有村 公一	神戸市立医療センター中央市民病院脳神経外科 副医長
菊池 隆幸	京都大学大学院医学研究科脳病態生理学講座脳神経外科学
宮本 享	京都大学大学院医学研究科脳病態生理学講座脳神経外科学 教授
山城 重雄	熊本労災病院脳神経外科 部長
西 徹	済生会熊本病院 副院長／脳卒中センター脳神経外科 部長
山崎 友郷	国立病院機構水戸医療センター脳神経外科
園部 眞	社会保険診療報酬支払基金茨城支部
米倉 正大	長崎県病院企業団 企業長
辻 篤司	滋賀医科大学医学部脳神経外科 講師
野崎 和彦	滋賀医科大学医学部脳神経外科 教授
鈴木 倫保	山口大学大学院医学系研究科脳神経外科 教授

監修によせて

　この度，待望の『未破裂脳動脈瘤 Japan standard』が発刊の運びとなりました．待望という意味は，世界に類が無い書であるからです．本書には，日本が未破裂脳動脈瘤を世界に先駆けて経験し，研究してきた成果が網羅されています．脳卒中専門家のみならず全ての臨床家が手元に置くべき書です．

　脳卒中はいまだ国民病です．脳卒中は昭和 56 年に日本人の死因の第 1 位でなくなり，現在では第 3 位に位置しているとはいえ，介護原因の第 1 位はやはり脳卒中です．脳卒中のうちでも完全回復の率が低い疾患が破裂脳動脈瘤です．日本の医療成績の結果は，先進国の集まりである OECD（Organization for Economic Co-operation and Development）の報告でも世界 1 位の成績を上げています．しかし，日本の脳卒中医療者はこの成績に満足せず，さらなる一歩を踏み出しました．世界に先駆けて，脳動脈瘤が出血する以前に安全に治療し，破裂脳動脈瘤疾患の減少を試みました．合わせて，本書にも原稿を寄稿されていらっしゃいます端　和夫先生などの日本脳神経外科学会の先輩たちが，世界で唯一の脳ドックの医療も開拓いたしました．20 世紀末には日本から世界的な脳神経外科の学術雑誌に未破裂脳動脈瘤の治療成績が掲載されました．その時の反応は必ずしも良い反応ではありませんでした．死亡例まであり批判がありました．破裂脳動脈瘤と比較すればずば抜けた成績だったのですが，病気を発症していない人の治療成績にしては良好ではなかったからです．さらに，他疾患での死亡例で未破裂脳動脈瘤がある報告までなされました．未破裂脳動脈瘤を全て治療すれば破裂脳動脈瘤症例が減少するという仮説が揺らいだのです．未破裂脳動脈瘤の自然歴が未解明だったために生じた問題でした．日本脳神経外科学会は，本書の編集者のお一人の森田明夫先生などを中心に，全ての日本脳神経外科学会員の協力のもと，未破裂脳動脈瘤の自然歴の解析を行いました．その結果，多くの面で未破裂脳動脈瘤の病態が解明されました．

　どの疾患もその病態が完全に解明されていないのと同様，未破裂脳動脈瘤も全てが解明されているわけではありませんが，本書には，現時点で解明されている全てが記載されています．破裂脳動脈瘤に罹患された患者さんは，身体だけではなく社会的にも大変な影響を受けます．全ての臨床家が本書を手元に置けば破裂脳動脈瘤を適切に減少させるのに必要な知識が得られ，一人でも破裂脳動脈瘤が減少することに貢献できると確信いたします．

2015 年 9 月 22 日
世界脳神経外科連合ローマから帰って

山形大学名誉教授・脳神経外科
国立がん研究センター名誉総長

嘉山孝正

企画・編集によせて

　2013年4月，私の3年後輩で広島大学脳神経外科同門のE. K.先生が島根の地でご逝去されました．突然の事故で亡くなられ，私はその意味をずっと今も考えております．スティーブ・ジョブズは膵臓がんに罹患するずっと前から，毎朝鏡に向かって「今日，自分が死んでも後悔しないか」と自問していたそうです．彼は「死を意識することは，人生において大きな決断をする価値基準となる最も大切なことだ．なぜなら，外部からの期待やプライド，恥や失敗への恐れといったことのほとんど全てが死を意識することによって消え去るからだ．死を意識することが失うことを恐れないための最良の方法なのだ」と言っています．E. K.先生は私に本当の死を意識することを教えてくれたのかもしれません．恥も失敗も恐れず，自分が世の中のために本当にやらないといけないことは何かを考えさせてくれ，森田先生と出版社のご協力を得ることができ，その後，嘉山先生のご高配も頂きこの本が出版される運びとなりました．

　本書には，「なぜ日本とフィンランドで未破裂脳動脈瘤は破裂しやすいのか」「本当に破裂しやすい未破裂脳動脈瘤を検索できるか」など奥深い問題に向けて，多くのヒントが網羅されております．また，現段階での日本の未破裂脳動脈瘤の最新エビデンスを含んでおり，脳神経外科医のみならず未破裂脳動脈瘤に携わる多くの先生方にお役に立てると確信しております．ひいてはできるだけ多くの患者様のお役に立てることができましたら幸いです．

　執筆をお願いした先生方は，日本の第一人者ばかりで，超ご多忙にもかかわらず，充実した内容に仕上げてくださり，この場を借りて厚く御礼申し上げます．また，御助言頂いた一般社団法人 日本脳神経外科学会学術委員長，校正にご協力いただいた先生方，秘書の方々，当初からご努力いただいた出版社の方々には深謝申し上げます．

　平成27年9月

島根県立中央病院脳神経外科 部長

井川房夫

構成・編集によせて

　今回島根の井川先生の発案による『未破裂脳動脈瘤 Japan standard』の構成・編集に関わらせていただきました．

　日本では端先生や多くの諸先輩方が始動された脳ドックをはじめとする脳の健康を維持するための健診が世界でいち早く進められました．欧米では脳疾患や脳卒中を予防するために同様な動きがやっと始動されたところです．すでに本邦ではそのようなスクリーニングの普及によって多くの無症候性の未破裂脳動脈瘤が発見されるようになっています．一方でそのように発見された無症候性の脳動脈瘤をどうするかという問題も古くから議論されてきました．例えば，治療適応と医療を広く見つめ直すこと，脳動脈瘤の発生そして破裂に至る病態を明らかとすること，そして治療や未来に向けての研究など，日本は未破裂脳動脈瘤の診療について世界をリードしていると自負できるものであると思います．

　本書ではその領域において最先端を進められていらっしゃる先生方に，現在の最新のトピックを含めて執筆いただいております．未破裂脳動脈瘤に関して現在知っておくべきStandard がよくまとめられていると思います．この場をお借りして，大変お忙しい中　本書の執筆に関わっていただいた先生方に深謝いたします．

　一方，PubMed において "unruptured cerebral aneurysm" とか "subarachnoid hemorrhage" と検索すると，非常に多くの最近の論文が表出されます．そしてその中の多くが極めて重要な示唆に富むものです．残念なことにその中で日本人による論文は以外と少なくなってきております．現在の日本の優先性に安んずることなく，常に新しい事実を求め，世界を牽引するリーダーであり続けるために，また明日のより良い医療を作るためにも，今後もさらに努力してゆかねばならないと思う次第です．

　平成 27 年 9 月

日本医科大学脳神経外科学教室　大学院教授
森田明夫

Contents

1 日本の医療背景 ……………………………………………〈井川房夫,栗栖 薫〉 *1*
　日本の医療の評価　　日本の医療と社会の問題点

2 本邦の破裂脳動脈瘤の疫学と統計データ …………〈井川房夫,加藤庸子,小林祥泰〉 *10*
　島根県立中央病院のデータ　　脳卒中データバンク 2015 の解析
　日本の SAH の疫学　　SAH の頻度の推移

3 破裂脳動脈瘤の危険因子 ……………………………………〈宮脇 哲,斉藤延人〉 *19*
　後天的要因　　先天的要因　　環境要因　　脳動脈瘤の特徴

4 感染と脳動脈瘤 ………………………………………………………〈田中篤太郎〉 *24*
　古典的感染性脳動脈瘤
　感染と脳血管障害の新たな展開：リスクファクターとしての口腔内常在細菌

5 脳動脈瘤の基礎研究：動物モデルと薬剤検証 …………………………〈青木友浩〉 *31*
　脳動脈瘤動物モデル　　脳動脈瘤形成機序の概略
　モデル動物を使用した検討から見出された脳動脈瘤治療薬の創薬標的候補因子と候補薬剤
　脳動脈瘤治療薬候補薬剤での臨床研究　　新時代の未破裂脳動脈瘤治療への展望

6 脳動脈瘤の遺伝解析 …………………………………〈広田健吾,赤川浩之,糟谷英俊〉 *40*
　脳動脈瘤を合併する遺伝性疾患　　脳動脈瘤遺伝解析の歴史

7 未破裂脳動脈瘤の疫学と自然歴 ……………………………………………〈森田明夫〉 *47*
　未破裂脳動脈瘤の頻度　　未破裂脳動脈瘤の分布
　未破裂脳動脈瘤保有患者のリスク　　未破裂脳動脈瘤の破裂リスク
　未破裂脳動脈瘤の拡大，新規動脈瘤発生リスク

8 脳ドックと未破裂脳動脈瘤 ………………………………〈山村明範,井上英明,端 和夫〉 *58*
　最初の脳ドックと未破裂脳動脈瘤　　わが国での脳ドックの普及
　脳ドックでの未破裂脳動脈瘤検出の現状　　脳ドックで明らかとなった未破裂脳動脈瘤の特徴
　脳ドックで発見された未破裂脳動脈瘤への対応

9 脳血管・神経内科医からみた未破裂・非破裂脳動脈瘤 ………〈岡田 靖,湧川佳幸〉 *68*
　未破裂脳動脈瘤と非破裂脳動脈瘤　　高齢化社会と未破裂脳動脈瘤
　UCAS Japan の部位・サイズ別破裂リスクに関する脳血管内科医の見方
　脳血管内科での非破裂脳動脈瘤の診療の実際
　生涯累積破裂率やオッズ比より 1 日の破裂リスクの説明
　未破裂脳動脈瘤に対する積極的内科治療

⑩ **未破裂脳動脈瘤の治療適応** ……………………………〈山口竜一，塩川芳昭〉 77
　UCA の治療背景　　無症候性小型の UCA 治療決定に関わる因子
　症候性または大型の UCA 治療

⑪ **未破裂脳動脈瘤のマルコフモデル解析** ………………………………〈張　漢秀〉 84
　序論　　目的　　マルコフ過程モデル　　結果　　考察

⑫ **未破裂脳動脈瘤のインフォームドコンセントと訴訟リスク** …………〈福永篤志〉 93
　インフォームドコンセント（IC）　　訴訟リスク

⑬ **未破裂脳動脈瘤と医療倫理** ………………………………〈穂刈正昭，寳金清博〉 103
　インフォームドコンセント　　医療安全・リスクマネジメント
　脳神経外科治療における EBM　　臨床研究と個人情報　　教育　　基礎研究

⑭ **未破裂脳動脈瘤の数値流体力学（CFD）** …………………〈石田藤麿，鈴木秀謙〉 110
　血行力学的パラメータ　　CFD の脳動脈瘤臨床応用

⑮ **未破裂脳動脈瘤の画像フォローと評価** …………………〈石橋敏寛，村山雄一〉 120
　MRA か CTA か？　　画像評価の間隔について　　増大の可能性に関する考察
　経過観察中の de novo 脳動脈瘤　　未破裂脳動脈瘤の外来診療

⑯ **未破裂脳動脈瘤の推移と統計データ解析** ………………〈井川房夫，森田明夫〉 125
　未破裂脳動脈瘤の保有率　　日本の未破裂脳動脈瘤の推移と今後（人口変化）
　SAH の予防について　　今後の検討事項

⑰ **未破裂脳動脈瘤の治療（手術）** …………………………〈吉岡秀幸，木内博之〉 133
　手術適応　　治療法の選択　　クリッピング術前神経放射線学的診断
　手術戦略　　開頭方法　　術中モニタリング
　治療成績　　代表的部位の動脈瘤クリッピング術

⑱ **未破裂脳動脈瘤に対する血管内治療** ……………〈坂井信幸，今村博敏，有村公一〉 145
　用いる機器と治療方法　　治療成績

⑲ **困難な未破裂脳動脈瘤の治療** ………………………………〈菊池隆幸，宮本　享〉 155
　何が困難なのか？　　バイパス術併用クリッピング術・バイパス術併用コイル塞栓術
　外科的トラッピング術・血管内治療による親血管閉塞術
　外科的血流変更治療　　治療に際してのほかの留意点

⑳ **QOL の側面からみた無症候性未破裂脳動脈瘤の外科的治療** …〈山城重雄，西　徹〉 160
　QOL はなぜ大切か　　健康関連 QOL の概念と測定
　未治療の脳動脈瘤を有する患者の QOL　　治療後の QOL の変化
　QOL からみた未破裂脳動脈瘤根治術の妥当性
　患者の心理を考慮した手術適応の考え方　　高齢者に対する対応
　コイル塞栓術と QOL

㉑ 小型未破裂脳動脈瘤（Small Unruptured Intracranial Aneurysm Verification Study
　—SUAVe Study）······················〈山崎友郷，園部 眞，米倉正大，SUAVe Study, Japan グループ〉 *169*
　　方法　　対象　　Endpoint　　結果　　考察

㉒ 本邦の進行中未破裂脳動脈瘤研究 ···〈辻 篤司，野崎和彦〉 *182*
　　疾患リスクの評価　　現行治療法の効果およびリスクの評価
　　新規治療法の評価

㉓ 未破裂脳動脈瘤の今後の展望〜治療に残された課題〜 ··················〈鈴木倫保〉 *192*
　　UCA 治療効果の再考
　　UCA における治療決断とその根拠：破裂リスク治療リスクとは何か，morbidity とは何か

　索引 ··· *203*

略語表

UCA	unruptured cerebral aneurysm	未破裂脳動脈瘤
CT	computed tomography	
CTA	computed tomography angiography	
MRI	magnetic resonance image	
MRA	magnetic resonance angiography	
DSA	digital subtraction angiography	脳血管撮影
SAH	subarachnoid hemorrhage	くも膜下出血
AN	aneurysm	動脈瘤
ICA	internal carotid artery	内頚動脈
PCom	posterior communicating artery	後交通動脈
ACA	anterior cerebral artery	前大脳動脈
ACom	anterior communicating artery	前交通動脈
MCA	middle cerebral artery	中大脳動脈
PCA	posterior cerebral artery	後大脳動脈
BA	basilar artery	脳底動脈
VA	vertebral artery	椎骨動脈

1 日本の医療背景

Unruptured Cerebral Aneurysm　JAPAN STANDARD

はじめに

　わが国の医療は世界保健機関（WHO）2000 報告[1]や Conference Board of Canada 2012[2]によると世界一と評価されており，その根拠は平均寿命，健康寿命とも世界トップレベルを保っていることにある．また国民皆保険制度を保ちつつ，経済協力開発機構（OECD）平均以下の総医療費で良質の医療に比較的簡単にアクセスでき，アクセス，医療の質，コストともに世界トップクラスといえる．わが国の優れた医療制度は脳神経外科の領域でも示されており，脳神経外科医の数，手術可能な病院数，病床数も多く，くも膜下出血の発症から初期診断，治療への時間はおそらく他国よりかなり短いと思われる．くも膜下出血後の手術成績も良好であり，これらがくも膜下出血後の致死率が他国より有意に少ないという報告[3]の理由と考えられる．

　また国民の健康への関心は高く，医療機関へのアクセス状況がよいのみならず人間ドック等の予防医学も発展し，なかでも脳ドックとしての脳の検診システム[4]はわが国独特に発展しており，そのため未破裂脳動脈瘤が発見される頻度も治療数も多いと思われる．フォローの画像診断数も多く，長期にわたり未破裂脳動脈瘤をフォローできる環境にあるといえる．

　未破裂脳動脈瘤の治療はガイドラインに基づいているが，「脳卒中治療ガイドライン 2015」では，治療により慎重な対応が薦められている．一方，わが国は先進国では最も早く高齢化が進んでおり諸外国の高齢化の将来像を先取りしているとも考えられる．本稿では，未破裂脳動脈瘤の診断や治療の観点からわが国の医療制度等の背景と今後の問題点を解説した．

日本の医療の評価

　OECD 健康部門データ 2012[5,6]からわが国の医療の特徴について，種々の項目を 2000〜2012 年まで調査した．また，平成 24 年度 国民医療費の概況[7]より医療経済についても検討した．

医療アクセス（受診回数，入院期間，病床数，医療機器など）

　図 1-1 に国民 1 人当たりの受診回数を示したが，わが国は 2001〜2010 年まで世界 1 位であった．近年は，韓国に次ぐ 2 位となっているが，諸外国に比較してかなり多い．図 1-2 は急性期の入院期間を示したが，わが国の平均在院日数は 2000 年以降大幅に減少した．OECD 平均が 8 日のところわが国は 17.5 日で OECD 諸国の中ではいまだに最長で，逆に退院率は少な

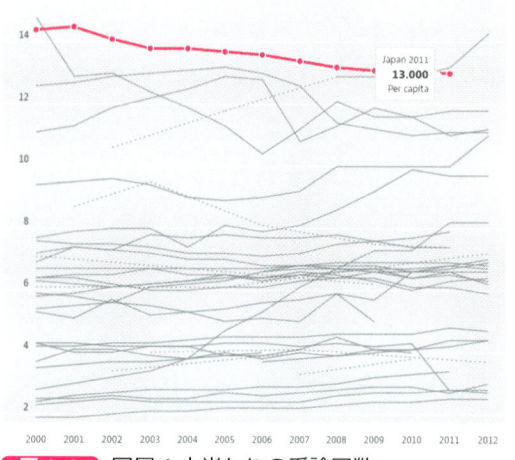

図 1-1　国民 1 人当たりの受診回数

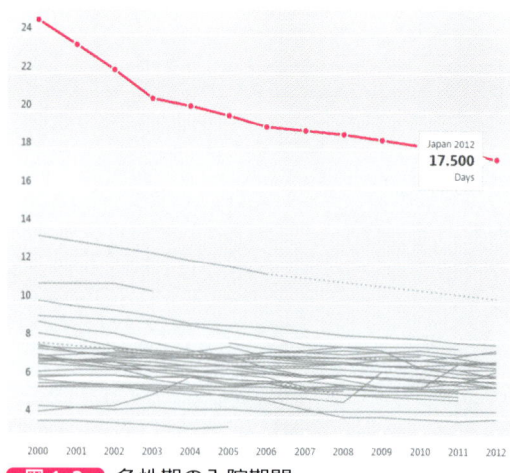

図 1-2　急性期の入院期間

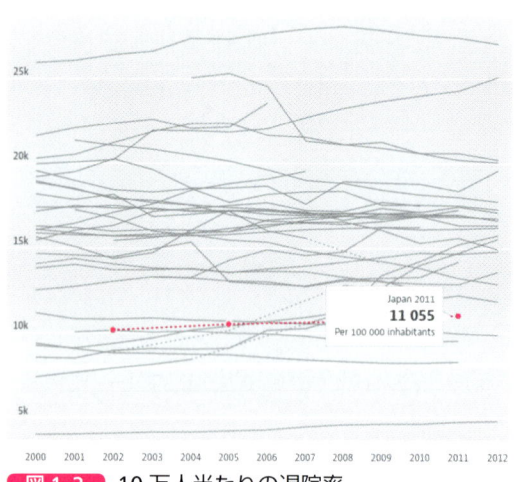

図 1-3　10 万人当たりの退院率

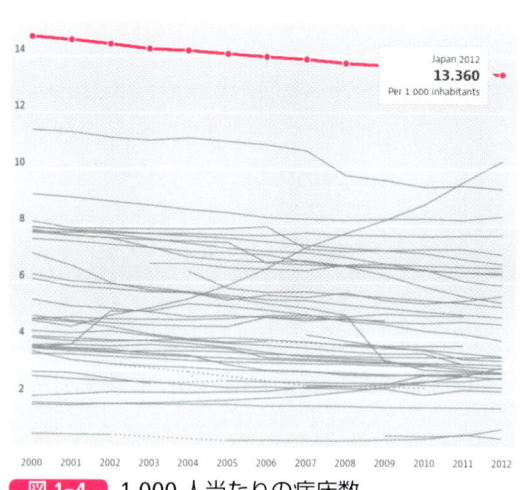

図 1-4　1,000 人当たりの病床数

かった（図 1-3）．日本が世界に誇る医療システムは，国民皆保険とフリーアクセスである．名目上は国民全員が医療保険に加入していて，どの病院でもかかることができる．米国のように保険に入っていない国民はおらず，フランス，カナダのように大病院に行くのに紹介状が必要ということもない．英国やスウェーデンのように診察・入院待機患者が社会問題化しているわけでもない[8]が，そのアクセスのよさから受診回数は多くなる．また，1,000 人当たりの病床数（図 1-4）は 13.36 で，徐々に低下しているものの圧倒的に世界 1 位である．在院日数，病床数が多い理由として，医学的に入院の必要はないが家族の受け入れ困難などの理由による社会的入院があげられる．逆にわが国では慢性期病床数や介護施設は少なく，こちらへシフトすべきである[8]．戦後の日本の医療提供体制の整備が急性期の病床を中心に進められた結果と考えられ，今後は計画的な病床数の削減や急性期以外への病床転換等が必要であり，合わせて在宅医療や介護サービスの充実が求められる．CT スキャン（図 1-5），MRI（図 1-6）の数は圧倒的に世界 1

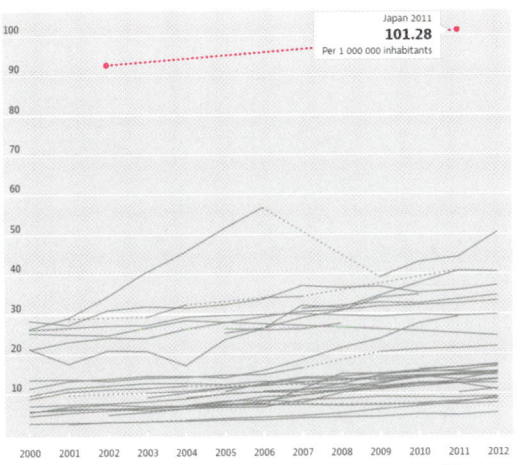
図 1-5 100 万人当たりの CT スキャンの数

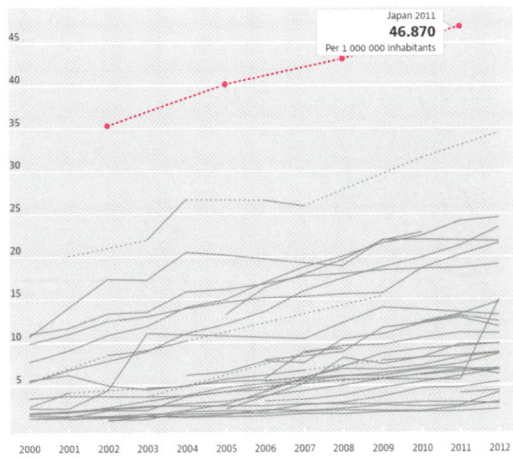
図 1-6 100 万人当たりの MRI の数

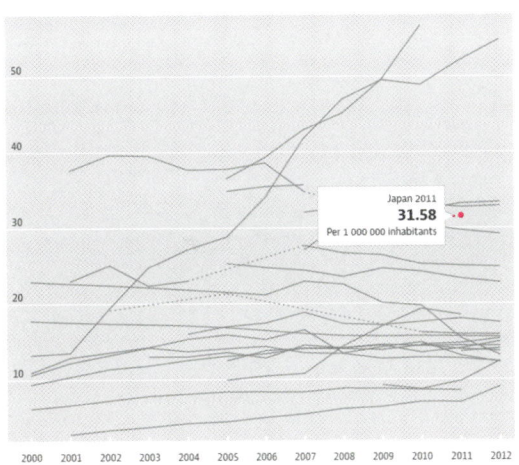
図 1-7 100 万人当たりのマンモグラフィの数

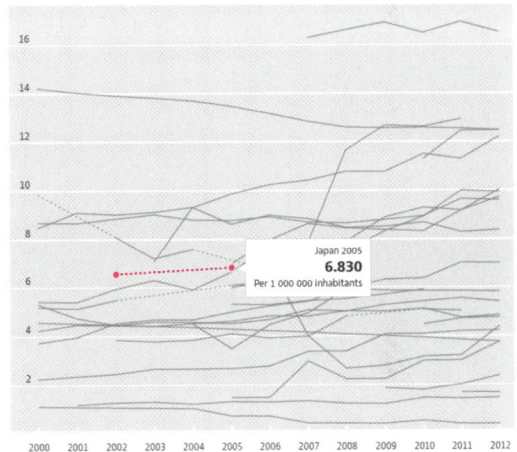
図 1-8 100 万人当たりの放射線治療機器の数

位で諸外国との差は大きい．これほど多くの医療機器が全国に必要であったかの議論は別として，脳神経外科領域の画像診断設備数が世界トップレベルであり，わが国には未破裂脳動脈瘤の長期画像データが蓄積されている．一方，マンモグラフィ（図 1-7）や放射線治療機器（図 1-8）は他国と比較して突出して高いわけではなく，医療機器数の偏りがうかがえた．

医療の質的評価と人口構成

わが国の平均寿命（図 1-9）は，2012 年には 83.2 歳で 2000 年以降世界 1 位をキープしている．65 歳時点での平均余命は男性（図 1-10）では 18.9 歳で 6 位であるが，女性（図 1-11）では 23.8 歳で世界 1 位であり，日本女性の健康優位性は明らかであった．乳児死亡率（図 1-12）は世界一低く，悪性腫瘍の死亡率（図 1-13）の低さも世界のトップクラスといえる．一方，喫煙者数（図 1-14）は減少しているものの上位であり，自殺率（図 1-15）は，世界 3 位で

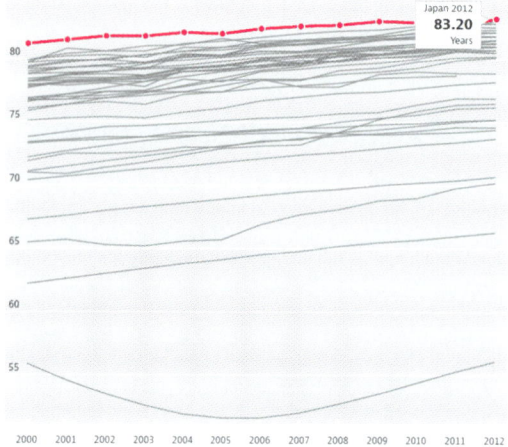
図 1-9 平均寿命

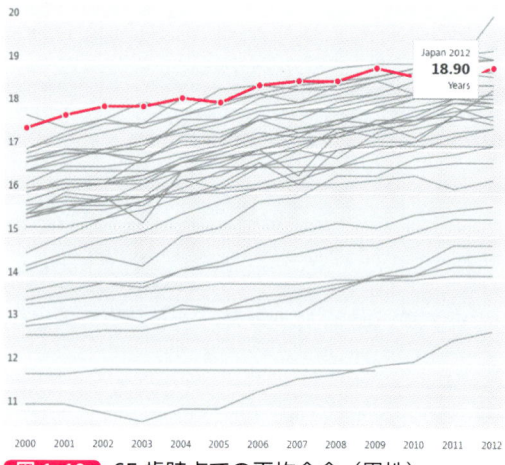
図 1-10 65歳時点での平均余命（男性）

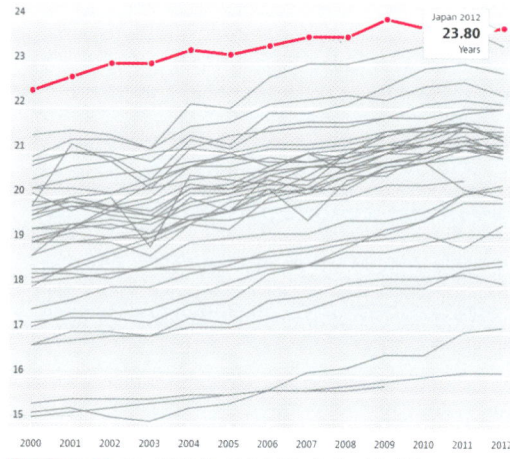
図 1-11 65歳時点での平均余命（女性）

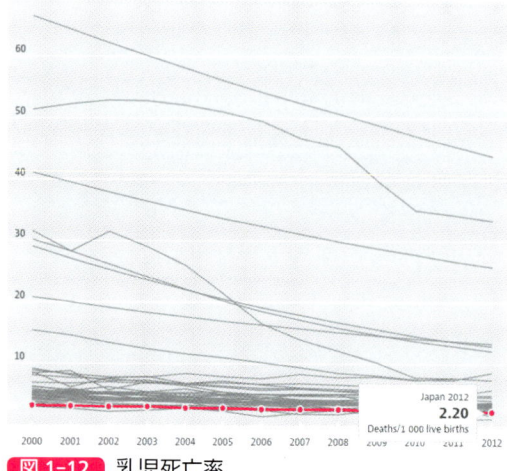
図 1-12 乳児死亡率

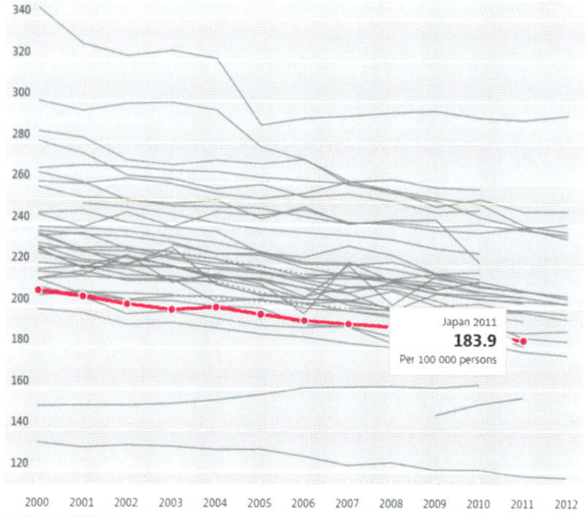

図 1-13 10万人当たりの悪性腫瘍の死亡数

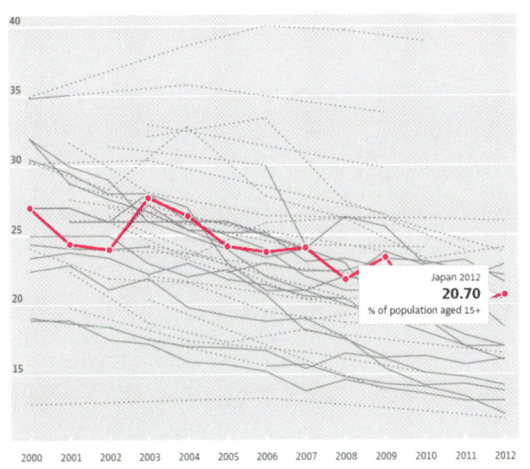

図 1-14　15 歳以上の喫煙率

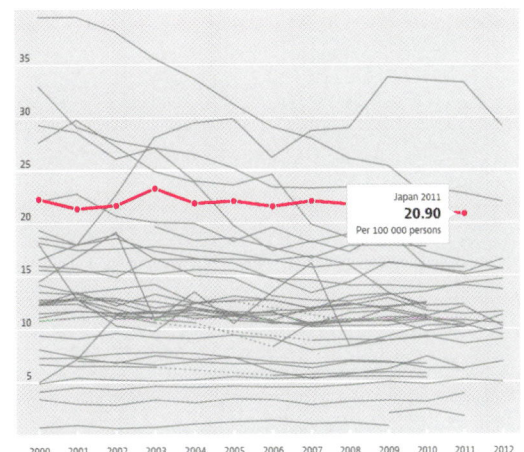

図 1-15　10 万人当たりの自殺数

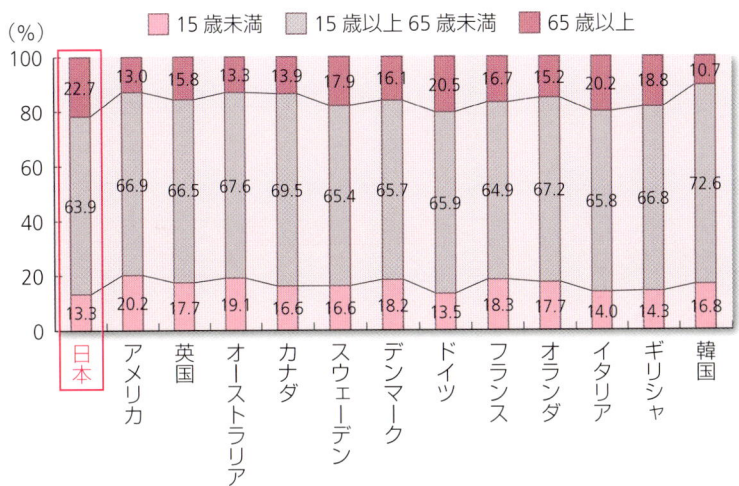

図 1-16　国別年齢層別人口構成比

減少していないのが問題といえる．

　2009 年の各国の年齢層別人口構成比（図 1-16）をみると，15 歳未満人口の割合は最も高い米国で 20.2％，最も低い日本で 13.3％であった．15 歳以上 65 歳未満人口の割合は最も高い韓国で 72.6％，最も低い日本で 63.9％であった．一方，65 歳以上人口の割合は最も高い日本で 22.7％，最も低い韓国で 10.7％であった．年齢別人口構成の問題はわが国の少子高齢化の急速な進展とともに今後の大きな課題である．

医療経済

　図 1-17 に各国の国内総生産（GDP）当たりの医療費の占める割合を示したが，米国が圧倒的 1 位でオランダ，フランスと続き，日本は 10 位であった．ただし，医療費の国民負担を比較す

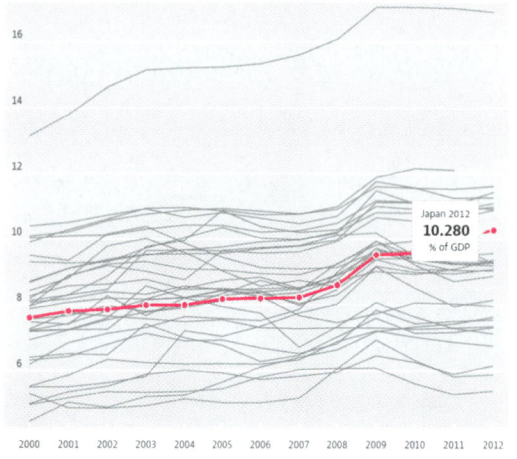

図 1-17 国内総生産（GDP）当たりの医療費の占める割合

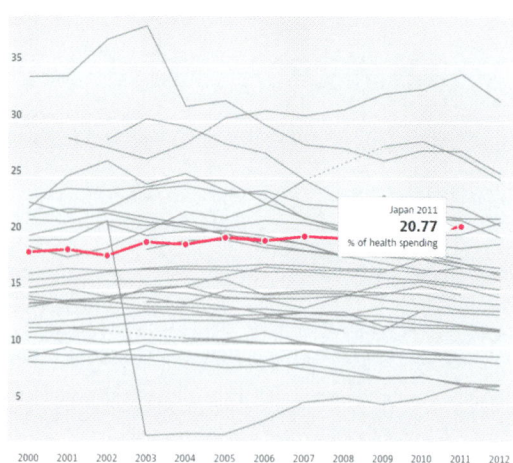

図 1-18 医療費の中で医薬品の占める割合

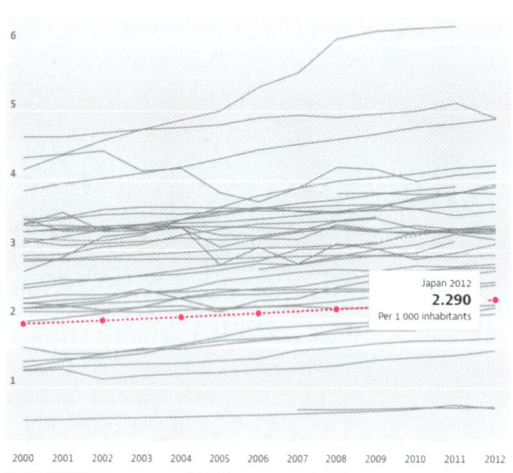

図 1-19 1,000 人当たりの医師数

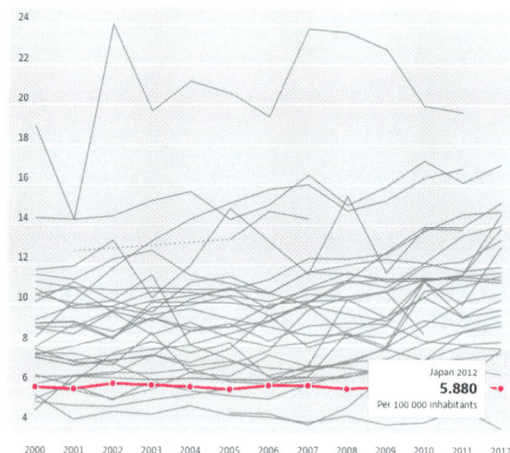

図 1-20 10 万人当たりの医学部学生数

る際には医療制度が国ごとに大きく異なること，なかでも財政制度の違いは私的保険を中心に運営されている米国と，税方式の英国，社会保険方式の日本，ドイツ，フランスとでは単純には比較できないことを留意すべきである．いずれにせよ GDP 当たりの医療費が G7 の中では英国に次いで低かった．医療費の中で医薬品の占める割合（図 1-18）は約 20.8% で 7 位であったが徐々に増加しており，G7 では最も高かった．日本の 1 人当たり医薬品費は OECD 諸国で米国，カナダ，ギリシャについで 4 番目の高さで，ジェネリック医薬品（GE）の市場シェアは増えたが，ドイツや英国では総使用量の 75% を占めるのに対し，2011 年の段階でいまだ 25% 未満である．2015 年 4 月現在の DPC 対象病院（約 1,500）での GE 医薬品使用量は厚生労働省 DPC データ[9] によれば約 45% を超え，2018 年政府目標 60% も前倒しでの達成も視野に入りつつある．今後も GE 医薬品の使用量は増加し，医療費の伸びの抑制に寄与するものと考えられる．医師数（図 1-19）は，人口 1,000 人当たり，2012 年で 2.29 人で諸外国より少なく，G7

1 日本の医療背景

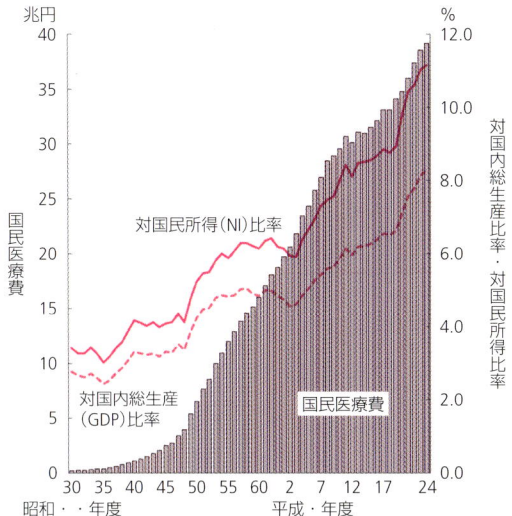

図 1-21 国民医療費・対国内総生産および対国民所得比率の年次推移

表 1-1 国民医療費・対国内総生産および対国民所得比率の年次推移

年次	国民医療費(億円)	対前年度増減率(%)	人口一人当たり国民医療費(千円)	対前年度増減率(%)	国内総生産(GDP)(億円)	対前年度増減率(%)	国民所得(NI)(億円)	対前年度増減率(%)	国民医療費の比率 国内総生産に対する比率(%)	国民医療費の比率 国民所得に対する比率(%)
昭和29年度	2 152	…	2.4	…						
30	2 388	11.0	2.7	12.5	85 979	…	69 733	…	2.78	3.42
40	11 224	19.5	11.4	17.5	337 653	11.1	268 270	11.5	3.32	4.18
50	64 779	20.4	57.9	19.1	1 523 616	10.0	1 239 907	10.2	4.25	5.22
60	160 159	6.1	132.3	5.4	3 303 968	7.2	2 605 599	7.2	4.85	6.15
61	170 690	6.6	140.3	6.0	3 422 664	3.6	2 679 415	2.8	4.99	6.37
62	180 759	5.9	147.8	5.3	3 622 967	5.9	2 810 998	4.9	4.99	6.43
63	187 554	3.8	152.8	3.4	3 876 856	7.0	3 027 101	7.7	4.84	6.20
平成元年度	197 290	5.2	160.1	4.8	4 158 852	7.3	3 208 020	6.0	4.74	6.15
2	206 074	4.5	166.7	4.1	4 516 830	8.6	3 468 929	8.1	4.56	5.94
3	218 260	5.9	176.0	5.6	4 736 076	4.9	3 689 316	6.4	4.61	5.92
4	234 784	7.6	188.7	7.2	4 832 556	2.0	3 660 072	△ 0.8	4.86	6.41
5	243 631	3.8	195.3	3.5	4 826 076	△ 0.1	3 653 760	△ 0.2	5.05	6.67
6	257 908	5.9	206.3	5.6	4 956 122	2.7	3 667 524	0.4	5.20	7.03
7	269 577	4.5	214.7	4.1	5 045 943	1.8	3 707 727	1.1	5.34	7.27
8	284 542	5.6	226.1	5.3	5 159 439	2.2	3 809 122	2.7	5.51	7.47
9	289 149	1.6	229.2	1.4	5 212 954	1.0	3 822 681	0.4	5.55	7.56
10	295 823	2.3	233.9	2.1	5 109 192	△ 2.0	3 693 715	△ 3.4	5.79	8.01
11	307 019	3.8	242.3	3.6	5 065 992	△ 0.8	3 687 817	△ 0.2	6.06	8.33
12	301 418	△ 1.8	237.5	△ 2.0	5 108 347	0.8	3 751 863	1.7	5.90	8.03
13	310 998	3.2	244.3	2.9	5 017 106	△ 1.8	3 667 838	△ 2.2	6.20	8.48
14	309 507	△ 0.5	242.9	0.6	4 980 088	△ 0.7	3 638 901	△ 0.8	6.21	8.51
15	315 375	1.9	247.1	1.7	5 018 891	0.8	3 681 009	1.2	6.28	8.57
16	321 111	1.8	251.5	1.8	5 027 608	0.2	3 701 166	0.5	6.39	8.68
17	331 289	3.2	259.3	3.1	5 053 494	0.5	3 741 251	1.1	6.56	8.86
18	331 276	△ 0.0	259.3	△ 0.0	5 091 063	0.7	3 781 903	1.1	6.51	8.76
19	341 360	3.0	267.2	3.0	5 130 233	0.8	3 812 392	0.8	6.65	8.95
20	348 084	2.0	272.6	2.0	4 895 201	△ 4.6	3 550 380	△ 6.9	7.11	9.80
21	360 067	3.4	282.4	3.6	4 739 339	△ 3.2	3 443 848	△ 3.0	7.60	10.46
22	374 202	3.9	292.2	3.5	4 802 325	1.3	3 527 028	2.4	7.79	10.61
23	385 850	3.1	301.9	3.3	4 736 691	△ 1.4	3 490 563	△ 1.0	8.15	11.05
24	392 117	1.6	307.5	1.9	4 725 965	△ 0.2	3 511 139	0.6	8.30	11.17

中では最低であった．同様に医学部卒業生数（図 1-20）も最低ラインで，国は平成 21（2009）年より医学部学生数を増加させており，その効果は平成 27（2015）年からになる．

一方，国民医療費の現状は，図 1-21 および表 1-1 のとおり，平成 24（2012）年度の国民医療費は 39 兆 2,117 億円，前年度の 38 兆 5,850 億円に比べ 6,267 億円，1.6％の増加となった．人口 1 人当たりの国民医療費は 30 万 7,500 円，前年度の 30 万 1,900 円に比べ 1.9％増加

している．また，対 GDP 比では 8.30%，対国民所得（NI）比は 11.17% となった．年度によって多少の上下はあるものの国民医療費の対 GDP 比，対 NI 比ともに徐々に拡大している．国民医療費は，50 数年間で名目値では約 150 倍に拡大し，同期間の GDP や NI は名目値で約 50 倍の拡大であり，国民医療費増加が 3 倍増加したことになる．表 1-1 で，その推移をみると 1964（昭和 39）年から 1975（昭和 50）年にかけて特に大きな伸びを示し，1961（昭和 36）年に国民皆保険が達成されたことと同時に 1973（昭和 48）年の老人医療費無料化政策のためと思われる．

日本の医療と社会の問題点

　日本では質の高い医療へのアクセスが比較的容易で，公費割合が OECD 平均は総保険医療費の 72% であるのに対し 82% と比較的高く，均衡の取れた医師の地域分布により促進されている．日本の保険医療における成果は高いが，医療費は近年急速に増加している．医療政策は，①アクセス，②医療の質，③コストをバランスよく政策立案することが重要であり，戦後わが国はコストを抑えながら質の高い医療サービスの提供（医療の質とアクセス優先）を続けてきた．しかし今後の高齢化社会を見据えると，医療の質を落とさずに効率性（コスト管理とアクセス制限）を高めることに焦点を当てる必要がある．人口が減少しながら 1 兆円ずつ医療費が増加しているわが国が，1 人当たりの医療費でも OECD の平均を上回るのは時間の問題と考えられる．

　医療以外の面を考慮すると，日本社会の長所は，1 人当たりの GDP は OECD の平均程度となっているものの，就業率や教育が高水準であり，国民の経済的な自立度が高い点があげられる．男性喫煙率の高さなどの課題はあるものの，特筆に値する高い平均寿命と低い乳児死亡率を達成しながら，保険医療支出は相対的に低く推移するなど，保険医療システムは良好なパフォーマンスを示している．特に，国民皆保険に代表される医療システムについては，国際的にも高く評価されており，今後も継続していくべき長所といえる．

　一方，短所として，相対的貧困率が OECD 平均よりも高い水準となっているなど所得格差が顕在化しており，就業率の男女差や男女間賃金格差が大きい点がある．日本では，犯罪率はきわめて低いにもかかわらず，生活満足度が低く，自殺率が極めて高い，政治制度への信頼度や公的機関への信頼度が，議会・政府・公務サービスのいずれにおいても OECD の平均を下回るなど，社会的な信頼感やつながりに関わる点に問題があるといえる．所得格差が大きく，リスクに遭遇した場合のセーフティネットも相対的に小さく，さまざまなかたちで，社会的な包摂機能も弱いため，生活についての満足度が相対的に低いと考えられる．わが国は，世界最速の人口構造の高齢化による社会保障関係費の大幅な自然増など，財政的な課題にも直面していることも喫緊の課題であるといえる．また図 1-22 に医療機器の輸出入金額の推移を示したが，輸入超過が続いており，医薬品，医療機器の自国での開発が望まれる．具体的には大学等の研究機関との連携や開発シーズの早期探索の枠組み，財政支援，税制上の優遇措置，迅速審査などの産業振興策が必要と思われた．以上のように，国際比較の観点からは，経済的水準の高さや健康面といった長所を維持しながらも，所得格差や男女間の格差の是正，社会的つながりの再生と社会的包摂の実現，社会保障の安定財源確保といった問題に取り組むことが，今後の日本社会の課題として浮か

1 日本の医療背景

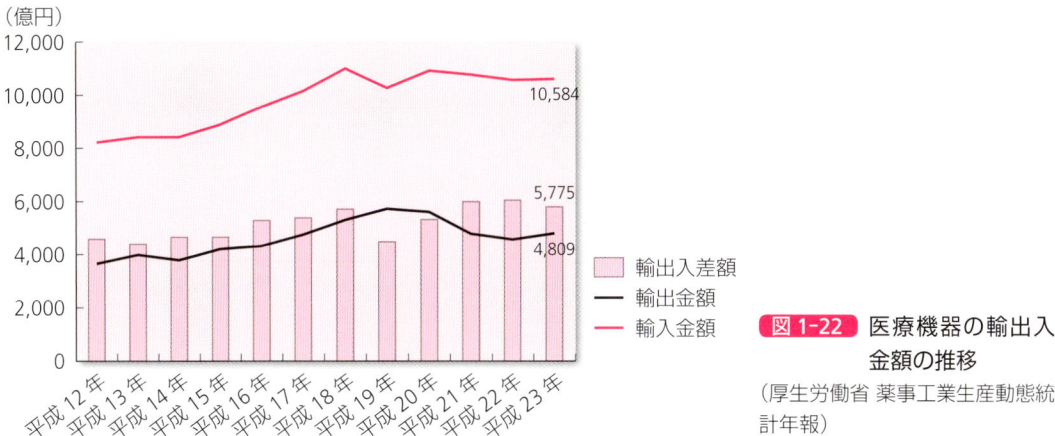

図 1-22 医療機器の輸出入金額の推移
（厚生労働省 薬事工業生産動態統計年報）

び上がってくる．

　今後は，医療費の伸びが抑制され結果的に脳ドック検診制度や未破裂脳動脈瘤の長期フォローデータにも影響する可能性がある．現在は豊富なデータを集積できる環境にあるため，これらのデータを基に「UCAS Japan」[10]のように世界に発信できる未破裂脳動脈瘤の有効な前向き研究が期待される[11,12]．

謝辞

　本稿にご協力いただいた日本血液製剤機構・谷澤正明氏に深謝いたします．

◆文献

1) WHO 2000 The WORLD HEALTH REPORT 2000 Health Systems: Improving Performance
2) The Conference Board of Canada. http://www.conferenceboard.ca/
3) Nieuwkamp DJ, Setz LE, Algra A, et al. Changes in case fatality of aneurysmal subarachnoid haemorrhage over time, according to age, sex, and region: a meta-analysis. Lancet Neurol. 2009; 8: 635-42.
4) Nakagawa T, Hashi K. The incidence and treatment of asymptomatic, unruptured cerebral aneurysms. J Neurosurg. 1994; 80: 217-23.
5) OECD Data. https://data.oecd.org/healthres/nurses.htm#indicator-chart
6) OECD Health Statistics 2013. WHO Global Health Expenditure Database. http://dx.doi.org/10.1787/health-data-en
7) 平成 24 年度 国民医療費の概況．http://www.mhlw.go.jp/toukei/saikin/hw/k-iryohi/12/index.html
8) 島崎謙治．日本の医療 制度と政策．東京：東京大学出版会；2011．
9) DPC 導入の影響評価に関する調査．http://www.mhlw.go.jp/stf/seisakunitsuite/bunya/kenkou_iryou/iryouhoken/database/dpc.html
10) Morita A, Kirino T, Hashi K, et al. The natural course of unruptured cerebral aneurysms in a Japanese cohort. N Engl J Med. 2012; 366: 2474-82.
11) 井川房夫，浜崎 理．日高敏和ほか未破裂脳動脈瘤治療適応と日本の役割—本邦の特徴と破裂脳動脈瘤データからの検討—．脳卒中の外科．2012; 40: 381-6.
12) Ikawa F, Ohbayashi N, Imada Y, et al. Analysis of subarachnoid hemorrhage according to the Japanease Standard Stroke Registry Study—incidence, outcome, and comparison with the international subarachnoid aneurysm trial—. Neurol Med Chir (Tokyo). 2004; 44: 275-6.

〈井川房夫，栗栖 薫〉

2 本邦の破裂脳動脈瘤の疫学と統計データ

はじめに

　くも膜下出血（subarachnoid hemorrhage：SAH）の頻度は，日本とフィンランドで突出して高く，その原因は完全には解明されていない．一方，日本のSAHの致死率は他の地域と比較して優位に低かったとの報告[1]もあり，医療環境要因，日本の治療成績要因，動脈瘤サイズ要因等が考えられる．本稿では，本邦の破裂脳動脈瘤の疫学について島根県立中央病院，脳卒中データバンク[2]，厚生労働省の統計データ，日本脳神経外科学会データなどを基に文献的に考察し解説した．

島根県立中央病院のデータ

　1999年4月～2013年12月までに島根県立中央病院に入院した破裂囊状脳動脈瘤（ruptured saccular cerebral aneurysm：RCA）543例を対象とし，各症例の年齢，性などの患者情報，動脈瘤の大きさなどの画像情報を調査した．

　島根県立中央病院のRCA 543例は男性156例，女性387例，年齢は14～94（平均67.0±13.8）歳で，男性156例，女性387例で男女比は1：2.5であった．年齢別に検討すると全体のピークは70歳代の154例（28.4％）で，さらに男女別に検討する（図2-1）と男性の年齢

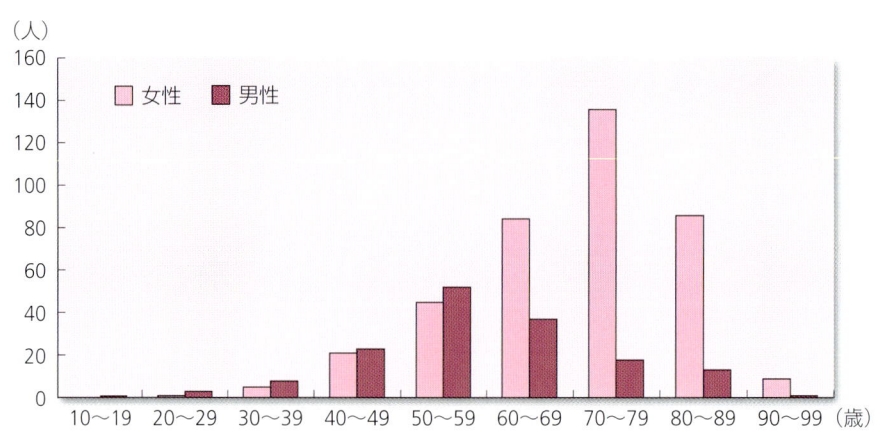

図2-1　破裂脳動脈瘤の男女別年齢分布

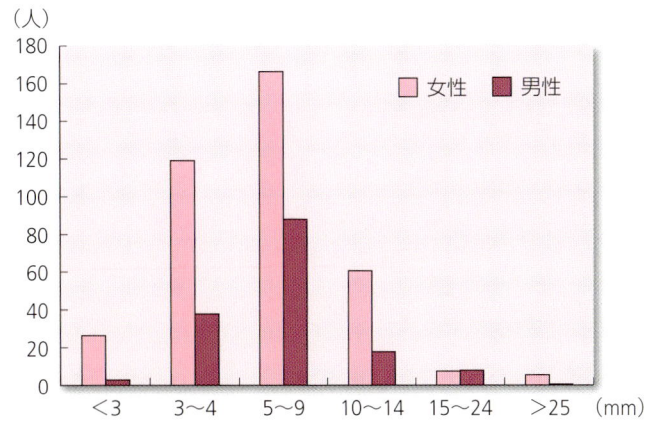

図 2-2 破裂脳動脈瘤の男女別大きさ

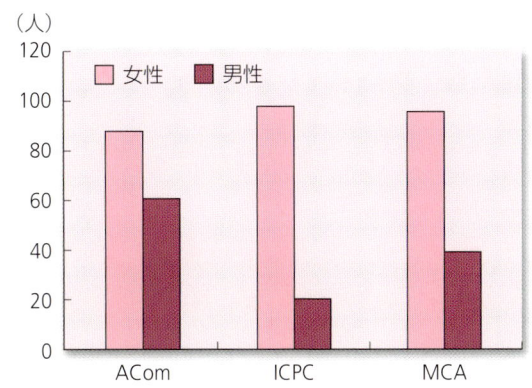

図 2-3 破裂脳動脈瘤の男女別部位比較
ACom：前交通動脈，ICPC：内頚動脈後交通動脈分岐部，
MCA：中大脳動脈

は 14～92（平均 58.8±13.9）歳，ピークは 50 歳代で 52 例（33.3％），女性は 24～94（平均 70.3±12.4）歳でピークは 70 歳代で 136 例（35.1％）であった．

図 2-1 のように 50 歳代までは男女比はほぼ 1：1 で男性の方がやや多いが，60 歳代では 1：2.3，70 歳代では 1：7.6，80 歳代では 1：6.6，90 歳代では 1：9 と男女差が拡大してくる．次に動脈瘤の大きさを検討すると全体では 1～41（平均 6.9±4.5）mm であり，5 mm 未満は 187 例（34.4％）認められた．図 2-2 で男女別に比較すると，どちらも 5～9 mm が最も多く，男性の平均は 6.8±3.9 mm で女性の 6.6±4.7 mm より 0.2 mm 大きかった．大きさ別の男女比は 3 mm 未満では 1：9，3～4 mm では 1：3.1，5～9 mm では 1：1.9，10～14 mm では 1：3.4，15～24 mm では 1：1，25 mm 以上では 1：6 であり，極端に小さな動脈瘤や巨大動脈瘤は女性に多かった．動脈瘤の部位別に検討すると内頚動脈後交通動脈分岐部（ICPC）118 例，中大脳動脈（MCA）135 例，前交通動脈（ACom）149 例で，男女別では図 2-3 のように，女性はほぼ均等に分布していたが，男性は ACom が多かった．部位別の男女比は ACom

で1:1.4，ICPCで1:4.9，MCAで1:2.4であり，AComで低く，ICPCで高かった．

脳卒中データバンク2015の解析

脳卒中データバンクの対象は2000～2013年までに登録されたSAH 5,344症例で，男性1,772人，女性3,572人で男女比はほぼ1:2であった．全症例の男女別年齢分布は，男性のピークは50歳代，女性のピークは70歳代で，全体のピークは50歳代であった．入院時World Federation of Neurological Surgeons grading system（WFNSG）と退院時modified Rankin Scale（mRS）の記載がある5,242例について表2-1に示したが，WFNSG III-Vの重症例は45.8%，mRS 0-2の転帰良好例は53.4%，死亡率は23.4%であった．次に脳卒中データバンクのRCA 4,689例を検討すると，男性1,479人，女性3,210人で男女比は1:2.2で，年齢は平均62.8±14.2歳であった．男女別年齢分布を図2-4に示したが，全体のピークは50歳代の1,127例（24.0%）で，男女別に検討すると男性の年齢は17～90（平均57.1±12.6）歳，ピークは50歳代で507例（34.3%），女性は15～99（平均65.5±14.1）歳でピークは70歳代で844例（26.3%）であった．50歳代までは男女比はほぼ1:1で女性

表2-1 脳卒中データバンク登録くも膜下出血全体の入院時重症度と転帰の関係

		退院時 mRS 0	1	2	3	4	5	6	総計
入院時WFNSG	I	1,007	343	110	74	77	40	71	1,722
	II	410	244	112	80	103	71	101	1,121
	III	103	86	41	30	49	46	59	414
	IV	94	73	64	71	141	123	200	766
	V	28	44	39	31	102	180	795	1,219
総計		1,642	790	366	286	472	460	1,226	5,242

（小林祥泰, 編. 脳卒中データバンク2015. 東京: 中山書店: 2015より）

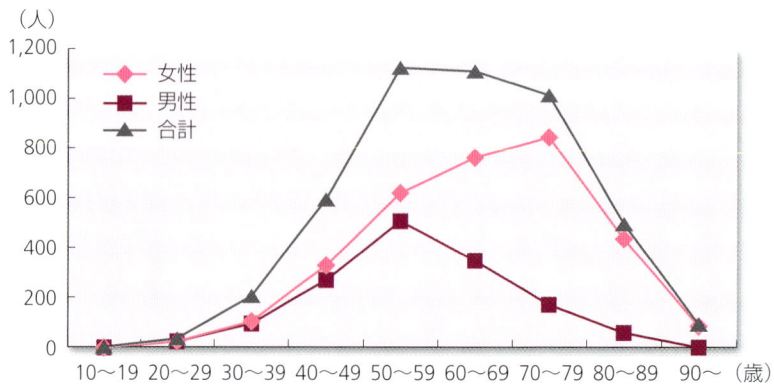

図2-4 脳卒中データバンク登録破裂脳動脈瘤の男女別年齢分布
（小林祥泰, 編. 脳卒中データバンク2015. 東京: 中山書店: 2015より）

2 本邦の破裂脳動脈瘤の疫学と統計データ

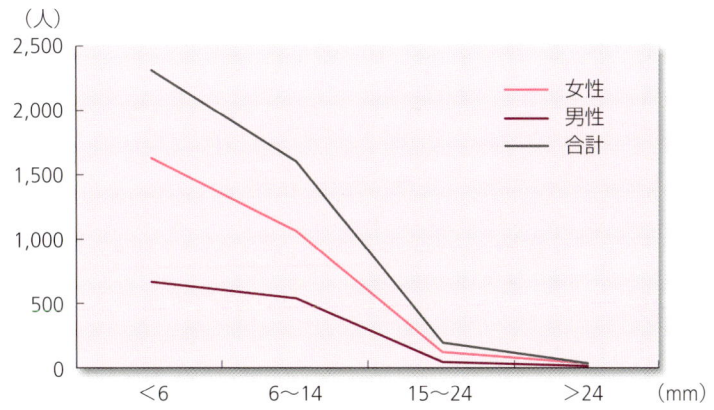

図 2-5　破裂脳動脈瘤の男女別大きさ
（小林祥泰，編．脳卒中データバンク 2015．東京：中山書店；2015 より）

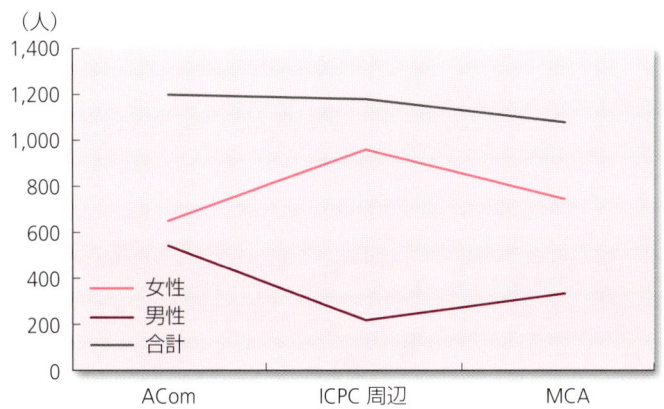

図 2-6　破裂脳動脈瘤の男女別部位
ACom：前交通動脈，ICPC：内頸動脈後交通動脈分岐部，MCA：中大脳動脈
（小林祥泰，編．脳卒中データバンク 2015．東京：中山書店；2015 より）

の方がやや多いが，60歳代では1：2.2，70歳代では1：4.9，80歳代では1：6.9，90歳代では1：22と高齢になるほど男女差が拡大していた．動脈瘤の大きさを検討したが，脳卒中データバンクでは大きさの区分が6 mm未満，6〜14 mm，15〜24 mm，25 mm以上となっている．図2-5に結果を示すが，男女とも6 mm未満が最も多く，女性の57.1％，男性の52.9％，全体で55.8％を占めた．男女比は6 mm未満では1：2.4，6〜14 mmでは1：2.0，15〜24 mmでは1：2.6，25 mm以上では1：3.7であり，10 mm前後で最も性差が少なかった．図2-6に男女別部位を検討したが，女性はICPC周辺に多く，男性はAComに多かった．部位別の男女比はAComで1：1.2，ICPC周辺で1：4.3，MCAで1：2.3であり，島根県立中央病院のデータ同様AComで低く，ICPCで高かった．合計では3部位でほぼ均等な数であった．

日本の SAH の疫学

　人口 10 万人当たりの SAH の発症率は日本では 20〜23 人[3,4] と高く，最近のメタアナリシスでは世界平均 10 万人に 9 人とされるが，日本が最も高かった[2]．各国の人口 10 万人当たりの発症率を表 2-2 で比較したが，中南米 4.2 人，中国 6.2 人[5]，アメリカ合衆国 7.2〜9 人[6]，オーストラリアとニュージーランド 8.1 人[7]，ノルウェー 10.3 人[8]，韓国 12.4〜19.4 人[9]，フィンランド 19.7 人，日本 22.7 人であった．以前より SAH の発症には人種差があるとされ，白人より有色人種に多い[6]．日本で高い原因として，動脈瘤の保有率には差がないが，本邦の未破裂脳動脈瘤の破裂率が欧米より 2.8 倍高いこと[10,11]，破裂脳動脈瘤の大きさが欧米より小さく[12]，特に小さな未破裂脳動脈瘤の破裂率が日本は 5 mm 未満で 0.54 % / 年に対し，ドイツでは 7 mm 未満で 0.2 % / 年と明らかな差があること[13,14] などが考えられる．日本では動脈瘤が発生して早期に破裂に至る率が欧米より高いのかもしれない．

　SAH の性差は女性に多く，その割合は，1.4〜2.0 倍であった[4,7,15-20]．今回の検討では，脳卒中データバンク 2015 で 2.2 倍，島根県立中央病院のデータでは 2.5 倍と近年ではその差がより開いており，今後も高齢化に伴い男女差はさらに開いていくものと思われる．SAH の年齢別性差の特徴は 50 歳代までは差がなく[3]，60 歳代以上で女性に多くなり[10]，高齢になるほどその比率は拡大するとされ[18]，この傾向は今回の検討でも証明された．女性の平均寿命が男性より長く，高齢者で女性人口が多くなるためこの傾向はさらに強くなると思われる．したがって発症平均年齢にも差があり，男性 56 歳，女性 65 歳程度[16,18,21] であったが，今回の検討では男性 57〜59 歳，女性 66〜70 歳と男女とも高齢化が進んでいた．男性のピークは 50 歳代で女性のピークは 60〜70 歳代とされており[18,21]，全体のピークは脳卒中データバンクでは 50 歳代であったが，島根県立中央病院では 70 歳代で，島根県立中央病院の方が平均で約 5 歳高齢化しているためと思われた．今後は日本全体の高齢化に伴い島根県立中央病院のデータに近づくことが予想された．図 2-7 に出雲市（1980 年代と 1990 年代）[4] と青森県下北地区[15] の年齢・性別 SAH 発生率を示したが，男性（図 2-7A）では 50 歳代にピークとなりその後はプラトーであるのに対し，女性（図 2-7B）では 70 歳代まで増加傾向を示し，全体（図 2-7C）でも 70 歳代まで増加していた．出雲市の 1990〜1998 年のデータではさらに 80 歳代まで増加しており，出雲市は人口の高齢化が進み，わが国よりちょうど 10 年高齢化率が進んでいるため，本邦の現状

表 2-2　地域，国別人口 10 万人当たりのくも膜下出血の発症率

地域，国	発症率（人/10 万人）
South and Central America	4.2
China	6.2
USA	7.2〜9
Australia and New Zealand	8.1
Norway	10.3
South Korea	12.4〜19.4
Finland	19.7
Japan	22.7

2 本邦の破裂脳動脈瘤の疫学と統計データ

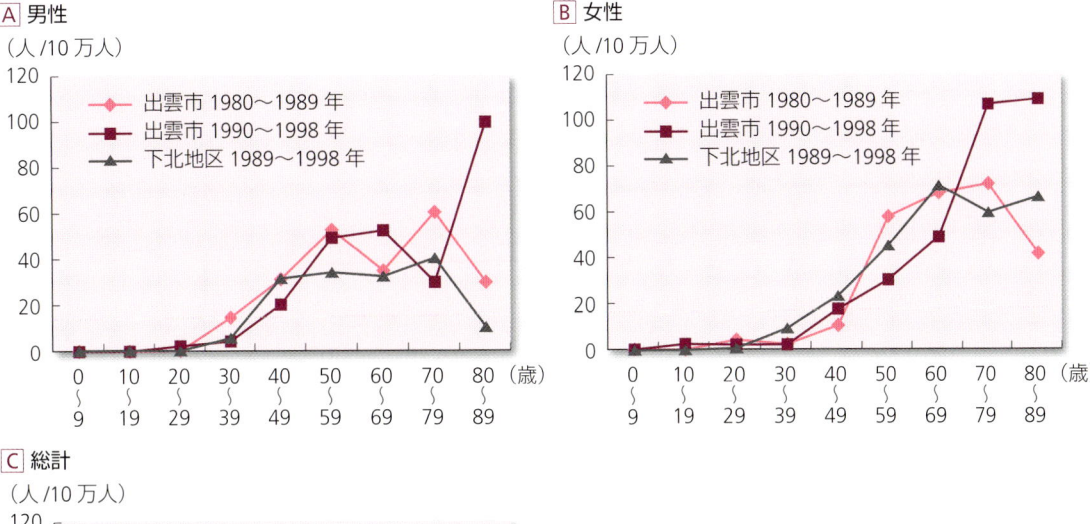

図 2-7 年代別人口 10 万人当たりのくも膜下出血の発症率
(Inagawa T, et al. Stroke. 2001; 32: 1490-507[4] および Ohkuma H, et al. Stroke. 2002; 33: 195-9[15] より）

を示しているかもしれない．日本は世界に類をみない高齢化が進んでおり，このことがSAHの発症率の多さの一因とも考えられる．

　Kuboら[22]は70歳以上の未破裂脳動脈瘤79例の増大因子を検討し，単変量解析で女性，75歳以上，ICA，MCAが有意な因子であったが，多変量解析では女性のみが有意な因子で，女性の動脈瘤は男性より2.3倍大きくなりやすいとした．同様に高齢女性で未破裂動脈瘤が増大しやすいという報告[23]もあり，原因として女性ホルモンの減少が考えられている．エストロゲンはTNFを抑制し，血管平滑筋に作用[24]するため，閉経後はエストロゲンの減少により血管膠原繊維が減少し，動脈瘤を形成しやすくなるとされる[25]．Algaら[26]は1985〜2011年の女性SAHリスクについてメタアナリシスを行い，経口避妊薬で増加，閉経後で増加，ホルモン補充療法で低下すると報告し，妊娠，出産，産褥とは無関係とした．

SAH の頻度の推移

　世界の最近の報告を調査すると，1984～2007年までのノルウェーの報告では，SAHの頻度は1995年までは5年毎に人口10万人当たり7.3人，8.4人，12.9人と増加し，その後は10.2人，13.5人と変化なく，平均で10.3人で5年で2％増加していた[8]．アメリカ合衆国では1979～2008年の間5年ごとに，7.2人，8.9人，9.1人，9.0人，7.9人，7.8人と，1989～1998年がピークであったが，ほぼ安定していた[6]．韓国の2006～2009年の報告では，SAHの頻度は10万人当たり男性で13.4人から12.4人へ，女性で19.4人から17.3人へ有意に減少していた[9]．1950～2005年のメタアナリシスではSAHは年間0.6％減少しているという報告[3]などもあり，全体として2000年以降は少なくとも増加はしていないと思われる．一方，本邦では出雲市の1980～1989年は21人で，1990～1998年には25人へ増加していた[4]．2001～2002年の山陰地方での調査では人口10万人当たり24例/年でほぼ同様であった．厚生労働省のSAH死亡統計データ（図2-8）では，SAHの死亡数は1989年以後徐々に増

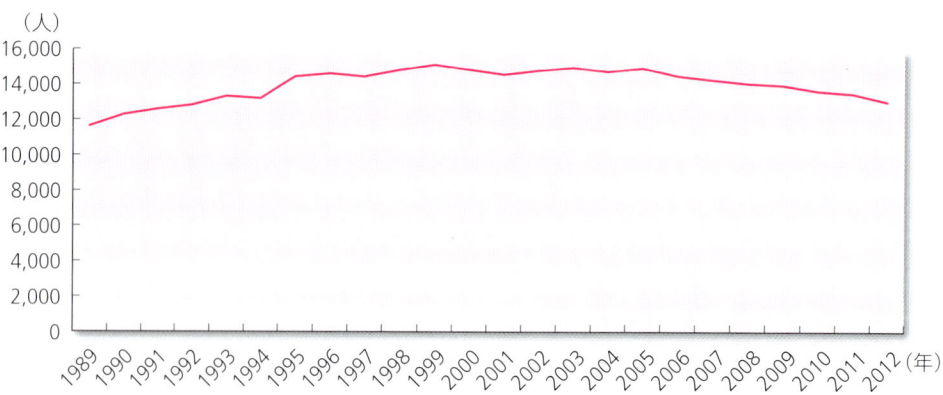

図2-8 くも膜下出血による実死亡数の推移
（厚生労働省のSAH死亡統計データより）

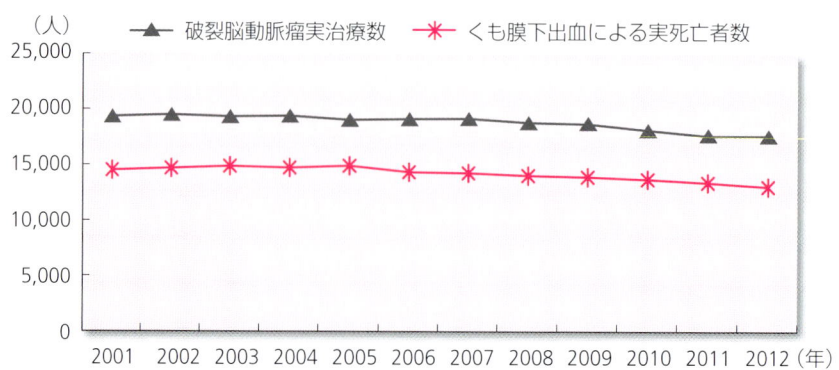

図2-9 破裂脳動脈瘤実治療数とくも膜下出血による実死亡数の推移
（日本脳神経外科学会データと厚生労働省のSAH死亡統計データより）

2 本邦の破裂脳動脈瘤の疫学と統計データ

表2-3 破裂脳動脈瘤の治療数，SAH死亡数，人口より計算した人口10万人当たりのSAH発症率

年	SAH死亡数	SAH治療数	SAH生存数	SAH総数	人口	人口10万人あたりのSAH発症数
2001	14,553	19,316	15,453	30,006	127,291	23.6
2002	14,749	19,463	15,570	30,319	127,486	23.8
2003	14,929	19,305	15,444	30,373	127,694	23.8
2004	14,737	19,366	15,493	30,230	127,787	23.7
2005	14,883	18,942	15,154	30,037	127,768	23.5
2006	14,466	19,097	15,278	29,744	127,901	23.3
2007	14,243	19,085	15,268	29,511	128,033	23.0
2008	14,075	18,815	15,052	29,127	128,084	22.7
2009	13,923	18,758	15,006	28,929	128,032	22.6
2010	13,591	18,047	14,438	28,029	128,057	21.9
2011	13,460	17,616	14,093	27,553	127,799	21.6
2012	13,004	17,618	14,094	27,098	127,515	21.3

〔日本脳神経外科学会データ，厚生労働省SAH死亡統計データ，人口統計データより〕

え続け，1999～2005年をピークにその後は緩やかに減少傾向にある[27]．日本の人口のピークは2008年であり，人口の増加とは一致はしていなかった．日本脳神経外科学会では，破裂脳動脈瘤の治療数を調査してきたが，記録のある2001年以降を調査すると，2002年をピークに緩やかな減少傾向にあり，厚生労働省のSAH死亡統計データと比較すると2005年以降はほぼ平行に推移し，若干減少傾向といえる（図2-9）．表2-3に日本の人口の推移，破裂脳動脈瘤の治療数，SAH死亡数から治療後の死亡率が仮に20％の場合のSAH総数を推測し，人口10万人当たりのSAH発症率を計算してみると，2002～2003年の23.8人をピークとして徐々に低下し2012年は21.3人で，高齢化が進んでいるにもかかわらず減少していることがわかる．

謝辞

脳動脈瘤の治療総数の統計データに関しては，一般社団法人 日本脳神経外科学会より提供を受けた．ご協力に深謝する．

◆文献

1) Nieuwkamp DJ, Setz LE, Algra A, et al. Changes in case fatality of aneurysmal subarachnoid haemorrhage over time, according to age, sex, and region: a meta-analysis. Lancet Neurol. 2009; 8: 635-42.
2) 井川房夫．4. くも膜下出血の重症度と予後に関する国際比較．In：小林祥泰，編．脳卒中データバンク2015．東京：中山書店；2015. p.160-1.
3) de Rooij NK, Linn FH, van der Plas JA, et al. Incidence of subarachnoid haemorrhage: a systematic review with emphasis on region, age, gender and time trends. J Neurol Neurosurg Psychiatry. 2007; 78: 1365-72.
4) Inagawa T. Trends in incidence and case fatality rates of aneurysmal subarachnoid hemorrhage in Izumo City, Japan, between 1980-1989 and 1990-1998. Stroke. 2001; 32: 1499-507.
5) Zhang J, Liu G, Arima H, et al. Incidence and risks of subarachnoid hemorrhage in China. Stroke.

2013; 44: 2891-3.
6) Rincon F, Rossenwasser RH, Dumont A. The epidemiology of admissions of nontraumatic subarachnoid hemorrhage in the United States. Neurosurgery. 2013; 73: 217-23.
7) The ACROSS group. Epidemiology of aneurysmal subarachnoid hemorrhage in Australia and New Zealand: incidence and case fatality from the Australasian Cooperative Research on Subarachnoid Hemorrhage Study (ACROSS). Stroke. 2000; 31: 1843-50.
8) Sandvei MS, Mathiesen EB, Vatten LJ, et al. Subarachnoid hemorrhage in two Norwegian cohorts, 1984-2007. Neurology. 2011; 77: 1833-9.
9) Kwon JW, Lee HJ, Hyun MK, et al. Trends in the incidence of subarachnoid hemorrhage in South Korea from 2006-2009: an ecological study. World Neurosurg. 2013; 79: 499-503.
10) Vlak MH, Algra A, Brandenburg R, et al. Prevalence of unruptured intracranial aneurysms, with emphasis on sex, age, comorbidity, country, and time period: a systematic review and meta-analysis. Lancet Neurol. 2011; 10: 626-36.
11) Greving JB, Wermer MJH, Brown Jr RD, et al. Predicting risk of rupture of intracranial aneurysms: development of the PHASES score with pooled data from six prospective cohort studies. Lancet Neurol. 2014; 13: 59-66.
12) 井川房夫，日高敏和，黒川泰玄，他．本邦の脳動脈瘤治療の現状―当院，脳卒中データバンク，(社) 日本脳神経外科学会調査より―．脳卒中の外科．2015; 43: 262-6.
13) Güresir E, Vatter H, Schuss P, et al. Natural history of small unruptured anterior circulation aneurysms: a prospective cohort study. Stroke. 2013; 44: 3027-31.
14) Sonobe M, Yamazaki T, Yonekura M, et al. Small unruptured intracranial aneurysm verification study: SUAVe study, Japan. Stroke. 2010; 41: 1969-77.
15) Ohkuma H, Fujita S, Suzuki S. Incidence of aneurysmal subarachnoid hemorrhage in Shimokita, Japan, from 1989 to 1998. Stroke. 2002; 33: 195-9.
16) Hamada J, Morioka M, Yano S, et al. Incidence and early prognosis of aneurysmal subarachnoid hemorrhage in Kumamoto Prefecture, Japan. Neurosurgery. 2004; 54: 31-7.
17) Yamada S, Koizumi A, Hiroyasu I, et al. Risk factors for fatal subarachnoid hemorrhage: the Japan Collaborative Cohort Study. Stroke. 2003; 34: 2781-7.
18) 鐙谷武雄，七戸秀夫，黒田 敏，他．脳卒中データバンクを利用したくも膜下出血の解析―発症年齢，性差，予後における全国・地域別の検討―．脳卒中の外科．2006; 34: 49-53.
19) Ingall T, Asplund K, Mahonen M, et al. A multinational comparison of subarachnoid hemorrhage epidemiology in the WHO MONICA stroke study. Stroke. 2000; 31: 1054-61.
20) Kongable GL, Lanzino G, Germanson TP, et al. Genderrelated differences in aneurysmal subarachnoid hemorrhage. J Neurosurg. 1996; 84: 43-8.
21) Ikawa F, Ohbayashi N, Imada Y, et al. Analysis of subarachnoid hemorrhage according to the Japanese Standard Stroke Registry Study―incidence, outcome, and comparison with the International Subarachnoid Aneurysm Trial. Neurol Med Chir (Tokyo). 2004; 44: 275-6.
22) Kubo Y, Koji T, Kashimura H, et al. Female sex as a risk factor for the growth of asymptomatic unruptured cerebral saccular aneurysms in elderly patients. J Neurosurg. 2014; 121: 599-604.
23) Juvela S, Poussa K, Porras M. Factors affecting formation and growth of intracranial aneurysms: a long-term follow-up study. Stroke. 2001; 32: 485-91.
24) Ferreri NR. Estrogen-TNF interactions and vascular inflammation. Am J Physiol Heart Circ Physiol. 2007; 292: H2566-9.
25) Jamous MA, Nagahiro S, Kitazato KT, et al. Role of estrogen deficiency in the formation and progression of cerebral aneurysms. Part II: experimental study of the effects of hormone replacement therapy in rats. J Neurosurg. 2005; 103: 1052-7.
26) Algra AM, Klijn CJM, Helmerhorst FM, et al. Female risk factors for subarachnoid hemorrhage: a systematic review. Neurology. 2012; 79: 1230-6.
27) 厚生労働省．各種統計調査．http://www.mhlw.go.jp/toukei_hakusho/toukei/index.html

〈井川房夫，加藤庸子，小林祥泰〉

3 破裂脳動脈瘤の危険因子

はじめに

　破裂脳動脈瘤，すなわちくも膜下出血の発症には様々な要因が複合的に関連している．高血圧や生活習慣等に起因する動脈硬化・心血管リスクがその危険因子の中心である．一方で，くも膜下出血の発症率はフィンランドや日本において他の地域より発症率が高いことが報告されており，後天的要因がその発症に強く関与していると考えられる「脳卒中」という疾患群の中では「くも膜下出血（破裂脳動脈瘤）」の発症には体質や遺伝的要因などの関与が比較的小さくないと考えられる．多岐にわたる破裂脳動脈瘤の危険因子は大きく以下の4つのカテゴリーに分類される．

①後天的要因（生活習慣やそれに付随する疾患など）
②先天的要因（遺伝的要因や動脈壁の発生上の欠陥など）
③環境要因（季節や時間帯）
④脳動脈瘤の特徴（形態学的・解剖学的特徴）

　以上の4つのカテゴリーに関して，破裂脳動脈瘤（くも膜下出血）に関する各種ガイドライン[1,2]を踏まえ，それぞれの項目別に危険因子および推奨される予防法について詳述する．

後天的要因

　他の脳卒中疾患同様，生活習慣等の後天的要因が破裂脳動脈瘤の主たる危険因子である．破裂脳動脈瘤の危険因子となる後天的要因（生活習慣）のうちエビデンスレベルの高いものとして，喫煙習慣，高血圧保有，1週間に150g以上の飲酒があげられる[1,2]．過去の報告を総合するとそれぞれの相対危険率は，1.9，2.8，4.7となり，過度の飲酒は最も危険因子とされている[3]．これらの要因が複数ある場合さらに危険率を上げることが報告されている[4]．
　一方で，破裂脳動脈瘤との関連がないとされている後天的要因（生活習慣）としては，コレステロール値，ヘマトクリット，心疾患，糖尿病，NSAIDsの使用歴などがあげられる．また，肥満度（BMI）は，くも膜下出血の発症と逆相関しており，喫煙習慣や高血圧保有との関連では，痩せた高血圧の人，痩せた喫煙者ではくも膜下出血の危険が増大したと報告されている[5]．このようにくも膜下出血（破裂脳動脈瘤）は脳出血や脳梗塞といった他の脳卒中病態と比較し

て，生活習慣というカテゴリーの中でも危険因子は異なることが理解できる．

　食生活に関しては様々な報告に基づき[6]，野菜を多く摂取することが破裂脳動脈瘤によるくも膜下出血を減少する可能性がある，という事項が新規推奨事項として最新の米国心臓病学会のガイドラインに新規追加された[2]．

　また，生活習慣とは少し異なるが，これらとは別に過去4週間以内の感染症も独立した危険因子であると報告されている[7]．先行感染の関与を明らかにするためにくも膜下出血群と脳内出血群の対照研究が行われ，前者には関与を認める一方で後者には関与を認めないという結果であった．感染やそれに伴う炎症性の反応が脳動脈瘤の形成・破裂に関与していることが示唆される．

　また，妊娠歴なし，3日以内の交感神経作用薬（コカインなど）という事項も危険因子として報告されている．一方で妊娠分娩自体がくも膜下出血のリスクを上げるという明らかなエビデンスは現在のところはない[8]．脳動脈瘤の破裂にはホルモンや自律神経のバランスが関与していることが示唆される．

　抗凝固療法や抗血小板療法が脳動脈瘤破裂のリスクを増やすという十分なエビデンスデータは存在しないが，抗凝固療法下ではくも膜下出血は転帰不良となる傾向が強い．

　以上を踏まえると，破裂脳動脈瘤の予防のためには禁煙，高血圧管理，節酒および野菜の摂取が推奨される．降圧剤等を除くと，現在のところくも膜下出血の発症を根本的に予防する薬物治療はない．近年，実験動物モデルにおいてHMG-CoA還元酵素阻害薬（スタチン）の投与が慢性炎症を軽減することにより脳動脈瘤の増大が抑制する，という報告がなされた[9]．本邦では，未破裂脳動脈瘤に対する薬物治療（スタチン内服）の有効性を検証する大規模臨床研究（SUAVe-PEGASUS研究）が進行中である[10]．

先天的要因

　脳動脈瘤の形成は遺伝的要因が少なからず関与していると考えられている．一親等以内の近親者に脳動脈瘤を有する者の4％が脳動脈瘤を有するとの報告がある．くも膜下出血の家族歴が破裂脳動脈瘤の危険因子であることの報告がある．くも膜下出血の家族歴また既往のある者（少なくとも第一度近親者）には新生脳動脈瘤や脳動脈瘤の遅発性増大評価のためにMRAなどの非侵襲的なスクリーニング検査を推奨されている．

　近年の遺伝子解析技術の発展に伴い，全ゲノム領域関連解析（genome wide association study）が可能となり，脳動脈瘤形成に関連する感受性遺伝子が報告されている．脳動脈瘤形成に関連する染色体領域として，4q31.23, 8q21.3, 9q12.3, 10q24.32, 13q13.1, 18q11.2など報告されており，それらの領域に存在する感受性遺伝子の候補として，*EDNRA*, *SOX17*, *CDKN2A/CDKN2B*, *CNNNM2* や *RBBP8* などが考えられている[11]．これらの遺伝子は血管平滑筋や血管内皮細胞の細胞周期や増殖，あるいは血管新生や血管形成を制御しており，脳動脈瘤形成と関連していることが示唆される．しかしながら，単一の遺伝子変異や多型によってくも膜下出血の発症を説明できるものではなく，こうした遺伝的要因がその他の要因で複合的に関連していることが理解できる．

また，全身性の結合織疾患は脳血管においても血管壁の脆弱性をきたし，脳動脈瘤形成・破裂をきたすことが知られている．線維筋形成不全（fibromuscular dysplasia）や多発性嚢胞腎（polycystic kidneys），大動脈狭窄症・形成不全（coarctation or hypoplasia of the aorta），エーラス・ダンロース症候群（Ehlers-Danlos syndrome），マルファン症候群（Marfan's syndrome），弾力線維性偽性黄色腫（pseudoxanthoma elasticum disease）などの疾患を有するものはくも膜下出血発症のリスクが高いと考えられ，脳動脈瘤の評価のために非侵襲的なスクリーニング検査が推奨される．

環境要因

　エビデンスレベルは高くはないが，破裂脳動脈瘤（くも膜下出血）の発症と時間帯や季節，精神的身体的緊張度とくも膜下出血発症との関連性も検討されている．発症時刻については午前6～12時までの間が多いとする報告[12]や，午前6～9時と午後6～9時に2つのピークがみられるとする報告がある[13]．季節については南半球では冬と春に多いという報告があるが[12]，北半球では発症率の変化は認められないとする報告や，早春と秋に多いという報告がある[14]．気候との関連については，最近は関連を認めないという報告が多い[15]．

　精神的身体的緊張度との関連は認められるとするものと認められないとするものがある[14]．

脳動脈瘤の特徴

　未破裂脳動脈瘤に関しては，UCAS Japan[16]やISUIA[17]などの大規模臨床研究で様々な疫学データが示され，その自然歴が徐々に明らかとなり，破裂の危険因子が示されてきている．詳細は他の頁に譲るが，5～7 mm以上の動脈瘤，また5 mm以下の小型動脈瘤であっても，「症候性のもの」「前交通動脈部や脳底動脈などの後方循環部位ならびに内頚動脈-後交通動脈分岐部のもの」「aspect（dome/neck）比が大きい動脈瘤」「size比（母血管に対する動脈瘤サイズの比）の大きい動脈瘤」「不整形ブレブを有するなどの形態的特徴をもつ脳動脈瘤」に関しては破裂の危険が高いと考えられ，治療が推奨されている[18]．

　脳動脈瘤形成や破裂には血流による動脈壁への力学的負荷が関与すると考えられる．近年の画像機器の発展により個々の症例において，高解像度3次元血管撮影データを脳血管撮影，CT血管撮影，MRAなどから収集し，これをもとに数値モデルであるメッシュ生成を行い，壁剪断応力（wall shear stress）などの様々な計算流体力学の解析を行うことが可能となってきている[19]．様々なパラメーターに関する解析が行われており，破裂動脈瘤の破裂予測が試みられている[20]．

　ただ，こうした脳動脈瘤の解剖学的・形態的特徴を論ずる際には，未破裂脳動脈瘤と破裂脳動脈瘤の違いについて留意する必要がある．くも膜下出血を呈する破裂脳動脈瘤の多くが10 mm以下の小型の動脈瘤破裂であるという事実がある一方で，複数のコホート研究が，小型の未破裂脳動脈瘤の破裂率が低値であることを示した．この乖離現象を説明しうる興味深い仮説がある．端的にいうならば未破裂脳動脈瘤と破裂脳動脈瘤は，形態的には類似しているが，病態は異なるのではないかという説である．

Kataoka らは未破裂脳動脈瘤と破裂脳動脈瘤とは病理組織学的に異なる可能性を示した[21]．Wiebers らは，多くの破裂脳動脈瘤は動脈瘤の形成後，短期間のうちに破裂したものであると指摘している[17]．Yonekura は脳動脈瘤の発生からその増大，破裂までの過程を4つのパターンに分類した[22]．タイプ1：動脈瘤の発生後，短期間（数日～数カ月）のうちに破裂する．タイプ2：発生後経年的に徐々に増大する過程で破裂する．タイプ3：発生後経年的に徐々に増大するが破裂しない．タイプ4：発生後小さな動脈瘤のまま形もサイズも変化しない．この分類に基づきこれまでの疫学的データを検討すると（すなわち小さな動脈瘤の多くがタイプ1のように発生後短期間のうちに破裂すると仮定すると），小型未破裂脳動脈瘤の破裂率の低さと日常遭遇する破裂脳動脈瘤には小型のものが多いという疫学的乖離が説明できる．さらに動脈瘤形成から時間が経過し安定期に入った小型未破裂脳動脈瘤（タイプ4）が対象症例に多く含まれれば，年間の破裂率も低下していく．「脳ドックのガイドライン2014」においても脳動脈瘤の破裂率は発見から比較的早期に高いと明記された[18]．このように，未破裂脳動脈瘤と破裂脳動脈瘤とは別の疾患であるという考え方は，脳動脈瘤とくも膜下出血の関係性を理解する上では重要であると考えられる．

おわりに

　以上のように，くも膜下出血（破裂脳動脈瘤）の発症には様々な要因が複合的に関与している．破裂脳動脈瘤の予防には，積極的な生活習慣管理（禁煙，高血圧管理，節酒および野菜の摂取）が推奨される．特にくも膜下出血の家族歴を有する者や先天的基礎疾患を有するハイリスクと考えられる者にはこうした管理が強く推奨され，脳動脈瘤の評価のためのスクーリング検査も重要である．ただ，上で述べたように破裂脳動脈瘤には，発生から破裂までが非常に短期間のものが存在し，スクリーニング検査が必ずしも有効でないことにも留意すべきである．

◆文献

1) Evidence-based guidelines for the management of aneurysmal subarachnoid hemorrhage. English edition. Neurologia Med Chir (Tokyo). 2012; 52: 355-429.
2) Connolly ES Jr, Rabinstein AA, Carhuapoma JR, et al. Guidelines for the management of aneurysmal subarachnoid hemorrhage: A guideline for healthcare professionals from the American Heart Association/American Stroke Association. Stroke. 2012; 43: 1711-37.
3) Teunissen LL, Rinkel GJ, Algra A, van Gijn J. Risk factors for subarachnoid hemorrhage: A systematic review. Stroke. 1996; 27: 544-9.
4) Canhao P, Pinto AN, Ferro H, et al. Smoking and aneurysmal subarachnoid haemorrhage: A case-control study. J Cardiovasc Risk. 1994; 1: 155-8.
5) Knekt P, Reunanen A, Aho K, et al. Risk factors for subarachnoid hemorrhage in a longitudinal population study. J Clin Epidemiol. 1991; 44: 933-9.
6) Larsson SC, Mannisto S, Virtanen MJ, et al. Dietary fiber and fiber-rich food intake in relation to risk of stroke in male smokers. Eur J Clin Nutr. 2009; 63: 1016-24.
7) Kunze AK, Annecke A, Wigger F, et al. Recent infection as a risk factor for intracerebral and subarachnoid hemorrhages. Cerebrovasc Dis. 2000; 10: 352-8.
8) Tiel Groenestege AT, Rinkel GJ, van der Bom JG, et al. The risk of aneurysmal subarachnoid

hemorrhage during pregnancy, delivery, and the puerperium in the utrecht population: Case-crossover study and standardized incidence ratio estimation. Stroke. 2009; 40: 1148-51.

9) Aoki T, Kataoka H, Ishibashi R, et al. Simvastatin suppresses the progression of experimentally induced cerebral aneurysms in rats. Stroke. 2008; 39: 1276-85.

10) 片岡 大．脳動脈瘤の発生要因・自然歴・スタチンの可能性．脳神外ジャーナル．2014; 23: 702-9.

11) Hussain I, Duffis EJ, Gandhi CD, et al. Genome-wide association studies of intracranial aneurysms: An update. Stroke. 2013; 44: 2670-5.

12) Feigin VL, Anderson CS, Anderson NE, et al. Is there a temporal pattern in the occurrence of subarachnoid hemorrhage in the southern hemisphere? Pooled data from 3 large, population-based incidence studies in australasia, 1981 to 1997. Stroke. 2001; 32: 613-9.

13) Matsuda M, Watanabe K, Saito A, et al. Circumstances, activities, and events precipitating aneurysmal subarachnoid hemorrhage. J Stroke Cerebrovasc Dis. 2007; 16: 25-9.

14) Origitano TC, Wascher TM, Reichman OH, et al. Sustained increased cerebral blood flow with prophylactic hypertensive hypervolemic hemodilution ("triple-h" therapy) after subarachnoid hemorrhage. Neurosurgery. 1990; 27: 729-39; discussion 739-40.

15) Cowperthwaite MC, Burnett MG. The association between weather and spontaneous subarachnoid hemorrhage: An analysis of 155 us hospitals. Neurosurgery. 2011; 68: 132-8; discussion 138-9.

16) Morita A, Kirino T, Hashi K, et al. The natural course of unruptured cerebral aneurysms in a Japanese cohort. N Engl J Med. 2012; 366: 2474-82.

17) Wiebers DO, Whisnant JP, Huston J 3rd, et al. Unruptured intracranial aneurysms: Natural history, clinical outcome, and risks of surgical and endovascular treatment. Lancet. 2003; 362: 103-10.

18) 日本脳ドック学会．脳ドックのガイドライン 2014．札幌：響文社；2014.

19) Shojima M, Oshima M, Takagi K, et al. Role of the bloodstream impacting force and the local pressure elevation in the rupture of cerebral aneurysms. Stroke. 2005; 36: 1933-8.

20) Takao H, Murayama Y, Otsuka S, et al. Hemodynamic differences between unruptured and ruptured intracranial aneurysms during observation. Stroke. 2012; 43: 1436-9.

21) Kataoka K, Taneda M, Asai T, et al. Structural fragility and inflammatory response of ruptured cerebral aneurysms. A comparative study between ruptured and unruptured cerebral aneurysms. Stroke. 1999; 30: 1396-401.

22) Yonekura M. Importance of prospective studies for deciding on a therapeutic guideline for unruptured cerebral aneurysm. Acta Neurochirur Suppl. 2002; 82: 21-5.

〈宮脇 哲，斉藤延人〉

感染と脳動脈瘤

古典的感染性脳動脈瘤

　脳動脈壁への感染が脳動脈瘤の原因となり得ることは古くから知られており，1869年にChurchが1例を報告している[1]．その後Oslerが1885年に細菌性心内膜炎で"mycotic"の語を繰り返し用いて[2]，この言葉が有名となった．しかし一般にmycotic aneurysmは細菌性脳動脈瘤（bacterial aneurysm）と真菌性脳動脈瘤（fungal aneurysm）の両者に対して用いられており"mycotic"は誤解を招く可能性が繰り返し指摘されており[3,4]，本来は感染性脳動脈瘤（infectious aneurysm）というべきものである．

頻度

　脳動脈瘤の中で感染性脳動脈瘤の割合は2〜6.2%といわれ[5,6]，一方細菌性心内膜炎患者において感染性脳動脈瘤をもつものは1.9〜8.9%といわれている[7,8]．

感染経路と動脈瘤発生部位

　感染の経路は直達感染と血行性感染に分類され，副鼻腔炎などの耳鼻科的感染症から海綿静脈洞部や錐体骨先端部の内頸動脈に感染と炎症が及び動脈瘤を生じる直達感染[9-12]と，細菌性心内膜炎に合併し感染性塞栓子により末梢の脳動脈（主として中大脳動脈）に感染と炎症が起こり動脈瘤が形成される血行性感染があり，総数は血行性感染が多い[13]．成因を考えれば当然であるが大型動脈瘤は直達感染に多く，血行性感染は小型でしばしば多発する．真菌性は直達感染に多いとされ，Ghaliらは海綿静脈洞部に発生した感染性脳動脈瘤のレビューで起炎菌の明らかであった29例中7例が真菌によるものであったことを報告している[14]．

　Ducruetらが2010年に発表した27論文，287例の感染経路を問わないレビューでは動脈瘤発生部位は中大脳動脈39%，後大脳動脈12%，前大脳動脈5%，内頸動脈4%であった[13]．

臨床症状

　症状は直達感染が局所炎症や髄膜炎の諸症状に加え，海綿静脈洞部の脳神経症状（眼窩先端症候群），海綿静脈洞血栓症によるもの，内頸動脈海綿静脈洞瘻によるもの，大量鼻出血などが報告されている．血行性感染は細菌性心内膜炎の諸症状に加え感染性の塞栓子が先行するための脳虚血症状とその後破裂した場合のくも膜下出血，脳内出血の諸症状が報告されている[13]．無治療の細菌性心内膜炎に合併する場合，動脈瘤は感染性塞栓発生後3日以内に形成されるといわ

れ，抗生物質による治療開始例ではより発生が遅い[11]．Molinariらの感染性塞栓子の実験では感染性動脈瘤は24時間後には認められ，*Staphyrococcus aureus*と*E. coli*を感染させた9例は全例2〜3日目に感染性脳動脈瘤の破裂によりくも膜下出血を呈している[15]．これらの事実は，細菌性心内膜炎の未治療例では動脈瘤形成から破裂までが極めて短い可能性があることを示す[16]．

診断

感染性脳動脈瘤の診断はこれまでは脳血管撮影が推奨されてきた．これは血行性感染では末梢動脈に小動脈瘤が多いという特性から，小さい末梢性の脳動脈瘤を見逃さないためであった．しかし近年，3 Tesla MRA (3T-MRA)，マルチディテクターCTの開発により，脳血管撮影によらず末梢まで動脈の観察が可能となった[17]．また動脈瘤の形成が極めて短期間に起こるため，必要な場合には繰り返し検査を行えることも重要である[18]．したがって今後はマルチディテクターCTAが診断の主体となり，腎機能の不十分な患者において繰り返し検査をする場合に3T-MRAが一定の役割を果たすこととなろう．また，細菌性心内膜炎患者において先行する脳塞栓診断目的でMRIの拡散強調画像を撮像する場合は，同時に末梢動脈まで描出できるように意図されたMRAを同時に撮像すべきである．

細菌性心内膜炎が診断されていない場合もあり，脳底槽に出血量の少ないくも膜下出血で硬膜下血腫やシルビウス裂内血腫，皮質下出血を伴う例において本症を強く念頭におくべきである．現病歴，理学所見，採血結果で炎症所見や心不全，四肢末梢への塞栓などが示唆される場合には緊急心エコーを行い，細菌性心内膜炎をまず鑑別する必要がある．

CTAは撮像範囲をMCA末梢まで十分に含むことが重要である．CTAの撮像タイミングは出血による頭蓋内圧亢進に加え心不全による循環時間の遅延の可能性も考慮すべきで，あらかじめ2 phaseの連続撮影を可能として検査すべきである．またCTAの元画像は直達手術を選択する場合にナビゲーションに重ね合わせることで手術時間短縮と手術の確実性を向上することができる．

治療法

保存的治療，開頭クリッピング，血管内手術がこれまでいずれも有効な治療法として報告されている．まず破裂か未破裂か，破裂であれば直後か否か，など状況に応じ頭蓋内治療（再破裂予防，頭蓋内圧亢進コントロール）と心不全（弁置換術）のいずれを優先させるかを判断しなければならないが，この際，抗凝固療法の必要性も判断の重要な要素となる．

保存的治療（抗生物質）

保存的治療のみによって感染性脳動脈瘤が治癒することがあることはよく知られている．Matsubaraらは抗生物質のみによる治療が行われた感染性脳動脈瘤（破裂1例，未破裂7例）で動脈瘤の消失を報告し再出血，再発が認められなかったことから，未破裂例ではまず抗生物質の使用と繰り返しの画像診断を推奨している[4]．未破裂例で起因菌と効果的な抗生物質が判明している場合には抗生物質による保存的加療が推奨されている．

開頭クリッピング

　この場合の問題点は，紡錘状動脈瘤などクリップに向かない形態が存在すること，動脈瘤の形成時期によってはクリップに対し十分な強度のネックがあるとは限らないことである[18,19]．クリッピングの利点としては，血腫を伴った例で同時に血腫除去ができ減圧開頭も可能なこと，動脈瘤クリッピングが不可能でトラッピングや親動脈を含めた動脈瘤切除に終わったときに同時に吻合術を行い得ることがあげられる．また末梢中大脳動脈切除後のdistal断端からの出血量によって吻合術の必要性が判断可能なことをあげるものもある[19]．いずれにせよ局所の大きな血腫によって頭蓋内圧が亢進している場合には，まず開頭術が第1選択となろう．注意する点は，動脈瘤ネックが十分に器質化されているとは限らないためクリップをかけた際にネックが裂ける可能性も考慮することと，浅いところに動脈瘤が存在するため通常の直クリップではクリップヘッドが脳から突出してしまい，硬膜を閉じることができなくなるためクリップの選択とapply方法に配慮が必要なことである．

　かつて脳溝内に存在するMCA末梢の脳動脈瘤は，開頭後どの脳溝を開けるのか判断に迷ったが，現在では術中ナビゲーションの利用が非常に有用である．症例1（図4-1）にCTA元画像が術中ナビとして利用できた我々の経験した症例を提示する．

　開頭術の問題点はヘパリンなどの全身の強い抗凝固療法が必要な場合や，心不全などが全身麻酔に耐えない場合などである．

血管内手術

　血管内手術に関しては近年報告例が増えている．未破裂例では保存的加療に反応せず増大するものや破裂例でも頭蓋内圧の亢進がなく全身状態や抗凝固療法の継続により全身麻酔の開頭術が望ましくないものなどが適応としてあげられている．コイルもしくはN-butyl cyanoacrylate（NBCA）による動脈瘤や血管そのものの塞栓術が行われており，塞栓前に麻酔薬動注によるprovoke試験を行って症状が問題なければ塞栓術を安全に行えると利点を報告するものもある[4,20,21]．また，末梢の細菌性脳動脈瘤はまず感染性塞栓が先行しているためにすでに脳虚血を起こした血管であり，血管を閉塞しても神経症状の悪化は少ないとする意見もある[22]．近年ではステント使用例の報告もみられるが[23]，長期の成績は不明である．症例2（図4-2）に聖隷浜松病院でコイル塞栓術によって治療された例を示す．

治療方法の選択

　抗生物質の投薬は全例で必須であるが，内科治療のみとするか開頭術や血管内手術と組み合わせるかどうかに関しては方針決定のためのアルゴリズムも提案されている[4,24]．基本的に破裂か未破裂か，mass signがあるか否か，増大傾向があるか否かなどで治療法を決定していく．

❹ 感染と脳動脈瘤

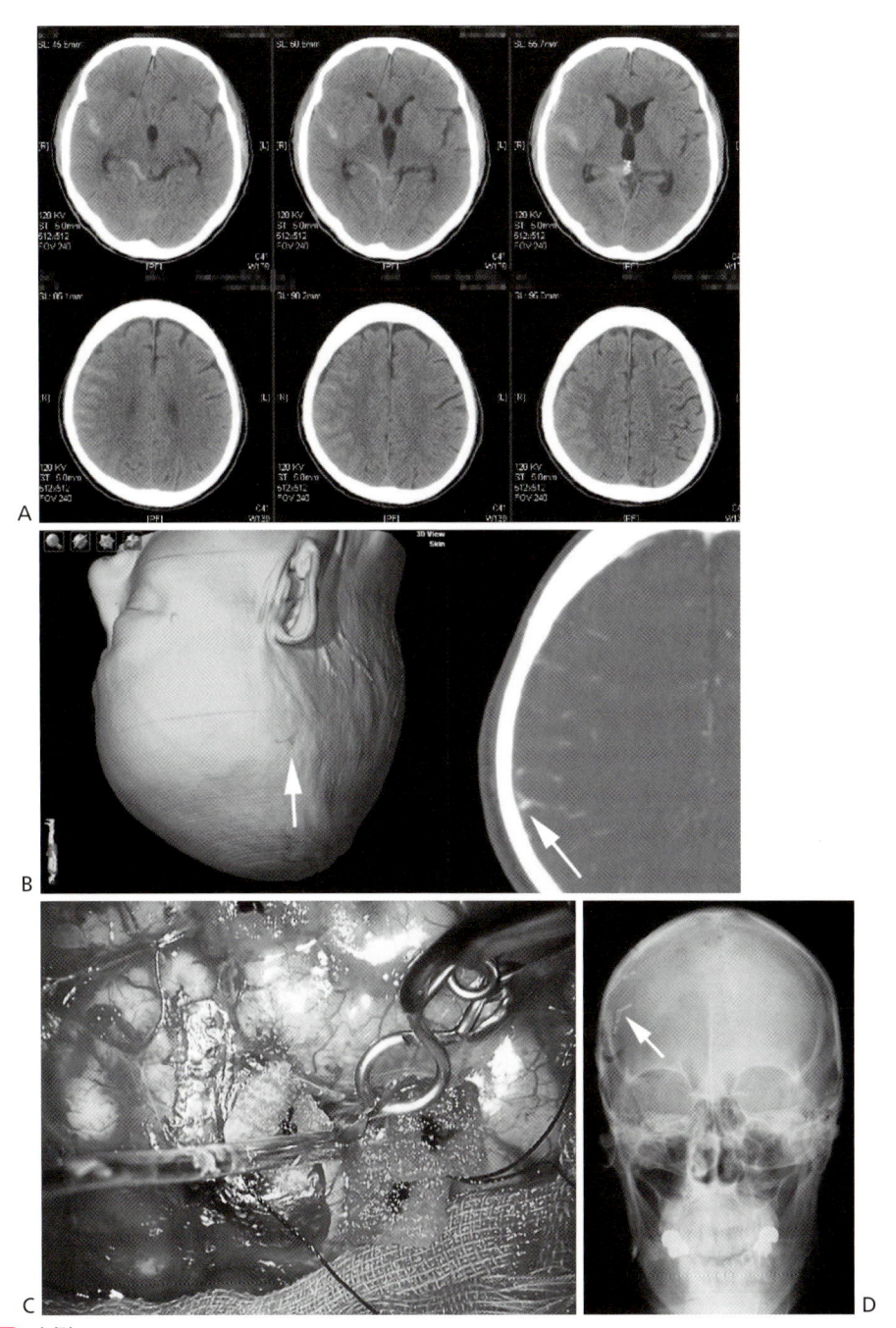

図 4-1 症例 1

59 歳男性．細菌性心内膜炎で加療中で心臓血管外科で弁置換術予定であったが，くも膜下出血発症．A）発症時 CT であるが，右シルビウス裂と脳表に優位の出血を認める．CTA で右 MCA 末梢の脳動脈瘤破裂と診断され，同日クリッピング術．B）CTA の元画像上の脳動脈瘤とそれを取り込んだナビの 3D 画像を示す（矢印）．C）脳表に動脈瘤があり，そのまま直のクリップをかけるとクリップヘッドが脳から突出してしまうため，写真のように，クリップヘッドが硬膜外に出ないようにクリップ鉗子とクリップを選択している．クリップの有窓部分は使用していない．D）矢印のように，クリップは脳から突出しないようにかかっている．最終的に患者は大動脈弁置換術を受け，mRS1 で退院された．

図 4-2 症例 2

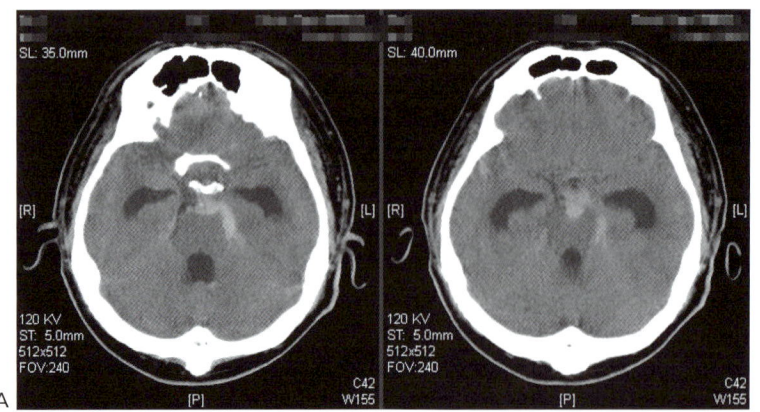

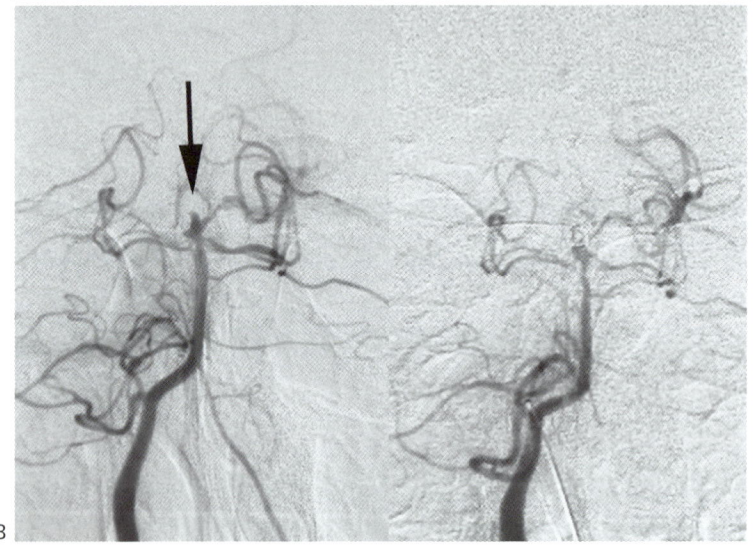

42 歳男性．細菌性心内膜炎で入院加療中であったが，行動異常あり MRI，MRA にて左右 MCA 領域の脳塞栓を指摘されていた．その 6 日後に意識混濁あり，頭部 CT にて A のように脳底槽に強いくも膜下出血を認めた．前日の CT を見直すとすでに薄い SAH が認められ再出血であった．脳血管撮影では脳底動脈先端部に先日の MRA で認めなかった脳動脈瘤を認めた（B 左）．同日，GDC10（2 mm/8 cm）を用いて塞栓術が行われた（B 右）．大動脈弁置換術後に多発性脳梗塞により高次脳機能障害はあるものの麻痺なく家庭内自立で退院となった．

感染と脳血管障害の新たな展開：リスクファクターとしての口腔内常在細菌

　最近，動脈硬化の原因として炎症が脚光を浴びている[25]．炎症の原因の一つとしては非顕性の細菌感染があげられている．感染自体はおそらく通常の免疫反応により容易に排除されるが，動脈壁自体に短時間でも炎症を惹起しその炎症が契機となってその後動脈に硬化性病変が進展する機序が考えられている．これらの研究は硬化を起こした動脈壁内に細菌 DNA を証明する方法[26] などにより現在注目されつつある領域である．

一方，細菌に関しては病原性発現の点から細菌のもつコラーゲン結合能が注目を集めている[27,28]．動脈内流血中の細菌にとって正常な血管内皮に付着することは難しいが[15,29]，コラーゲン結合能があれば内皮損傷部位の露出した血管床のコラーゲンへの付着が容易となる．

　口腔内常在細菌は菌血症を起こしやすく，Lockhart らは，抜歯すべき歯が存在する患者において抜歯をすると 50％以上が，歯を磨いただけでも約 13％が菌血症を起こすことを報告している[30]．

　著者と Nakano らはう蝕原性菌である *Streptococcus mutans* の一部が Cnm と呼ばれるコラーゲン結合蛋白をもち，これが血小板凝集を抑制すること，さらに matrix metalloproteinase-9（MMP-9）を活性化しコラーゲンを溶解すること，実験的脳出血の原因となり得ることを報告し臨床研究を開始した[31,32]．

　我々は倫理委員会の承認下にこの菌の保菌率を破裂脳動脈瘤と未破裂脳動脈瘤と正常ボランティアにおいて比較した．正常ボランティア 51 例中 *S. mutans* 陽性が 30 例，うちコラーゲン結合蛋白陽性 4 例で，未破裂脳動脈瘤ではそれぞれ 97 例中，55 例，8 例で正常ボランティアと有意差がないが，破裂脳動脈瘤ではそれぞれ 43 例中，23 例，10 例で p＝0.0259（Fisher's test）で有意差を認めた．これらの結果は Stroke2011，日本脳神経外科学会総会などでの発表を経て，現在は 20 施設において未破裂脳動脈瘤多施設共同研究中である（URL: https://upload.umin.ac.jp/cgi-open-bin/ctr/ctr.cgi?function=brows&action=brows&recptno=R000012168&type=summary&language=E）．

◆文献

1) Church WS. Aneurysm of right cerebral artery in a boy of thirteen. Trans Pathol Soc Lond. 1869; 20: 109.
2) Osler W. Malignant endocarditis. Lancet. 1885; 1: 415-8.
3) Kannoth S, Thomas SV. Intracranial microbial aneurysm (infectious aneurysm): current options for diagnosis and management. Neurocrit Care. 2009; 11: 120-9.
4) Matsubara N, Miyachi S, Izumi T, et al. Results and current trends of multimodality treatment for infectious intracranial aneurysms. Neurol Med Chir [Tokyo]. 2015; 55: 155-62.
5) McDonald CA, Korb M. Intracranial aneurysms. Arch Neurol Psychiatry. 1939; 42: 298-328.
6) Frazee J. Inflammatory aneurysms. In: Wilkins R. eds. Neurosurgery. New York: McGraw Hill; 1996. p.2378-82.
7) Hui FK, Bain M, Obuchowski NA, et al. Mycotic aneurysm detection rates with cerebral angiography in patients with infective endocarditis. J NeuroIntervent Surg. 2014; 0: 1-4
8) González I, Sarriá C, López J, et al. Symptomatic peripheral mycotic aneurysms due to infective endocarditis: a contemporary profile. Medicine (Baltimore). 2014; 93: 42-52.
9) 川上圭太，嘉山孝正，近藤 礼，他．血管内手術にて処置し得た mycotic ICA petrous potion aneurysm の 1 例．脳神経外科．1996; 24: 253-7.
10) Micheli F, Schteinschnaider A, Plaghos LL, et al. Bacterial cavernous sinus aneurysm treated by detachable balloon technique. Stroke. 1989; 20: 1751-4.
11) Nawashiro H, Shimizu A, Shima K, et al. Fatal subarachnoid hemorrhage from an inflammatory cavernous carotid artery aneurysm: failure of conservative treatment after early diagnosis -case report-. Neurol Med Chir [Tokyo]. 1996; 36: 808-11.
12) Tanaka H, Patel U, Shrier DA, et al. Pseudoaneurysm of the petrous internal carotid artery after skull base infection and prevertebral abscess drainage. AJNR. 1998; 19: 502-4.

13) Ducruet AF, Hickman ZL, Zacharia BE, et al. Intracranial infectious aerurysms: a comprehensive review. Neurosurg Rev. 2010; 33: 37-46
14) Ghali MGZ, Ghali EZ. Intracavernous internal carotid artery mycotic aneurysms: Comprehensive review and evaluation of the role of endovascular treatment. Clinical Neurol Neurosurg. 2013; 115: 1927-42.
15) Molinari GF. Septic cerebral embolism. Stroke. 1972; 3: 117-22,
16) Koffie RM, Stapleton CJ, Torok CM, et al. Rapidgrowth of an infectious intracranial aneurysm with catastrophic intracranial hemorrhage. J Clin Neuroscience. 2015; 22: 603-5.
17) Meshaal MS, Kassem HH, Samir A, et al. Impact of routine cerebral CT angiography on treatment decisions in infective endocarditis. PloS ONE. 2015; 10: e0118616. doi:10.1371/journal.pone.0118616
18) Frazee JG, Cahan LD, Winter J. Bacterial intracranial aneurysms. J Neurosurg. 1980; 53: 633-41
19) 岩間 亨, 三瓶健二, 深尾繁治, 他. 細菌性脳動脈瘤破裂例の外科治療. 脳卒中の外科. 1996; 24: 307-12.
20) Nakahara I, Taha MM, Higashi T, et al. Different modalities of treatment of intracranial mycotic aneurysms: report of 4 cases. Surgical Neurology. 2006; 66: 405-10.
21) 福井一裕. 細菌性動脈瘤. In: 脳動脈瘤血管内治療のすべて. 東京: メジカルビュー社; 2010. p.254-8.
22) Khayata MH, Aymard A, Casasco A, et al. Selective endovascular techniques in the treatment of cerebral mycotic aneurysms. J Neurosurg. 1993; 78: 661-5.
23) Chapot R, Houdart E, Saint-Maurice JP, et al. Endovascular treatment of cerebral mycotic aneurysms. Radiology. 2002; 222: 389-96.
24) Ding D, Raper DM, Carswell AJ, et al. Endovascular stenting for treatment of mycotic intracranial aneurysms. J Clin Neuosci. 2014; 21: 1163-8.
25) Libby P. Inflammation in atherosclerosis. Nature. 2002; 420: 868-74.
26) Pessi T, Karhunen V, Karjalainen PP, et al. Bacterial signatures in thrombus aspirates of patients with myocardial infarction. 2013; 127: 1219-28.
27) Zong Y, Xu Y, Liang X, et al. A 'Collagen Hug' model for *Staphylococcus aureus* CNA binding to collagen. EMBO J. 2005; 24: 4224-36.
28) Nomura R, Nakano K, Naka S, et al. Identification and characterization of a collagen-binding protein, Cbm, in *Streptococcus mutans*. Mol Oral Microbiol. 2012; 27: 308-23.
29) Nakata Y, Shionoya S, Kamiya K. Pathogenesis of mycotic aneurysm. Angiology. 1968: 19: 593-601.
30) Lockhart PB, Brennan MT, Sasser HC, et al. Bacteremia associated with toothbrushing and dental extraction. Circulation. 2008; 117: 3118-25.
31) Tanaka T, Ohashi T, Hosoi Y. A possible new risk factor for cerebral stroke, a dental caries pathogen with collagen-binding protein and inhibitory activity of platelet aggregation. Jpn J Clin Pharmacol Ther. 2011; 42: 71-2.
32) Nakano K, Hokamura K, Taniguchi N, et al. The collagen-binding protein of *Streptococcus mutans* is involved in haemorrhagic stroke. Nat Commun. 2011; 2: 485.

〈田中篤太郎〉

脳動脈瘤の基礎研究：
動物モデルと薬剤検証

はじめに

　一般人口での有病率の高さや破裂の結果としてのくも膜下出血の致死率・後遺症率の高さから，未破裂脳動脈瘤の治療は社会的に重要である．特に本邦では，国民皆保険制度や医療機関へのアクセスのよさ，脳ドックの普及などにより未破裂脳動脈瘤の症例が急増しており，実際に本邦では大多数の未破裂脳動脈瘤は偶然発見されている[1]．この事実は，未破裂脳動脈瘤症例に対し脳動脈瘤破裂すなわちくも膜下出血予防のための治療機会が存在することを意味しており，本邦におけるくも膜下出血の予防という観点での未破裂脳動脈瘤治療の重要性を示している．本邦において未破裂脳動脈瘤治療が重要なさらなる理由としては，詳細な機序は明らかではないが日本人の脳動脈瘤はフィンランド以外の米国や欧米諸国と比較し破裂危険性が高く3倍以上であるという報告[2]があることがあげられる．また，未破裂脳動脈瘤破裂の潜在的な危険性のための不安によりADLが阻害されること，脳動脈瘤治療により低下していたADLが回復することが報告[3]されており，その点からも未破裂脳動脈瘤の治療は重要である．

　現在，未破裂脳動脈瘤に対して開頭クリッピング術とコイル塞栓術に代表される外科治療が行われている．しかしながら先述のように未破裂脳動脈瘤治療の社会的な重要性は明らかである一方，小さな動脈瘤や高齢者，手術リスクが高い症例など外科治療の適応外と判断された症例では禁煙や高血圧治療など破裂危険因子への対応以外の治療が行われておらず，未治療の症例の割合は全症例の半数にも至るものである[1]．近年の外科治療手技の発達とともに治療成績も向上しているが，この外科治療の適応とならない多数の症例に対する治療法が存在しないことが現在の未破裂脳動脈瘤治療の解決されるべき大きな問題点の一つである．現状を打破するために，未破裂脳動脈瘤の破裂や最近報告された日本人の観察研究で，脳動脈瘤のサイズと年間破裂率が相関することが明らかとなったこと[4]から，既存の動脈瘤の増大を抑制する薬物治療法を開発することが必要であり社会的急務である．

　近年の脳動脈瘤研究の進展により以下に示すように薬物治療法開発の可能性が明示され，このことが未破裂脳動脈瘤分野における一つのエポック・メイキングな成果であると思われる．その概略を本稿では概説するがその主要な成果は，①モデル動物を使用した検討から脳動脈瘤形成機序の一端が明らかとなり脳動脈瘤が脳血管壁の慢性炎症性疾患であると定義されたこと，②複数の創薬標的候補因子が同定されたこと，③モデル動物を使用した薬剤検証により脳動脈瘤が少なくとも動物実験では薬物治療可能であることが実証されたこと，④臨床研究により脳動脈瘤薬物治療の可能性が示唆されたことである．

脳動脈瘤動物モデル

　脳動脈瘤モデル動物には，その使用目的により種々のものが報告されている．例えば，血管内治療機器の開発のためのモデルではヒトの脳動脈瘤の形態をよく模倣したものであることが必要で，血管径もヒトと類似していることが必要である．本稿の主題である薬剤検証のためのモデルとしてはヒトの脳動脈瘤の形成・増大過程の分子基盤をよく模倣していないといけない．各種モデル動物の詳細については他書に譲り[5]，本稿では将来的な脳動脈瘤治療薬開発を目的とした脳動脈瘤形成増大機序の解明と薬剤検証に使用するための動物モデルにつきその概略を記載する．

　直接脳血管に操作を加えることなく，ヒト脳動脈瘤の形成・増大過程を模倣でき，かつ自然破裂をきたし得るモデル動物は，1978年に橋本博士により報告・確立され，改変を経ながら現在に至るまで我々を含め使用されている[6]．本モデル動物での脳動脈瘤誘発のコンセプトは，脳動脈瘤がその発生部位である脳血管分岐部に負荷される高い血流ストレスにより誘発されるという仮説[7]と脳血管の脆弱性がその形成を促進するという仮説に基づくものであり，脆弱性をもつ脳血管に高い血流ストレスを負荷することにより脳動脈瘤誘発が達成される[5,6]．一例としては，片側頸動脈結紮と腎動脈閉塞・高塩分食負荷による全身的高血圧誘導により，主に閉塞側と対側の脳血管分岐部に高率に脳動脈瘤が誘発される（図5-1）．また，コラーゲンの架橋酵素阻害薬（3-アミノプロピオニトリル）を投与することにより細胞外基質の脆弱性を亢進し，結果として脳動脈瘤形成・増大過程を促進することができる（図5-1）．本モデルでは脳動脈瘤形成の過程を再現でき（図5-2），かつ誘発された脳動脈瘤は組織学的にはヒトの動脈瘤と類似しており内弾性板の断裂や中膜菲薄化などが認められる（図5-3）．組織学的には，我々の経験では，本モデル（ラット）において脳動脈瘤の誘発率は，誘発術後15週以上経過した個体で検討したところ100%であり，安定して高率に脳動脈瘤を誘発できるモデルであると考えている．しかし，本モデルでは最長6カ月までの検討では，誘発された脳動脈瘤の自然破裂でくも膜下出血をきたした個体は全個体の約3%（図5-3）であり，くも膜下出血発症すなわち脳動脈瘤の破裂に対する薬剤の効果を検証するモデルとしては適していない．一方，ヒトでの未破裂脳動脈瘤の破裂

血流ストレス増加
　① 片側総頸動脈結紮
　② 全身的高血圧誘導
　　　片側腎動脈閉塞
　　　（ないしは両側腎動脈後枝の閉塞）
　　　高塩分食投与
　　　（ないしは食塩水投与）

結合組織の脆弱性誘導
　　3-アミノプロピオニトリル投与

図5-1 脳動脈瘤モデル動物作成法の一例
CCA: 総頸動脈，ICA: 内頸動脈，ACA: 前大脳動脈，OA: 嗅動脈

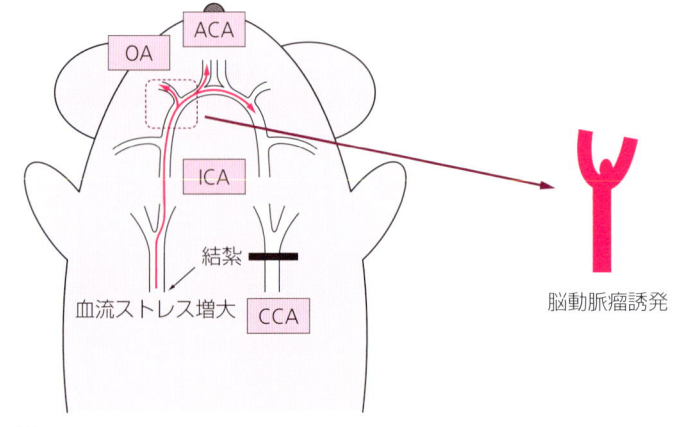

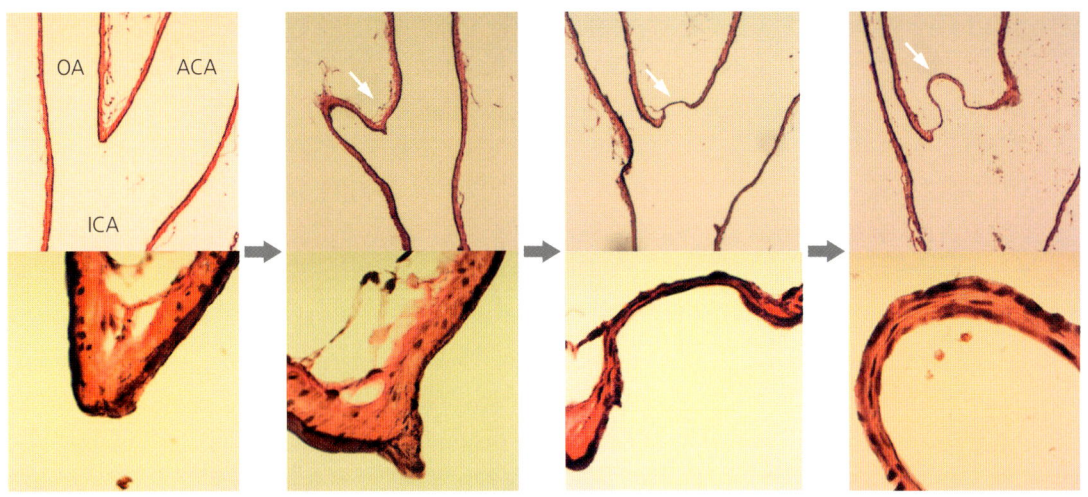

5 脳動脈瘤の基礎研究：動物モデルと薬剤検証

図 5-2 モデルラットに誘発した各段階の脳動脈瘤
左から右に徐々に増大する脳動脈瘤（白矢印）が確認できる．Elastica van Gieson 染色を示す．上段：全体像，下段：分岐部の拡大．ICA：内頚動脈，ACA：前大脳動脈，OA：嗅動脈

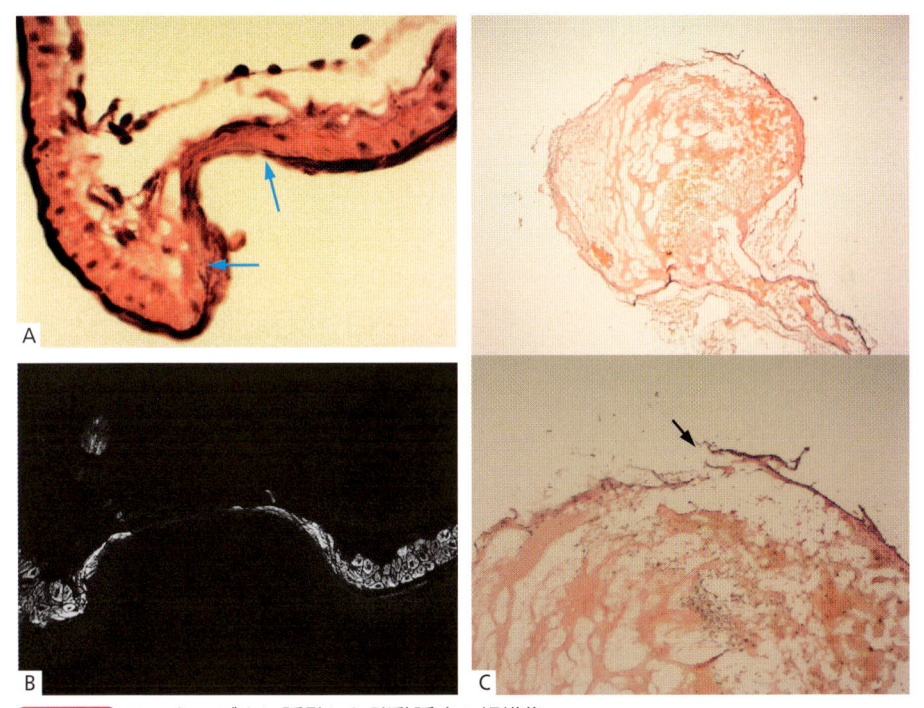

図 5-3 ラットモデルに誘発した脳動脈瘤の組織像
A）Elastica van Gieson 染色像．内弾性板断裂（矢印）が確認できる．B）中膜平滑筋細胞に対する免疫組織化学（α-smooth muscle actin 染色）．中膜平滑筋細胞脱落・菲薄化が明らかである．
C）自然破裂した脳動脈瘤．破裂点を矢印で示す．

率が年間約1%と決して高くないという点からは，本モデルがヒトでの未破裂脳動脈瘤をよく模倣したモデルであるといえるかもしれない．脳動脈瘤破裂に対する薬剤の効果を検証するモデルとして，高率に自然破裂を生じる脳動脈瘤モデル動物の開発が望まれる．その点，先述のモデルに比較してヒト脳動脈瘤の破裂との類似性についてはさらに検討が必要であると思われるが，血管壁の強度を低下させることに主眼を置いたエラスターゼの脳槽内注入によりウイリス脳動脈輪内の脳血管の弾性板を分解し高率に脳動脈瘤破裂を生じさせるモデルも報告[8,9]されており，用途によっては未破裂脳動脈瘤破裂に対する薬剤検証のための有用なモデルであるといえる．

脳動脈瘤形成機序の概略

本稿では，未破裂脳動脈瘤の薬物治療法開発への道筋とその可能性を主題としているため脳動脈瘤形成機序の詳細については，他書を参考いただきたい[10-14]．ヒト脳動脈瘤手術摘出標本を使用した検討から，ヒト脳動脈瘤病変における炎症細胞浸潤や炎症関連因子の発現亢進など炎症反応の存在が報告されており，脳動脈瘤形成への脳血管壁内の炎症反応の寄与が示唆されていた．また，ゲノムワイド関連解析（GeWAS）などの解析からも炎症関連因子と脳動脈瘤との相関が示されていた．さらに，ごく短時間で形成され破裂する細菌性動脈瘤の存在や，血管炎症候群では一般人口に比較し有意に脳動脈瘤の発生が高いことも，脳動脈瘤形成・増大・破裂機構に炎症反応が含まれることを示唆している．

モデル動物の確立[5]と遺伝子改変動物の作成などの分子生物学的手法の発達により，脳動脈瘤形成増大基盤として脳血管壁の炎症反応が重要であるという知見が蓄積されている[10-12]．近年の検討から，脳動脈瘤壁に浸潤し脳動脈瘤形成を促進する細胞種としてマクロファージが同定された[15,16]．また，モデル動物での脳動脈瘤形成を正に制御する因子として，サイトカインであるインターロイキン-1β，蛋白分解酵素マトリックスメタロプロテアーゼ-9，誘導型一酸化窒素合成酵素（iNOS），マクロファージ遊走因子（MCP-1）など複数の因子が同定された[10]．そして，これらの脳動脈瘤形成に寄与する炎症関連因子を転写誘導する上流の因子として炎症に深く関わる転写因子であるNF-κBが同定された[17]．すなわち，脳動脈瘤は脳血管分岐部に生じるNF-κB活性化とそれに引き続き転写レベルで誘導される一連の炎症関連因子により引き起こされる血管壁の炎症性疾患であると定義できる[10]．また，脳動脈壁でのNF-κB活性化を制御する上流の因子として脂質メディエーターとしてよく知られるプロスタグランジン経路が同定された[18]．これら一連の検討を踏まえ，現時点では脳動脈瘤が脳血管壁の慢性炎症の結果形成される疾患であると理解されるようになってきており，その形成機序について以下のモデルが提唱されている[10,12]．脳動脈瘤発生部位である脳血管分岐部に負荷される血流ストレス[7]により，血管内皮細胞でNF-κB活性化やプロスタグランジン産生酵素シクロオキシゲナーゼ-2の発現誘導が生じる（図5-4）．誘導されたシクロオキシゲナーゼ-2はプロスタグランジンE_2を産生し，産生されたプロスタグランジンE_2はその受容体の一つであるEP2を介し情報伝達を行う．このEP2経路の下流で活性化される因子の一つがNF-κBである．さらに，NF-κBはシクロオキシゲナーゼ-2を転写誘導することから，EP2-NF-κB経路を含む正のフィードバック経路が形成される（図5-4）．この経路の存在により血流ストレス刺激が内皮細胞内で炎症反応

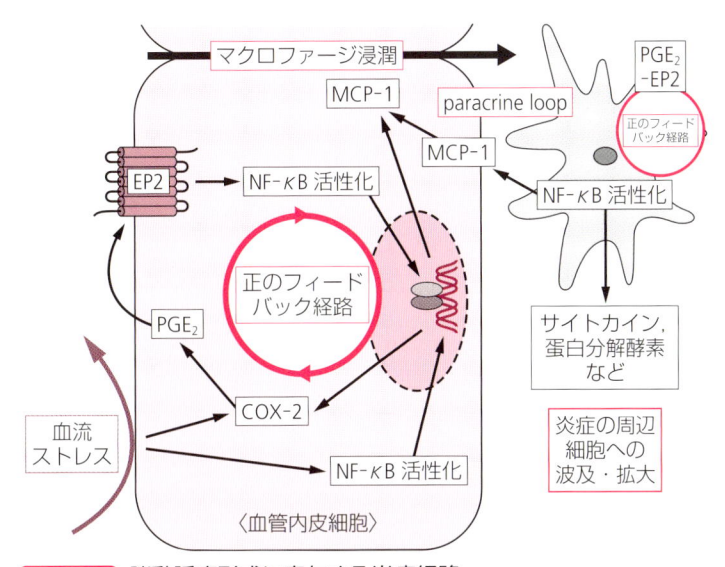

図 5-4 脳動脈瘤形成に寄与する炎症経路
正のフィードバック経路，paracrine loop，炎症の波及拡大などいくつかの炎症反応増幅・拡大・遷延化経路が存在する．

に変換され，さらにその炎症反応が増幅され，長期間持続する．内皮細胞では，NF-κB 活性化の下流では脳動脈瘤形成に関わる種々の炎症関連遺伝子の発現誘導が生じるが，そのなかでも特に MCP-1 の発現誘導が脳動脈瘤形成で重要である．発現誘導された MCP-1 によりマクロファージが血管壁内へ浸潤し，引き続きマクロファージにより分泌される様々なサイトカインや蛋白分解酵素により血管壁に炎症反応が惹起されるとともに，細胞外基質の分解を経て血管壁の脆弱化が生じる（図 5-4）．このマクロファージ浸潤は炎症反応を内皮細胞にとどまらず血管壁を構成する種々の細胞へ拡大波及するのに重要である．また，マクロファージにおいても NF-κB 活性化が生じその下流で MCP-1 が誘導されることから，マクロファージ間で paracrine loop を形成し自己増殖的にその浸潤数が増加する（図 5-4）．さらに，マクロファージ内においても EP2-NF-κB 経路を含む正のフィードバック経路が形成され炎症反応の増幅が生じる（図 5-4）．これら，血流ストレス負荷に始まる一連の流れにより，脳血管壁の炎症反応が惹起・拡大・増幅され，最終的に血管壁の脆弱化に伴い脳動脈瘤が形成されると推測される（図 5-4）．

モデル動物を使用した検討から見出された脳動脈瘤治療薬の創薬標的候補因子と候補薬剤

　ヒト脳動脈瘤標本を使用した検討と，上述のようなモデル動物を使用した検討から脳動脈瘤形成を担う複数の因子や細胞種が同定された．すなわち，これらの因子が将来の脳動脈瘤薬物治療法開発のための創薬標的候補因子・細胞種となる．特に今後有望と思われる創薬標的としては，"NF-κB"，"プロスタグランジン経路"，"TNF-α"，"マクロファージ"，"マトリックスメタロプロテアーゼ"などがあげられる．脳動脈瘤モデル動物は，脳動脈瘤形成増大に対する薬剤の効果の検証にも有用なモデルであり，実際これらの因子を阻害する種々の薬剤の脳動脈瘤形成増大

表 5-1 実験モデルに誘発された脳動脈瘤に対する効果が検証され抑制効果が示された薬剤の一覧

標的分子・細胞種	薬剤群	薬剤名	投与経路	雑誌
NF-kB	スタチン製剤	シンバスタチン	経口投与	Aoki et al, Stroke, 2008
		ピタバスタチン	経口投与	Aoki et al, Neurosurgery, 2009
		プラバスタチン	経口投与	Kimura et al, Brain Res, 2010
	カルシウム拮抗薬	ニフェジピン	腹腔内投与	Aoki et al, Cur Neurovasc Res, 2008
プロスタグランジン	選択的 COX-2 阻害薬	セレコキシブ	経口投与	Aoki et al, Br J Pharmacol, 2010
TNF-α	TNF-α阻害薬	エタネルセプト	皮下投与	Yokoi et al, J Neurosurg, 2014
		3,6'-dithiothalidomide	腹腔内投与	Starke et al, J Neuroinflammation, 2014
マトリックスメタロプロテアーゼ	テトラサイクリン誘導体	ミノサイクリン	腹腔内投与	Makino et al, Stroke, 2012
		ドキソサイクリン	経口投与	Makino et al, Stroke, 2012
	蛋白分解酵素阻害薬	Tolylsam	経口投与	Aoki et al, Stroke, 2007
カテプシン	蛋白分解酵素阻害薬	NC-2300	経口投与	Aoki et al, Stroke, 2008
活性酸素	活性酸素除去薬	エダラボン	経口投与	Aoki et al, Lab Invest, 2009
ホスホジエステラーゼ4	ホスホジエステラーゼ阻害薬	イブジラスト	経口投与	Yagi et al, Neurosurgery, 2010
Rho キナーゼ	Rho キナーゼ阻害薬	塩酸ファスジル	経口投与	Eldawoody et al, Neurosci Lett, 2010
肥満細胞	抗アレルギー薬	フマル酸エメダスチン	経口投与	Ishibashi et al, Cur Neurovasc. Res, 2010
		トラニラスト	経口投与	Ishibashi et al, Cur Neurovasc Res, 2010
マクロファージ	ビスホスホネート	clodronate liposome	静脈内投与	Kanematsu et al, Stroke, 2011

に対する抑制効果が報告されている[10,13,14]（表 5-1）．効果が検証され脳動脈瘤に対する抑制効果が確認された薬剤の中には，NF-κB 抑制作用を有する脂質異常症治療薬スタチン製剤やカルシウム拮抗薬ニフェジピン，TNF-α阻害薬エタネルセプト，選択的シクロオキシゲナーゼ-2阻害薬セレコキシブ，抗アレルギー薬（肥満細胞脱顆粒抑制薬）など，すでに他疾患での治療薬として確立している薬剤も複数含まれる．これらのことから，脳動脈瘤形成増大の分子機構に基づく未破裂脳動脈瘤症例に対する新規薬物治療薬開発は近い将来に実現されることが期待できる．また，この過程におけるモデル動物での分子機構の検討や薬剤検証の貢献は多大である．

脳動脈瘤治療薬候補薬剤での臨床研究

近年のモデル動物を使用した検討から，脳動脈瘤形成増大機序の探索によって創薬標的候補因子が同定され，その知見に基づく薬剤検証により少なくともいくつかの薬剤についてヒト脳動脈瘤治療薬となり得る可能性が示唆されてきた．これらのなかから最近になり，プロスタグランジ

ン産生酵素シクロオキシゲナーゼの阻害薬である非ステロイド抗炎症薬（non-steroidal anti-inflammatory drugs：NSAIDs）とスタチン製剤で，ヒト未破裂脳動脈瘤での破裂抑制効果を示唆する観察研究の結果が報告された[14,19-21]．

　本邦で行われた検討では，同一病院群で未破裂脳動脈瘤症例（304例）と破裂脳動脈瘤症例すなわちくも膜下出血発症症例（117例）が登録され，各群でのスタチン製剤の服用率が解析された[19]．未破裂脳動脈瘤群では26％のスタチン製剤の服用率であった一方，破裂脳動脈瘤群ではスタチン製剤の服用率はわずか9.4％にすぎず，結果として両群間ではスタチン製剤の服用率に統計学的に有意な差が検出された．ロジスティック回帰解析では，スタチン製剤の服用により未破裂脳動脈瘤破裂のオッズ比は0.30と計算された．これらの結果から，スタチン製剤はヒト未破裂脳動脈瘤症例においてその破裂を予防する治療薬となりうることが示唆される．しかし，スタチン製剤は強力な脂質低下作用を有し血中LDL値が正常な症例でもしばしば正常値下限を超えたLDL値低下をもたらすことと，現時点では長期の低LDL血症の安全性が担保されていないことから，脂質異常症を有しない未破裂脳動脈瘤症例（4分の3の症例）に対する安全性を十分に配慮しないといけない．

　NSAIDsについては，未破裂脳動脈瘤破裂予防効果に関する臨床研究の結果はいまだ効果あり・効果なしの両方の報告があり一定の見解は得られていない[20-22]．International Study of Unruptured Intracranial Aneurysms（ISUIA）の症例を用いた解析では，アスピリンを頻回（3回/週以上）に使用する群では脳動脈瘤破裂危険性のオッズ比が0.27と有意に低かったことが報告されている[20]．また，約900例の動脈瘤を経過観察した検討では，アスピリン服用群で非服用群に比較し統計学的に有意に破裂率が低かったことが報告された[21]．一方で，2,000例以上のくも膜下出血症例と20,000例以上のコントロールを解析した症例対照研究においてはNSAIDs服用が有意に脳動脈瘤破裂危険性を増加させるという前2報とは相反する解析結果が報告された[22]．NSAIDsには未破裂脳動脈瘤の破裂予防薬としての可能性があり，さらなる介入試験などが望まれる．しかし，NSAIDsの予防薬としての長期使用に際しては注意も必要である．すなわち，NSAIDsはシクロオキシゲナーゼの阻害によりプロスタグランジン産生を低下させ，プロスタグランジンE_2に惹起される炎症反応を抑制し，結果として脳動脈瘤増大破裂を抑制することが推測されるが，一方で生理的なプロスタグランジン産生をも非特異的に抑制することから，特に高齢者における消化管障害・出血の危険に留意が必要である．また，生理的なプロスタグランジン産生を抑制せずに，炎症に寄与するプロスタグランジンE_2をより特異的に抑制する薬剤として炎症時に誘導されるシクロオキシゲナーゼであるシクロオキシゲナーゼ-2の選択的阻害薬は，NSAIDsにまつわる消化管障害を回避し脳動脈瘤の増大破裂抑制効果を発揮し得る薬剤として期待される．しかし，選択的シクロオキシゲナーゼ-2阻害薬にはトロンボキサンA_2-プロスタサイクリンバランスを前者優位にすることによる心血管リスク増大という副作用の危険が内在しており，使用に際して注意が必要である[23]．

　スタチン製剤・NSAIDsともそれぞれに安全性の担保やさらなる臨床研究の必要性があり，未破裂脳動脈瘤の増大破裂予防薬となり得るかはいまだ定かではない．しかし，少なくとも複数の薬剤で実際にヒト未破裂脳動脈瘤に対する破裂予防効果を示すことができたことは，近い将来の脳動脈瘤の薬物治療の確立を強く推測させるものである．

新時代の未破裂脳動脈瘤治療への展望

　未破裂脳動脈瘤の発見が急増する現状に対応し各症例に応じて最適な治療を行い，破裂によるくも膜下出血によりもたらされる社会的損失や破裂への不安から生じるADL低下を回避し脳動脈瘤によりもたらされる社会的損失を最小限にとどめることが，社会的に求められている．現状の未破裂脳動脈瘤の治療において大きな問題点は外科的治療適応外の症例に対する薬物治療法の欠如である．未破裂脳動脈瘤が多く発見されその破裂率も高いことが予想される本邦において，薬物治療法開発は特に重要である．近年の脳動脈瘤研究により脳動脈瘤形成増大機序の一端が解明され，創薬標的候補因子の同定といくつかの薬剤で脳動脈瘤に対する抑制効果がモデル動物で得られ，さらにスタチン製剤やNSAIDsでヒト脳動脈瘤の破裂を抑制できることを示唆する結果が報告された．これらの結果より，脳動脈瘤薬物治療法の確立が近い将来成し遂げられ，未破裂脳動脈瘤治療の大きなブレークスルーとなることが強く期待できる．

◆文献

1) Morita A, Kirino T, Hashi K, et al. The natural course of unruptured cerebral aneurysms in a Japanese cohort. N Engl J Med. 2012; 366: 2474-82.
2) Wermer MJ, van der Schaaf IC, Algra A, et al. Risk of rupture of unruptured intracranial aneurysms in relation to patient and aneurysm characteristics: an updated meta-analysis. Stroke. 2007; 38: 1404-10.
3) Yamashiro S, Nishi T, Koga K, et al. Improvement of quality of life in patients surgically treated for asymptomatic unruptured intracranial aneurysms. J Neurol Neurosurg psychiatry. 2007; 78: 497-500.
4) Liu J, Divoux A, Sun J, et al. Genetic deficiency and pharmacological stabilization of mast cells reduce diet-induced obesity and diabetes in mice. Nat Med. 2009; 15: 940-5.
5) Aoki T, Nishimura M. The development and the use of experimental animal models to study the underlying mechanisms of CA formation. J Biomed Biotechnol. 2011; 2011: 535921.
6) Hashimoto N, Handa H, Hazama F. Experimentally induced cerebral aneurysms in rats. Surg Neurol. 1978; 10: 3-8.
7) Turjman AS, Turjman F, Edelman ER. Role of fluid dynamics and inflammation in intracranial aneurysm formation. Circulation. 2014; 129: 373-82.
8) Makino H, Tada Y, Wada K, et al. Pharmacological stabilization of intracranial aneurysms in mice: a feasibility study. Stroke. 2012; 43: 2450-6.
9) Nuki Y, Tsou TL, Kurihara C, et al. Elastase-induced intracranial aneurysms in hypertensive mice. Hypertension. 2009; 54: 1337-44.
10) Aoki T, Nishimura M. Targeting chronic inflammation in cerebral aneurysms: focusing on NF-kappaB as a putative target of medical therapy. Expert Opin Ther Targets. 2010; 14: 265-73.
11) Kataoka H, Aoki T. Molecular basis for the development of intracranial aneurysm. Expert Rev Neurother. 2010; 10: 173-87.
12) Fukuda M, Aoki T. Molecular basis for intracranial aneurysm formation. Acta Neurochir Suppl. 2015; 120: 13-5.
13) Chalouhi N, Ali MS, Jabbour PM, et al. Biology of intracranial aneurysms: role of inflammation. J Cereb Blood Flow Metab. 2012; 32: 1659-76.
14) Chalouhi N, Hoh BL, Hasan D. Review of cerebral aneurysm formation, growth, and rupture. Stroke. 2013; 44: 3613-22.
15) Aoki T, Kataoka H, Ishibashi R, et al. Impact of monocyte chemoattractant protein-1 deficiency on cerebral aneurysm formation. Stroke. 2009; 40: 942-51.

16) Kanematsu Y, Kanematsu M, Kurihara C, et al. Critical roles of macrophages in the formation of intracranial aneurysm. Stroke. 2011; 42: 173-8.
17) Aoki T, Kataoka H, Shimamura M, et al. NF-kappaB is a key mediator of cerebral aneurysm formation. Circulation. 2007; 116: 2830-40.
18) Aoki T, Nishimura M, Matsuoka T, et al. PGE(2)-EP(2) signalling in endothelium is activated by haemodynamic stress and induces cerebral aneurysm through an amplifying loop via NF-kappaB. Br J Pharmacol. 2011; 163: 1237-49.
19) Yoshimura Y, Murakami Y, Saitoh M, et al. Statin use and risk of cerebral aneurysm rupture: a hospital-based case-control study in Japan. J Stroke Cerebrovasc Dis. 2014; 23: 343-8.
20) Hasan DM, Mahaney KB, Brown RD Jr, et al. Aspirin as a promising agent for decreasing incidence of cerebral aneurysm rupture. Stroke. 2011; 42: 3156-62.
21) Gross BA, Rosalind Lai PM, Frerichs KU, et al. Aspirin and aneurysmal subarachnoid hemorrhage. World Neurosurg. 2014; 82: 1127-30.
22) Garbe E, Kreisel SH, Behr S. Risk of subarachnoid hemorrhage and early case fatality associated with outpatient antithrombotic drug use. Stroke. 2013; 44: 2422-6.
23) Solomon SD, McMurray JJ, Pfeffer MA, et al. Cardiovascular risk associated with celecoxib in a clinical trial for colorectal adenoma prevention. N Engl J Med. 2005; 352: 1071-80.

〈青木友浩〉

6 脳動脈瘤の遺伝解析

はじめに

　遺伝的形質（疾患）決定のスペクトルは，単一遺伝子型で決定されるメンデル遺伝形質から，複数の遺伝子群によって制御される多因子遺伝形質まで連続的な幅があると考えられている．脳動脈瘤はこのうちの多因子疾患に相当し，複数の遺伝要因と環境要因が相互に作用して発症に関与すると考えられている（図 6-1）．遺伝要因の存在の根拠としては，①多数の脳動脈瘤患者を有する家系が稀ならず観察されること，②脳動脈瘤患者の第 1 度近親者の約 10%に脳動脈瘤患者を認めること，③常染色体優性多発囊胞腎（autosomal dominant polycystic kidney disease：ADPKD）に代表される単一遺伝子疾患に脳動脈瘤合併例がしばしば観察されること，などがあげられる[1-3]．多因子疾患の遺伝要因は，疾患のかかりやすさに関連する「危険因子」であるため，これらは原因遺伝子とはいわず感受性遺伝子と呼ばれる．そのため，感受性遺伝子に要因を持っていても必ずしも疾患を発症するわけではない．例として，同じく多因子疾患である統合失調症の一卵性双生児では，遺伝要因が完全一致するにもかかわらず発症一致率は 6 割にも満たない[4]．家族性脳動脈瘤家系においても，その遺伝様式は不完全浸透を伴った多様なもので，典型的なメンデル型の遺伝様式には従わない[3]．さらに，脳動脈瘤発症の環境要因として喫煙や高血圧などが主なものとして知られているが，家族内発症の場合，環境要因を少なからず

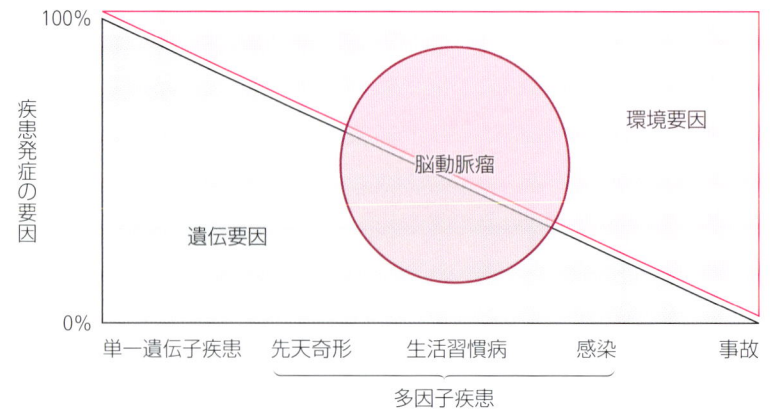

図 6-1 多因子疾患の位置づけ
単一遺伝子疾患では遺伝要因が大部分である．また事故や外傷は環境要因のみで決まる．多因子疾患である脳動脈瘤は両方の要因を受ける．

共有している場合もあり（喫煙や高塩分食の嗜好など），必ずしも家族集積性が遺伝要因にすべて帰結するとはいいきれない[1]．このような複雑な背景から，脳動脈瘤のようなありふれた多因子疾患は common complex trait とも呼ばれ，かねてより特別な遺伝統計学的手法を要する研究対象として注目されてきた．本稿では，これまで脳動脈瘤で行われてきた古典的な遺伝解析から，近年のハイスループット解析技術の成果であるゲノムワイド関連解析（genome-wide association study：GWAS）に至るまでを概説する．

脳動脈瘤を合併する遺伝性疾患

脳動脈瘤の遺伝性の根拠の一つに，脳動脈瘤を合併する遺伝性疾患の存在があげられる．multiple endocrine neoplasia type I, hereditary haemorrhagic telangiectasia, Ehlers-Danlos syndrome type IV, Marfan's syndrome, neurofibromatosis type I において脳動脈瘤合併の報告があるがその頻度は確かではなく，常染色体優性多発性嚢胞腎（ADPKD）が最も脳動脈瘤と関連がある遺伝性疾患である[1]．ADPKD は腎臓に進行性の嚢胞を形成する疾患で，原因変異の85％が *PKD1*（16p13.3），15％が *PKD2*（4q21）に存在する．遺伝子産物の polycystin-1 と 2 は血管平滑筋細胞でも複合体として発現し，polycystin-1 は，細胞・細胞間の接着蛋白，あるいは細胞膜上での受容体として細胞増殖や細胞内シグナル伝達に関与し，polycytin-2 は，細胞膜あるいは細胞内小器官内でイオンチャンネルとして機能していると報告されている[2]．ADPKD における脳動脈瘤の特徴として，①脳動脈瘤保有率が，一般人口2.5％に対して6.3〜12.4％と高く，さらに脳動脈瘤の家族歴があるとその頻度は21.2％に及ぶ，②脳動脈瘤破裂は通常のものより若年で起こる，③破裂率も高く，くも膜下出血も家族内で集積する傾向がある，などが知られている[1,3,5]．

脳動脈瘤遺伝解析の歴史

連鎖解析

マイクロサテライト多型（主に 2 塩基の繰り返し配列数に個人差があること）を用いて感受性遺伝子がどの染色体連鎖領域に位置するか絞り込む方法である．ヒトゲノム配列が明らかになりつつあった2000年代初頭では，現在の GWAS ように全ゲノムにわたる網羅的な遺伝マーカーのジェノタイピング方法が確立されておらず，この方法が主流であった．多数の罹患者を有する大家系で行う方法と，罹患同胞対連鎖解析法がある．本邦からもそれぞれの手法でいくつかの染色体領域が特定されている．著者らは，日本人脳動脈瘤85家系，104罹患同胞対サンプルを収集し，404個のマイクロサテライト多型を用いて，ゲノム全域を対象とした罹患同胞対連鎖解析を行った．その結果5q22-31 [maximum LOD score（MLS）=2.24]，7q11（MLS=3.22），14q22（MLS=2.31）に有意な連鎖を認めた[6]．また京都大学の研究グループは，家系内に脳動脈瘤罹患者 3 例以上を有する日本人29家系を用いて，17cen [maximum nonparametric logarithm of the odds score（MNS）= 3.00]，19q13（MNS=2.15），

Xp22（MNS＝2.16）に有意な連鎖を報告している[7]．

候補遺伝子関連解析

マイクロサテライト多型を用いた連鎖解析では，特定される連鎖領域は数十 Mb にまで及び，多数の候補遺伝子が含まれる．ここから感受性遺伝子を絞り込むために行われるのが関連解析である．遺伝マーカーとして一塩基多型（single nucleotide polymorphism：SNP）を用い，患者群と対照群におけるアレル頻度を統計学的に比較する．これは，脳動脈瘤のようなありふれた疾患の遺伝要因は家系が異なっても共通であるという common disease-common variant（CD-CV）仮説に基づいている．著者らも最も強い連鎖を認めた染色体 7q11 においてこれを実施し，ともに血管平滑筋細胞の増殖に関わる *ELN*, *LIMK1* 遺伝子の発現を同時に減弱させる機能的ハプロタイプとの関連を見出した（ハプロタイプ・タグ SNP；rs8326, p＝0.000002）[8]．このハプロタイプ領域は ELN の 3′ 非翻訳領域から *LIMK1* のプロモーター領域までを含むが，後のバイオバンク・ジャパン（患者 2,050 例，対照 1,835 例）による追試にても同部位の SNP にて有意な関連が再現されている（rs6460071, p＝0.00069）[9]．

ゲノムワイド関連解析（GWAS）

これまで連鎖領域のみならず，遺伝子の機能から疾患発生との関連が推測されるものまで多数の関連解析が行われた．しかしながら，多くは再現性の高いものとはいえず，全ゲノムにわたる網羅的な解析法が求められていた．他の多因子疾患研究においても同様な状況で，これを受けて登場したのが GWAS である．理化学研究所が心筋梗塞を対象にこれを成功させ，2002 年に世界で最初の報告を行っている[10]．当時はおよそ 10 万個の SNPs をかなり大掛かりな設備でジェノタイピングせねばならなかったが，現在では SNP アレイを用いて数十万個から 400 万個以上の SNPs データを一度に検出することが可能となり，おびただしい数の報告が相次いだ．それに伴い，膨大なデータ解析にかかる基盤も洗練され，現在では標準的な疾患遺伝子解析法として定着している．GWAS では数十万個以上の SNPs で検定を行うため，多重比較の問題が生じる．そのため，Bonferroni 法による補正をもとにゲノムワイド有意水準を $p＝5.0\times10^{-8}$ とするのが一般的である．また，連鎖不平衡を利用して実際にはタイピングされていない SNPs の遺伝子型を周囲の SNPs 遺伝子型から高精度に推定する統計的手法も確立されている（imputation 法）．連鎖不平衡とは，集団内で 2 つ以上の SNPs が互いに独立・ランダムに分配（連鎖平衡）されず連鎖して存在している状態で，SNPs 間の距離が近いと減数分裂時に組み換えが起こりにくく，一塊となって祖先から伝達されることを表している（連鎖不平衡ブロック）．さらに他のコホートのデータも合わせたメタ解析も行われ，マーカー数やサンプルサイズを効率的に増やして検出力を高める工夫もなされている．

脳動脈瘤においても，2008 年にエール大学を中心としたグループにより初めての GWAS が行われた[11]．同グループはさらにサンプルサイズを増やした検討も継続し，最終的にはヨーロッパ人や我々の日本人サンプルを含む 5,891 例の患者群と 14,181 例の対照群において，832,000 SNPs での解析が行われた[12]．このうち特に再現性の高い結果として，*SOX17* 遺伝子（8q11.23-q12.1；$p＝1.3\times10^{-12}$，オッズ比 1.28）および *CDKN2A-CDKN2B* 遺伝子領

域（9p21.3；p=1.5×10⁻²²，オッズ比1.31）などが特定されている．さらに同グループは，日本人患者に注目したサブ解析により，染色体4q31.23の*EDNRA*遺伝子も特定している（p=2.2×10⁻⁸，オッズ比1.22）[13]．この*EDNRA*遺伝子は後にバイオバンク・ジャパンにより報告されたGWAS（日本人患者1,048例，対象7,212例）によっても再現性をもって検出されている（p=9.6×10⁻⁹，オッズ比1.25）[14]．他にもいくつかの有望な感受性遺伝子が報告されているが，本稿では特に再現性，機能解析の有無，および日本人患者の解析という観点でこの3つを取り上げる．

EDNRA（4q31.23）

日本人患者に注目した2つの別個な研究で再現性をもって検出された座位である．*EDNRA*遺伝子上流の発現調節領域にあるSNPと脳動脈瘤との関連が認められている．塩基置換によりDNA結合蛋白との親和性が変化し，遺伝子発現を減弱させることも示されている[13]．*EDNRA*はA型エンドセリン受容体をコードし血管平滑筋に発現している．リガンドであるエンドセリンは強力な血管収縮因子として生理的機能を担う一方で，高血圧症やアテローム性動脈硬化などの発症にも深く関与している[15]．エンドセリン経路の抑制は血管壁修復作用を抑制するといわれており，A型エンドセリン受容体の拮抗薬を投与した動物モデルでは，冠動脈に動脈瘤様の変化が起きることも報告されている[16,17]．

SOX17（8q11.23）

エール大学のBilguvarら，Yasunoらによる継続的な研究により再現性をもって検出されている座位である[11,12]．*SOX17*はSOX（SRY-related HMG box）遺伝子ファミリーに属する転写因子である．マウス*Sox17*は胎子および成体の動脈血管内皮細胞に強く発現しており，血管構築やその維持に重要な役割を果たしていることが知られている[18]．近年，血管内皮細胞特異的な*Sox17*欠失マウスも確立され，高血圧ストレス下において脳動脈瘤が形成されることも確認されている[19]．

*CDKN2A-CDKN2B*遺伝子領域（9p21.3）

がん抑制遺伝子としてよく知られる*CDKN2B*，*CDKN2A*遺伝子のテロメア側近傍に存在する領域である．GWAS黎明期より2型糖尿病，心筋梗塞や腹部大動脈瘤など複数の多因子疾患との関連が相次いで報告された興味深い座位である．その後の研究で，*CDKN2B*，*CDKN2A*遺伝子の発現調節に関与しているnon-coding RNA，*CDKN2BAS*遺伝子（別名 antisense non-coding RNA in the INK4 locus：*ANRIL*）に相当することが明らかにされた[20,21]．脳動脈瘤においても日本人患者を用いた複数の研究にて高い再現性をもって有意な関連が示されている[11,12,14,21]．相同なnon-coding領域を欠失させたマウスでは，大動脈平滑筋細胞の*Cdkn2a*，*Cdkn2b*の発現が減少し細胞増殖が亢進することが確認されている[22]．

レアバリアント解析

ここまで，CD-CV仮説に基づいたSNPs解析について述べてきた．かねてより想定されていた病態（血管平滑筋細胞や内皮細胞の障害）と矛盾しない遺伝子がとらえられ，さらには*SOX17*のように遺伝子改変により脳動脈瘤モデル動物も確立され，GWASという形でコモンバリアント解析法は成熟を迎えたといえる．その一方で，いくつかの問題点も浮き彫りになって

表6-1 脳動脈瘤のこれまでのGWAS

発表年	著者[文献]	cases	controls	locus	SNP	gene	odds ratio (95% CI)	p-value (Bonferroni)
2008	Bilguvar[11]	2,196	8,085	2q33.1	rs700651	BOLL/PLCL1	1.24 (1.15-1.34)	$4.4×10^{-8}$
				8q11.23	rs10958409	SOX17	1.36 (1.24-1.49)	$1.4×10^{-10}$
				8q11.23	rs9298506	SOX17	1.35 (1.22-1.49)	$1.8×10^{-9}$
				9p21.3	rs1333040	CDKN2A/CDKN2B/CDKN2BAS	1.29 (1.19-1.40)	$1.4×10^{-10}$
2010	Yasuno[12]	5,891	14,181	8q11.23	rs9298506	SOX17	1.28 (1.20-1.38)	$1.3×10^{-12}$
				9p21.3	rs1333040	CDKN2A/CDKN2B/CDKN2BAS	1.32 (1.25-1.39)	$1.5×10^{-22}$
				10q24.32	rs12413409	CNNM2	1.29 (1.19-1.40)	$1.2×10^{-9}$
				13q13.1	rs9315204	STARD13	1.20 (1.13-1.28)	$2.5×10^{-9}$
				18q11.2	rs11661542	RBBP8	1.22 (1.15-1.28)	$1.1×10^{-12}$
2011	Yasuno[13]	5,891	14,181	4q31.23	rs6841581	EDNRA	1.22 (1.14-1.31)	$2.2×10^{-8}$
2012	Low[14]	2,431	12,696	4q31.22	rs6842241	EDNRA	1.25 (1.13-1.30)	$9.6×10^{-9}$
2012	Foroud[20]	1,483	1,683	9p21.3	rs6475606	CDKN2A/CDKN2B/CDKN2BAS	1.35 (unknown)	$3.6×10^{-8}$

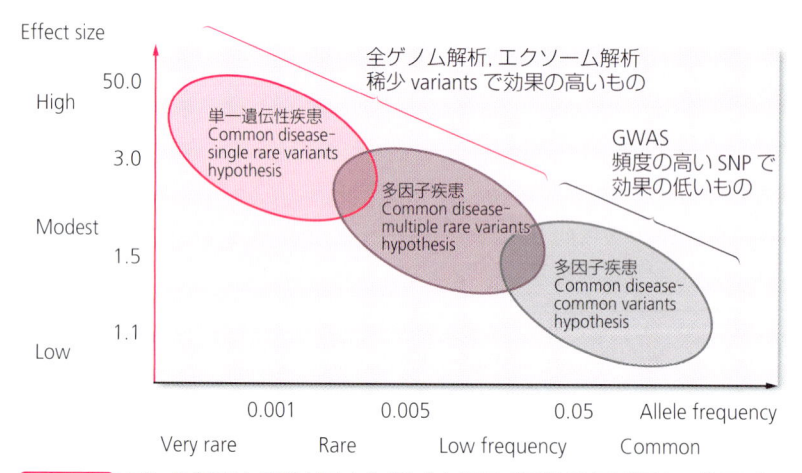

図6-2 アレル頻度と疾患リスクに基づく疾患感受性遺伝子探索の位置づけ
(Manolio TA, et al. Nature. 2009; 461: 747-53 より改変)[23]

きた．一つは特定されるSNPの効果サイズが小さいことである．脳動脈瘤のGWASで報告されているオッズ比も1.2〜1.36程度であった（表6-1）．もう一つは低い効果サイズにも関連して"missing heritability"と称される問題である[23]．連鎖不平衡を利用したコモンバリアントの解析では頻度が低く効果サイズの高いレアバリアントの検出が行えない．レアバリアントとは一般人口におけるアレル頻度が1%未満のものを指すことが多いが，これが疾患と関連する場合には同一遺伝子で種類が異なる複数のレアバリアントが合計として患者群に多く観察されるというパターンが想定されている．これはcommon disease-multiple rare variants（CD-mRVs）仮説として次世代の感受性遺伝子研究の理論的背景となっている[23]（図6-2）．近年，次世代シーケンサーの実用化により疾患関連レアバリアントが効率的に検出されることが期待されているが，本邦では早くからCD-mRVs仮説に着目して脳動脈瘤の感受性遺伝子研究を行っ

ていたグループがあった．連鎖解析の項で触れた京都大学のグループである．彼らは連鎖領域17cenの9個の候補遺伝子について主にエクソン領域のダイレクトシーケンスを行い，*TNFRSF13B*遺伝子の機能障害性レアバリアントが有意に患者群に多く観察されることを見出した（p=0.035）．いくつかは家系内で疾患とともに伝達されていることも確認されている[24]．現時点では再現性を示す後続の報告はないが，GWASの問題点が認識され始めるよりも前の成果であり特筆に値する．*TNFRSF13B*はTACI（transmembrane activator and calcium-modulator and cyclophilin ligand interactor）をコードし，分類不能型免疫不全症候群の原因遺伝子の一つとされている．B細胞のホメオスタシスやクラススイッチにおいて機能を果たしているが，脳動脈瘤の成因との関わりは不明である．

おわりに

　脳動脈瘤の遺伝解析について，これまでの成果を概説した．近年，次世代シーケンサーの実用化により個人の網羅的ゲノム配列解析が可能となり，単一遺伝子疾患の責任遺伝子は次々に特定されている．多因子疾患においても大幅な研究の進歩が期待されていたが，実際はそうはならず，情報解析の面などいまだ多くの課題が残されている．特にレアバリアント解析は病態解明や治療介入へのインパクトが高いと期待されており，今後の継続，発展が望まれる．

謝辞
　本稿執筆にあたり，御指導いただきました甲府脳神経外科病院の恩田英明先生にこの場を借りて深謝致します．

文献

1) Brown RD Jr, Broderick JP. Unruptured intracranial aneurysms: epidemiology, natural history, management options, and familial screening. Lancet Neurol. 2014; 13: 393-404.
2) Gllagher AR, Germino GG, Somlo S. Molecular advances in autosomal dominant polycystic kidney disease. Adv Chronic Kidney Dis. 2010; 17: 118-30.
3) 恩田英明，米山琢，赤川浩之，他．脳動脈瘤の遺伝解析．Brain Nerve. 2008; 60: 1245-60.
4) Tsuang MT. Recent advances in genetic research on schizophrenia. J Biomed Sci. 1998; 5: 28-30.
5) Rossetti S, Harris PC. The genetics of vascular complications in autosomal dominant polycystic kidney disease (ADPKD). Curr Hypertens Rev. 2013; 9: 37-43.
6) Onda H, Kasuya H, Yoneyama T, et al. Genomewide-linkage and haplotype-association studies map intracranial aneurysm to chromosome 7q11. Am J Hum Genet. 2001; 69: 804-19.
7) Yamada S, Utsunomiya M, Inoue K, et al. Genome-wide scan for Japanese familial intracranial aneurysms: linkage to several chromosomal regions. Circulation. 2004; 110: 3727-33.
8) Akagawa H, Tajima A, Sakamoto Y, et al. A haplotype spanning two genes, ELN and LIMK1, decreases their transcripts and confers susceptibility to intracranial aneurysms. Hum Mol Genet. 2006; 15: 1722-34.
9) Low SK, Zembutsu H, Takahashi A, et al. Impact of LIMK1, MMP2 and TNF-α variations for intracranial aneurysm in Japanese population. J Hum Genet. 2011; 56: 211-6.
10) Ozaki K, Ohnishi Y, Iida A, et al. Functional SNPs in the lymphotoxin-alpha gene that are associated with susceptibility to myocardial infarction. Nat Genet. 2002; 32: 650-4.

11) Bilguvar K, Yasuno K, Niemelä M, et al. Susceptibility loci for intracranial aneurysm in European and Japanese populations. Nat Genet. 2008; 40: 1472-7.
12) Yasuno K, Bilguvar K, Bijlenga P, et al. Genome-wide association study of intracranial aneurysm identifies three new risk loci. Nat Genet. 2010; 42: 420-5.
13) Yasuno K, Bakırcıoğlu M, Low SK, et al. Common variant near the endothelin receptor type A (EDNRA) gene is associated with intracranial aneurysm risk. Proc Natl Acad Sci U S A. 2011; 108: 19707-12.
14) Low SK, Takahashi A, Cha PC, et al. Genome-wide association study for intracranial aneurysm in the Japanese population identifies three candidate susceptible loci and a functional genetic variant at EDNRA. Hum Mol Genet. 2012; 21: 2102-10.
15) Yanagisawa M, Kurihara H, Kimura S, et al. A novel potent vasoconstrictor peptide produced by vascular endothelial cells. Nature. 1988; 332: 411-5.
16) Stephan-Gueldner M, Inomata A. Coronary arterial lesions induced by endothelin antagonists. Toxicol Lett. 2000; 112-113: 531-5.
17) Wang X, Douglas SA, Louden C, et al. Expression of endothelin-1, endothelin-3, endothelin-converting enzyme-1, and endothelin-A and endothelin-B receptor mRNA after angioplasty-induced neointimal formation in the rat. Circ Res. 1996; 78: 322-8.
18) Corada M, Orsenigo F, Morini MF, et al. Sox17 is indispensable for acquisition and maintenance of arterial identity. Nat Commun. 2013; 4: 2609.
19) Lee S, Kim IK, Ahn JS, et al. Deficiency of endothelium-specific transcription factor sox17 induces intracranial aneurysm. Circulation. 2015; 131: 995-1005.
20) Foroud T, Koller DL, Lai D, et al. Genome-wide association study of intracranial aneurysms confirms role of Anril and SOX17 in disease risk. Stroke. 2012; 43: 2846-52.
21) Hashikata H, Liu W, Inoue K, et al. Confirmation of an association of single-nucleotide polymorphism rs1333040 on 9p21 with familial and sporadic intracranial aneurysms in Japanese patients. Stroke. 2010; 41: 1138-44.
22) Visel A, Zhu Y, May D, et al. Targeted deletion of the 9p21 non-coding coronary artery disease risk interval in mice. Nature. 2010; 464: 409-12.
23) Manolio TA, Collins FS, Cox NJ, et al. Finding the missing heritability of complex diseases. Nature. 2009; 461: 747-53.
24) Inoue K, Mineharu Y, Inoue S, et al. Search on chromosome 17 centromere reveals TNFRSF13B as a susceptibility gene for intracranial aneurysm: a preliminary study. Circulation. 2006; 113: 2002-10.

〈広田健吾，赤川浩之，糟谷英俊〉

7 未破裂脳動脈瘤の疫学と自然歴

はじめに

　日本では1990年代より脳ドックが普及し偶然発見される未破裂脳動脈瘤が多い．一方で欧米ではくも膜下出血で発症した脳動脈瘤に同時に発見された随伴動脈瘤が多い．脳動脈瘤の頻度は実際には欧米と日本では同一であり[1]，一方でくも膜下出血の頻度は本邦では欧米に比して高いことが知られている[2]．日本人の脳動脈瘤が欧米人に比して高い可能性がある．本稿ではこれまで明らかとなっている未破裂脳動脈瘤に関する疫学的情報を日本人と欧米人の脳動脈瘤の相違点とともにまとめる．

未破裂脳動脈瘤の頻度

　脳ドックの草分けであるNakagawa, Hashiらは39～71歳の成人400名に血管撮影やmagnetic resonance angiography（MRA）を含むスクリーニングを行い26名に27個の無症候性の脳動脈瘤（6.5％）を発見した[3]．その後も脳動脈瘤の頻度に関しては様々な報告があるが，国際的に最も新しいsystematic reviewにおいては，合併疾患のない平均50歳，男性50％の人口においては3.2％に未破裂脳動脈瘤が発見されると報告されている[1]．リスクのない対象に比較して多発性囊胞腎症（PKD）を有する患者の保有率は6.9倍，脳動脈瘤破裂によるくも膜下出血の家族歴を有する患者は3.4倍，脳腫瘍3.6倍，下垂体腺腫2.0倍，動脈硬化1.7倍，女性は男性の1.61倍，50歳を超えるとこの比は2.2倍となった．くも膜下出血の頻度の高い日本，フィンランドでの脳動脈瘤保有率も米国と差はなかった．

未破裂脳動脈瘤の分布

　日本（UCAS Japan, 2012[4]）および欧米［国際未破裂脳動脈瘤研究（ISUIA），Weibersら，2003[5]］の未破裂脳動脈瘤シリーズの分布を表7-1に示す．性差，年齢別，部位別，大きさの分布では，女性は男性の約2倍の頻度，部位別では中大脳動脈，内頚動脈が約30％台で最も多い．特に高齢者では女性の脳動脈瘤の頻度が高く，若年50歳代前では男女差は少ない．前交通動脈瘤は破裂脳動脈瘤では最も多い（通常30～40％）が未破裂脳動脈瘤では12～14％と比較的少ない．椎骨脳底動脈瘤は約10％である．大きさは5 mm以下の小型のものが多く，10 mm以上の大型の瘤は12～21％にすぎない．欧米と日本でのデータの差として，欧米の研

表7-1 未破裂脳動脈瘤の分布：ISUIAとUCAS Japanの比較

	ISUIA (2003)[5]	UCAS Japan (2012)[4]
症例数	4,060 Pt, 6,221 An	5,720 Pt, 6,697 An
女性：男性	3,068：992（3：1）	3,805：1,915（2：1）
平均年齢	53.2	mean 62.5
多発瘤	35.0%	13.9%
サイズ		
〜4 mm	---	47%
5〜6 mm	47%（2〜6 mm）	27.7%：{74.7%（3〜6 mm）}
7〜9 mm	31%（7〜12 mm）	15.2%
10〜24 mm	16%（13〜24 mm）	9.9%
25 mm〜	4.7%	0.5%
部位		
ICA	30%	18.6%
IC-PCom	8.5%	15.5%
IC-Cav	8%	–
MCA	29%	36.2%
A Com	12%	15.5%
ACA		–
BA	7%	6.6%
VA	5%	1.8%
患者毎の既往歴・習慣		
familial	18%	12.9%
SAH	24%	3.8%
symptomatic	16%	3.0%
smoking	43%	16.8%
hypertension	41%	43.4%
polycystic kidney disease	1.7%	0.3%

［部位］MCA: middle cerebral artery; ACA: anterior cerebral artery excluding anterior communicating artery; AComA: anterior communicating artery; ICA: internal carotid artery excluding posterior communicating and cavernous portions, including internal carotid artery paraclinoid location, so-called internal carotid artery dorsal curvature location, internal carotid artery bifurcation and internal carotid-anterior choroidal artery; IC-PComA: internal carotid-posterior communicating artery; BA: basilar tip and basilar-superior cerebellar artery; VA: vertebral artery-posterior inferior cerebellar artery and vertebrobasilar junction

究は瘤が大きいものの比率，症候性の瘤，くも膜下出血で発見された未破裂脳動脈瘤や多発性動脈瘤の割合が多い．この相違は基本的に欧米では未破裂脳動脈瘤はくも膜下出血に合併したり，症候を発症したりして発見されることが多く，わが国では脳ドックなどが普及しているため無症候で偶然発見されたものが多いことによるものであろう．高血圧の有病率はいずれの研究でも40%を超えており，一般人口の有病率30%前後より高い．65歳以上の米国の保険機構メディケア患者データベースを検討した報告によると，20,767人の未破裂脳動脈瘤患者の高血圧有病率は43.2%，未破裂脳動脈瘤をもたないランダム抽出患者群の高血圧有病率は34.4%で有意な相違が認められたとしている[6]．PKDおよび家族性の動脈瘤を有する患者では脳動脈瘤の頻度

は有意に高い[1]．年齢と動脈瘤の大きさ，部位との関連では，高齢者では大きな動脈瘤の割合が多い．また後交通動脈瘤分岐部を除く内頚動脈瘤は若年者に多く，後交通動脈瘤や脳底動脈瘤は高齢者に多い傾向がある．これは動脈瘤の発生原因が前者は動脈壁の脆弱性や遺伝的異常，後者が動脈硬化性，変性によっていることを示唆しているかもしれない．今後の研究が待たれる[4]．

日本では未破裂脳動脈瘤の大部分は無症候性である（4%症候性[4]）．一方，ISUIA では症候は 16% に認められている[5]．症候として脳神経の圧迫，脳実質の圧迫や瘤内血栓からの塞栓，急激な瘤の拡大や硬膜への圧迫によると考えられる頭痛などがあげられる．

未破裂脳動脈瘤保有患者のリスク

近年未破裂脳動脈瘤をもつこと自体が患者の不良な予後を示唆するものとして注目されている．Vlak ら[7] は未破裂脳動脈瘤をもつ患者 206 名ともたない患者 576 名の基礎データを比較し，前者は後者に比較して，現在の喫煙が 3 倍，高血圧保有が 2.9 倍，喫煙と高血圧では 8.3 倍，くも膜下出血以外の脳卒中家族歴が 1.6 倍，一方で高コレステロールは 0.5 倍，週 3 回以上の適度な運動（有酸素運動）は 0.6 倍であるとした．特に喫煙と高血圧の合併は極めて高い（OR: 8.3，95% CI: 4.5-15.2）ことを示した．本データから直接予防を証明することはできないが，喫煙を避け，高血圧を治療し，適度な運動をすることにより脳動脈瘤の発生を低くできる可能性がある．また Matsukawa らは脳動脈瘤患者 78 例の ankle-brachial index，brachial-ankle pulse wave velocity を計測し，もたない患者と比較した[8]．嚢状脳動脈瘤を有する患者は有意に高血圧患者，および baPWV の高値（>1,400 cm/sec）の患者が多かった．動脈硬化が脳動脈瘤の発生に関与することを示している．

さらにこのような未破裂脳動脈瘤を有する患者の合併リスクに関して未破裂脳動脈瘤を有する患者の自然歴，死亡率を検証した報告が近年散見される．Pyysalo らは 1989～99 年に発見された 140 例の未破裂脳動脈瘤患者を平均 13 年間フォローし死亡率を検証した[9]．未破裂脳動脈瘤の患者は治療例を含めて 36% が脳血管イベントで死亡した．一般人に比較して 15 年の時点で未破裂脳動脈瘤を有する患者は男性 12%，女性は 35% 死亡率が高かった．特に 50 歳以上では女性は男性に比較して有意に死亡率が高かった．治療は死亡率を低下させるが，女性では治療をしても一般人の死亡率よりも高くなった．また未治療症例では全体で 50% 死亡率が高いという結果であった．未破裂脳動脈瘤をもつことは他の心血管リスクを多くもち，死亡率そのものが高いことを示している．Juvela らも 1956～1978 年に診断された 142 例の未破裂脳動脈瘤を有する患者のうち 3,530 人・年の経過で 113 例（80%）が死亡したが，脳動脈瘤破裂または動脈瘤関連の原因，出血源不明のくも膜下出血で亡くなったのは 27 例（24%）のみであったと報告している[10]．死亡全体に有意に関与する因子は年齢，過量のアルコール摂取，喫煙であった．未破裂脳動脈瘤患者のケアにおいては脳動脈瘤の管理よりも全身健康管理がさらに重要であることを示している．未破裂脳動脈瘤の治療そのものは全体での患者の予後にはあまり影響していないともいえる．

また，治療を大きな問題なく過ぎたくも膜下出血患者においてもその後の予後は同年代一般人と比較して死亡率が高いことが示されている[11]．3,078 例の治療後 1 年経過した動脈瘤破裂く

も膜下出血患者の死亡率は一般人に比較して17％死亡率が高かった．特に多発例，高齢者，身体状況の悪い患者で高かったが，死亡の主な原因は動脈瘤関連は少なく，心血管，脳血管障害によるものが多かった．脳動脈瘤をもつこと自体が様々な心血管系のリスクファクターの複合から起こっている可能性を示唆するものである．

ただしこのようなデータは欧米人のデータであり，ほとんどが無症候，スクリーニングで発見される日本人の未破裂脳動脈瘤患者にも当てはまるかどうかは不明である．むしろスクリーニングを受けている患者は健康志向の高い集団ともいえる．また日本人の未破裂脳動脈瘤は欧米人のものよりも3倍近く破裂が多いことが明らかとなっており[12]，日本人の未破裂脳動脈瘤患者では動脈瘤破裂による死亡も重要な因子であるとも考えられる．ただしUCAS Japanの比較的短期間でのコホートでの死亡は脳動脈瘤破裂によるものが39例，その他の原因によるものが131例であった[4]．死亡例の詳細は不明であるが，日本人のコホートでも死亡は動脈瘤破裂以外のことが多いことを示している．今後日本人における未破裂脳動脈瘤のリスクおよび死亡原因の検証を行っていかねばならない．

未破裂脳動脈瘤の破裂リスク

未破裂脳動脈瘤の破裂は一般に年間全症例の0.5〜2％に起こると考えられているが，関与因子として瘤の大きさと部位が重要である．その他 形状，年齢，高血圧，くも膜下出血の既往，女性，人種，喫煙などの因子も影響するとされている．

Rinkelら[13]は9報告3,907人・年の集計を行い，全体の破裂率は年1.9（1.5〜2.4）％，10mm未満のものでは，年0.7（0.5〜1.0）％と報告した．症候性の動脈瘤の破裂率は年6.5％で，多発性の動脈瘤の年1.6％，その他の無症候性動脈瘤の年0.8％より有意に高い傾向がみられた．また女性，高齢者，およびテント下の動脈瘤，大きさの大きいものが破裂しやすいとしている．

Juvelaら[14]は破裂脳動脈瘤に合併した131症例を含む142例の未破裂脳動脈瘤患者の平均19.7年の経過観察を行い，破裂率は年1.3％であったと報告している．破裂に関与する因子としては喫煙が重要な因子であった．

Mayo Clinicを中心としたISUIAでは1998年に後ろ向きデータの報告がなされ[15]，さらに2003年に前向き（prospective）データの報告が追加されている[5]．破裂率に関して2003年に前向きに61施設において経過観察された群（1,692症例，2,686瘤）のデータが公表された．経過観察期間は平均4.1年，6,544人・年であった．SAHのないgroup 1は1,077例，SAHのあるgroup 2は615例であった．瘤の破裂率は7mm以下のgroup 2のうち，A群（内頚動脈，前交通動脈，中大脳動脈瘤）では5年間に0％，P群（椎骨脳底動脈瘤と内頚動脈-後交通動脈瘤）では2.5％（年間0.5％），group 2では，A群1.5％（年間0.3％），P群3.4％（年間0.7％）であった．より大きな脳動脈瘤ではグループによる差は明らかではなく，7〜12mmではA群2.6％（年間0.5％），P群14.5％（年間2.9％），13〜24mmではA群14.5％（年間2.9％），P群18.4％（年間3.7％），25mm以上ではA群40％（年間8％），P群50％（年間10％）であった．5年間死亡率は12.7％で破裂を認めた51症例中33例（65％）

が死亡した．この結果，破裂率は全体として1998年の後ろ向き観察群のものに比べて高くなった．しかし破裂脳動脈瘤の中で最も多数を占める7mm以下のA群，すなわち前交通動脈瘤，内頚動脈瘤，中大脳動脈瘤のgroup 1の破裂率が0％であるなど，現実との相違があり，なお症例の選択にバイアスが存在している可能性が高い．

Wermerら[16]はRinkelらの1998年のメタ解析を更新し，19論文より4,795患者，26,122人・年の未破裂脳動脈瘤経過観察を解析した．破裂率は5年以下の観察で年1.2％，5～10年で0.6％，10年以上で1.3％と経過観察年数で破裂率がやや異なることが明らかとされた．破裂率は全体で年1.2％，5mm以下: 0.5％，5～10mm: 1.2％，10mm以上: 1.5％であった．有意差をもつ因子は，5mm以上の大きさ，後方循環の瘤，症候性の瘤，また日本およびフィンランドの研究であった．

未破裂脳動脈瘤の頻度に関して人種別の差は少ない．しかし，くも膜下出血発症率はフィンランドと日本において他の地域よりも高いとされているため，未破裂脳動脈瘤の破裂率がこれらの人種で高い可能性がある．日本における未破裂脳動脈瘤に関してはAsariら[17]，Yasuiら[18]，Tsutsumiら[19]の報告およびそれらをまとめたMoritaら[20]のreviewがある．あらかじめ設定した基準を満たした13報告をまとめ，922症例3,801人・年において104例の破裂が認められ，年間破裂率は2.7％（95％ CI 2.2～3.3％）であった．やはり大きな瘤（1cm以上），後方循環の瘤，症候性の瘤の破裂率が有意に高かった．相対リスクはそれぞれ6.4，2.3，2.1であった．

近年，日本から数件の前向きデータの報告がなされた．Ishibashiらは単独施設において前向きに経過観察された419人529個の未破裂脳動脈瘤の自然歴を報告した[21]．破裂は平均905日の観察期間で年1.4％に発生した．破裂に関与する因子はサイズ（5mm未満: 年0.8％，5～10mm: 年1.2％，10～24mm: 年7.1％，25mm以上: 年43％），くも膜下出血を合併［ハザード比（HR）: 7.3，95％ CI: 2.5-21.2］，後方循環の動脈瘤（HR比: 2.9，95％ CI: 1.1-8）であった．Sonobeらは5mm未満の小型未破裂脳動脈瘤を治療介入せず全例（374例・448病変）前向きに観察するSUAVe研究を行った[22]．1306人・年の経過観察で7人に破裂（0.54％／年95％ CI: 0.2-3％），25症例30病変（6.7％）に2mm以上の拡大が認められた．破裂に関与する因子として多発性，高血圧，4mm以上のサイズ，50歳未満の年齢であった．また拡大に関しては4mm以上のサイズ，女性，多発，喫煙者が有意なファクターとなった．

UCAS Japanの自然歴の解析は2012年に報告された[4]．本研究は日本の脳神経外科施設283施設より2001年から2004年4月までに前向きに登録された未破裂脳動脈瘤患者を対象としている．くも膜下腔に位置する嚢状動脈瘤を有する初診時modified Rankin Scale 0～2の患者を対象とした．本研究は動脈瘤ごとで解析を行っている．治療された3,050瘤は治療までを観察期間とした．5,720例6,697個の瘤の11,660動脈瘤・年の観察経過をまとめた．破裂は111個に発生し，年間破裂率は0.95％であった．破裂に関与する因子は大きさ（5mm未満に対しての多変量HRは，5～6mm: 1.13，7～9mm: 3.35，10～24mm: 9.09，25mm～: 76.26），部位（前交通動脈，後交通動脈: それぞれ中大脳動脈瘤に対してHR: 2.02，1.90），形状（ブレブを有するもの HR: 1.63）であった．本研究では部位-サイズ別の破裂の

表7-2 未破裂脳動脈瘤の部位・大きさ別の破裂リスク（UCAS Japan より）

部位	脳動脈瘤年間破裂率%（95%信頼区間） サイズ					
	3～4 mm	5～6 mm	7～9 mm	10～24 mm	≧25 mm
MCA	0.23（0.09-0.54）	0.31（0.10-0.96）	1.56（0.74-3.26）	4.11（2.22-7.66）	16.87（23.8-119.77）
AComA	0.90（0.45-1.80）	0.75（0.28-2.02）	1.97（0.82-4.76）	5.24（1.97-13.95）	39.77（9.95-159.00）
ICA	0.14（0.04-0.57）	0.00（-）	1.19（0.30-4.77）	1.07（0.27-4.28）	10.61（1.49-75.3）
IC-PComA	0.41（0.15-1.10）	1.00（0.37-2.66）	3.19（1.66-6.12）	6.12（1.66-6.13）	126.97（40.95-393.68）
BA	0.23（0.03-1.61）	0.46（0.06-3.27）	0.97（0.24-3.89）	6.94（3.74-12.90）	117.82（16.60-836.43）
VA	-（-）	-（-）	-（-）	3.49（0.87-13.94）	-（-）
Other	0.78（0.25-2.43）	1.37（0.34-5.50）	-（-）	2.81（0.40-19.99）	-（-）
Total	0.36（0.23-0.54）	0.50（0.29-0.84）	1.69（1.13-5.93）	4.37（3.22-5.93）	33.40（16.60-66.79）

注）部位の略語は表7-1を参照.
(Morita A, et al. N Engl J Med. 2012; 366: 2474-82 より)[4]

　危険性を示すことができた（表7-2）．最終確認のできた状況下で111個の破裂した瘤を有する患者のうち39例は死亡（35%），32例（29%）は modified Rankin Scale が3以上の自立不可能な状況にあった．また先にまとめたように，この観察期間中に131人の患者がくも膜下出血以外の原因で死亡している．対照人口との比較はできていないが，未破裂嚢動脈瘤を有する患者は高齢者が多く，また他の疾患リスクファクターも有することから全身的な健康管理も重要であると考えられる．

　年齢に関して，UCAS Japan では高齢者ほど大きな瘤が多く，高齢者ほど破裂しやすい傾向がみられた．一方で小型の瘤のみを対象とした SUAVe など複数の報告によると高齢者よりも若い患者に破裂の危険性が高いことが示唆されている[22-24]．全般を含めた研究と小型の研究において年齢の因子が逆転している理由は明らかではないが，小型動脈瘤は年齢が若いときに発生し初期が危険ということを示唆する可能性もある．

　オランダの Greving ら（2014）はこれまでに報告されている6つの未破裂脳動脈瘤のシステマティックな研究（SUAVe, Jikei, UCAS Japan および ISUAI, Juvela らのデータを含む）の元データを集積しメタ解析を行った[12]．この29,166人・年の経過をみた解析によると脳動脈瘤全体での1年目の破裂率は年1.4%，5年間では3.4%となった．発見から年度を経るにしたがって破裂リスクが下がる傾向にある．破裂に関与する因子を重み付けをして PHASES スコアという破裂予測式を作成した．P: 人種（日本人とフィンランド人がリスク大），H: 高血圧，A: 年齢，S: size，E: くも膜下出血の既往，S: 部位（前交通，後交通，後方循環）が重要な因子であった（表7-3）．また本研究では日本人の瘤は，フィンランド人を除く欧米人の瘤に比較して同じクラスの瘤であれば2.8倍破裂しやすいことを初めて元データの比較で示した．

　一方 PHASES 研究では不整形の要素の評価が不可能であったため，日本人の動脈瘤に対してさらに詳細な予測式を構築すべく UCAS Japan のデータを用いて予測式を作成した．このデータからは年齢，性別（女性），高血圧，サイズ，部位，形状が重要なファクターとなった（表7-4）．

表7-3 PHASES prediction model（PHASES score）

A PHASES によるファクター毎のリスクスコア

予測因子		内容	スコア
P	Population	Non-Japanese/Finnish	0
		Japanese	3
		Finnish	5
H	Hypertension	No	0
		Yes	1
A	Age（years）	<70	0
		≧70	1
S	Size	<7 mm	0
		7〜9.9 mm	3
		10〜19.9 mm	6
		20 mm〜	10
E	Earlier SAH	no	0
		yes	1
S	Site	ICA	0
		MCA	2
		ACA/PComA/Posterior	4

B PHASE による各スコア合計に対する5年間破裂リスク

PHASES スコア	患者数	5年破裂率	95%信頼区間
≦2	429	0.4	0.1-1.5
3	779	0.7	0.2-1.5
4	543	0.9	0.3-2.0
5	982	1.3	0.8-2.4
6	1,078	1.7	1.1-2.7
7	1,315	2.4	1.6-3.3
8	1,118	3.2	2.3-4.4
9	625	4.3	2.9-6.1
10	388	5.3	3.5-8.0
11	384	7.2	5.0-10.2
12	246	9.9	6.5-14.0
12+	730	17.8	15.2-20.7

注）部位の略語は表7-1参照.
（Greving JP, et al. Lancet Neurpl. 2014; 13: 59-66）[12]

表7-4 UCAS prediction model（UCAS score）

A UCAS スコアによるリスク点数

因子		スコア
年齢	<70	0
	≧70	1
性別	Male	0
	Female	1
高血圧	No	0
	Yes	1
サイズ	3≦size<7	0
	7≦size<10	2
	10≦size<20	5
	20≦size	8
部位	ICA	0
	ACA or VA	1
	MCA or BA	2
	AComA or PComA	3
Daughter sac	No	0
	Yes	1

B UCAS スコアによる3年間破裂率予測

UCAS スコア	3年間破裂リスク	95%信頼区間	グレード（破裂リスク）
0	0.2	0.2-0.3	Grade Ⅰ（<1%）
1	0.4	0.2-0.7	
2	0.6	0.2-1.5	
3	0.9	0.4-2.4	
4	1.4	0.5-3.8	Grade Ⅱ（1〜3%）
5	2.3	0.8-6.3	
6	3.7	1.3-10	Grade Ⅲ（3〜9%）
7	5.7	2.1-16	
8	7.6	2.7-21	
9≦	17	6.4-40	Grade Ⅳ（>9%）

注）部位の略語は表7-1参照.
（Tominari S, et al. Ann Neurol. 2015; 77: 1050-9）[33]

UCAS Japan に登録された未破裂脳動脈瘤のうちくも膜下出血に合併した例は 4％と少なかったため，本ファクターは有意な因子とはならなかった．本予測式は他の日本人の他のコホート（SUAVe, Jikei）でも検証され，よい予測値を示すことが示された．また一方 PHASES のスコアを日本人の母集団に当てはめると実際の破裂よりもやや低い予測となることも示した．

　動脈瘤の形状と破裂しやすさの検討も，破裂脳動脈瘤と未破裂脳動脈瘤の形状の比較によっていくつか報告されている．Ujiie ら（1999）は dome-neck aspect ratio（AR）の重要性を提唱し，129 破裂瘤，78 未破裂脳動脈瘤を比較した．破裂瘤では約 80％が AR1.6 以上，未破裂脳動脈瘤では約 90％が AR1.6 以下であった．Tremmel ら（2009）は母血管と動脈瘤最大長の比をサイズ比（SR）として提唱し，未破裂瘤ではこれが低く（83％が 2 以下），破裂瘤では高い（77％が 2 以上）傾向があると報告している．

　細長い瘤や形状の不整な瘤では上にあげた低いずり応力などの動脈瘤血流因子・血管壁リモデリングの影響を受けやすいことを示していると思われる．Kashiwazaki らの Sapporo SAH Study Group は 854 のくも膜下出血をきたした瘤と 180 の未破裂瘤のサイズ，部位，サイズ比などを比較した．破裂瘤では有意にサイズおよびサイズ比が破裂瘤で大きいことを示し，特に 5 mm 未満の瘤ではサイズ比のみが優位なファクター（Odds 比：9.1）であったと報告している．瘤の特性を部位，サイズのみではなくサイズ比や形状でも示すことが重要であると示唆される．

未破裂脳動脈瘤の拡大，新規動脈瘤発生リスク

　動脈瘤の拡大も自然経過としては重要な要素である．表 7-5 にこれまでの動脈瘤拡大に関するデータをまとめる．Matsubara ら[25]は 140 症例 166 動脈瘤を平均 17.7 カ月 3DCTA にて観察し，10 例（6.4％）で拡大が認められたとしている．5 mm 未満は 2.4％，5〜9 mm が 8.8％，10 mm 以上が 50％であった．特に脳底動脈瘤は 40％，MCA は 0％で拡大した．Kaplan Meier でみた拡大率推移は 1 年目 2.5％，2 年目 8％，3 年目 17.6％と年を経過するごとに拡大するリスクが高くなることを示している．Burns ら[26]も Mayo Clinic における観察脳動脈瘤の拡大率を報告している．瘤のサイズにより拡大率は大きく異なり，また後方，多発瘤の拡大率が高いと報告している．また前述のように Sonobe ら[22]の SUAVe 研究でも 5 mm 未満の瘤でも 2 mm 以上の拡大が 41 カ月で 30 症例に認められ，年間拡大率は 1.9％と報告している．多発性，4 mm 以上の瘤，女性，喫煙が有意なリスクファクターであったと報告している．また Inoue ら[27]は 1,002 例 1,325 個の瘤を少なくても年 2 回以上の MRA による経過観察において，年 1.8％に拡大を認め，拡大した動脈瘤の年間破裂率は年 18.5％と極めて高いことを報告している．動脈瘤拡大は小型の瘤においても発生頻度が高いことに留意し経過観察する必要がある．先に触れた PHASES は拡大のしやすさにも応用できることが示されている[28]．557 例 734 個の瘤の内 89 個（12％）の瘤が平均 2.7 年の経過観察中拡大した．PHASES スコアが 1 点増えるごとに拡大率の HR は 1.32 であった．最も低いグループ（PHASES0-1）が 5 年で 10％程度の症例が拡大したのに比較して，第 4 グループ（PHASES5-14）では約 26％の症例が拡大した．

表7-5 未破裂脳動脈瘤拡大に関する報告

著者，発刊年	症例数	観察期間	拡大率（％）	拡大に関与する因子
Matsubara, 2004[25]	140 pt, 166 an	17.7 mo	10（6.4） 2.4：＜5 mm 8.8：5〜10 mm 50：10 mm〜 2.5：＜1 yr 8：2 y 17.6：3 y 40：BA, 0％：MCA	size, location (BA) and follow-up period
Burns, 2009[26]	156 pt, 191 an	47 mo	10 6.9：＜8 mm 25：8〜12 mm 83：13 mm〜	size, location, multiplicity
Sonobe, 2010[22]	375 pt, 448 an, 1,206 an＊yr	40 mo	25 (Enlarge＞2 mm) Annual enlargement 1.9	size≧4 mm, multiplicity, female, smoking
Inoue, 2012[27]	1,002 pt 1,325 an 997 pt＊yr	10.1 mo	18 (Enlarged 1.5 times or morphological change) 1.8/yr	female sex
Backes, 2015[28]	557 pt 734 an 2.7 y	2.7 y	89an（12） HR 1.32/1 score of PHASE PHASES 0-1：10 PHASES 5-14：26	PHASES score

pt: patients, an: aneurysms, pt・yr: patient・year an＊yr: aneurysm-year, BA; basilar artery, MCA: middle cerebral artery

　動脈瘤の新生についてはいくつかの検討があるが，すでに動脈瘤が発見された症例における新たな瘤の発生率を検討したものが多い．Tsutsumi ら[29] は脳動脈瘤治療後3年以上経過して血管撮影の得られた112症例について動脈瘤の再発率を検討し，9症例（8％）に de novo 動脈瘤が発見され年間新生率は0.89％であるとした．男女差はなく，発生した脳動脈瘤は内頚動脈5個，前交通動脈2個，前大脳動脈1個，中大脳動脈2個であり，すべて5年以上経過した症例で発見されている．Juvela ら[30] も未破裂脳動脈瘤の経過観察において長期経過後3D CTAで動脈瘤の増大や新生をチェックできた89症例について報告し，動脈瘤新生は19年間で15例に発見された．年間0.84％で女性，喫煙者で有意に多いとした．Cheong ら[31] は多発動脈瘤は単一の動脈瘤にいずれかの時点で新生動脈瘤が生じた状態であるという仮説のもとに，多発動脈瘤の頻度を計測し，年間の新生動脈瘤の発生率を0.28〜1.63％と推計した．また Chang[32] は未破裂脳動脈瘤の疫学を数学的に近似する手法で未破裂脳動脈瘤の新生率を検討した．各年齢における新生率を $(0.5 \times 10^{-4}) \times$ 年齢とすると0歳時0％，20歳時0.05％，50歳時0.2％，80歳時0.35％となった．この新生率で計算すると全人口の未破裂脳動脈瘤有病率は4％となり，実際の発見率に近いと報告した．

まとめ

これまで，単一または多施設の後ろ向き検討，疫学・保険データからの総合的検討，および単一または多施設の前向き検討など，様々なタイプの自然歴・破裂率の研究が行われた．症例数の上では保険データなどの総合研究，大規模な多施設研究が優れているが，きめ細かな検討が困難である．単一施設や限られた施設の検討であればきめ細かな悉皆的な検討ができ，また調査を前向きに行えばバイアスの軽減も可能となるが，一方で症例数が少ないという欠点が生じてしまう．

未破裂脳動脈瘤に関する臨床上の重要な問題は，それぞれの症例が異なった性質をもち，それぞれ異なった破裂の危険をもつことである．また欧米人のデータがそのまま日本人に使えるとは限らない．欧米人と日本人の真の相違を検証するために，遺伝子レベルや詳細な生活情報，画像情報を含めた多くの症例の詳細データベースが必要となる．日本は人種が比較的均一であり，画像機器の普及度も高く，地理的にも大規模なデータベースを構築するには適した国である．今後日本から脳動脈瘤に関する重要な情報を Japan standard として出すために，さらに多くの医療者が努力していかねばならない．

◆文献

1) Vlak MH, Algra A, Brandenburg R, et al. Prevalence of unruptured intracranial aneurysms, with emphasis on sex, age, comorbidity, country, and time period: a systematic review and meta-analysis. Lancet Neurol. 2011; 10: 626-36.
2) Kiyohara Y, Ueda K, Hasuo Y, et al. Incidence and prognosis of subarachnoid hemorrhage in a Japanese rural community. Stroke. 1989; 20: 1150-5.
3) Nakagawa T, Hashi K. The incidence and treatment of asymptomatic, unruptured cerebral aneurysms. J Neurosurg. 1994; 80: 217-23.
4) Morita A, Kirino T, Hashi K, et al. The natural course of unruptured cerebral aneurysms in a Japanese cohort. N Engl J Med. 2012; 366: 2474-82.
5) Wiebers DO, Whisnant JP, Huston J 3rd, et al. Unruptured intracranial aneurysms: natural history, clinical outcome, and risks of surgical and endovascular treatment. Lancet. 2003; 362: 103-10.
6) Taylor CL, Yuan Z, Selman WR, et al. Cerebral arterial aneurysm formation and rupture in 20,767 elderly patients: Hypertension and other risk factors. J Neurosurg. 1995; 83: 812-9.
7) Vlak MH, Rinkel GJ, Greebe P, et al. Independent risk factors for intracranial aneurysms and their joint effect: a case-control study. Stroke. 2013; 44: 984-7.
8) Matsukawa H, Shinoda M, Fujii M, et al. Arterial stiffness as a risk factor for cerebral aneurysm. Acta Neurol Scand. 2014; 130: 394-9.
9) Pyysalo L, Luostarinen T, Keski-Nisula L, et al. Long-term excess mortality of patients with treated and untreated unruptured intracranial aneurysms. J Neurol Neurosurg Psychiatry. 2013; 84: 888-92.
10) Juvela S, Lehto H. Risk factors for all-cause death after diagnosis of unruptured intracranial aneurysms. Neurology. 2015; 84: 456-63.
11) Huhtakangas J, Lehto H, Seppa K, et al. Long-term excess mortality after aneurysmal subarachnoid hemorrhage: patients with multiple aneurysms at risk. Stroke. 2015; 46: 1813-8.
12) Greving JP, Wermer MJ, Brown RD Jr, Morita A, et al. Development of the phases score for prediction of risk of rupture of intracranial aneurysms: a pooled analysis of six prospective cohort studies. Lancet Neurol. 2014; 13: 59-66.

13) Rinkel GJ, Djibuti M, Algra A, et al. Prevalence and risk of rupture of intracranial aneurysms: a systematic review. Stroke. 1998; 29: 251-6.
14) Juvela S, Porras M, Poussa K. Natural history of unruptured intracranial aneurysms: probability of and risk factors for aneurysm rupture. J Neurosurg. 2000; 93: 379-87.
15) Unruptured intracranial aneurysms—risk of rupture and risks of surgical intervention. International study of unruptured intracranial aneurysms investigators. N Engl J Med. 1998; 339: 1725-33.
16) Wermer MJ, van der Schaaf IC, Algra A, et al. Risk of rupture of unruptured intracranial aneurysms in relation to patient and aneurysm characteristics: an updated meta-analysis. Stroke. 2007; 38: 1404-10.
17) Asari S, Ohmoto T. Natural history and risk factors of unruptured cerebral aneurysms. Clin Neurol Neurosurg. 1993; 95: 205-14.
18) Yasui N, Suzuki A, Nishimura H, et al. Long-term follow-up study of unruptured intracranial aneurysms. Neurosurgery. 1997; 40: 1155-9; discussion 1159-60.
19) Tsutsumi K, Ueki K, Morita A, et al. Risk of rupture from incidental cerebral aneurysms. J Neurosurg. 2000; 93: 550-3.
20) Morita A, Fujiwara S, Hashi K, et al. Risk of rupture associated with intact cerebral aneurysms in the japanese population: a systematic review of the literature from Japan. J Neurosurg. 2005; 102: 601-6
21) Ishibashi T, Murayama Y, Urashima M, et al. Unruptured intracranial aneurysms: incidence of rupture and risk factors. Stroke. 2009; 40: 313-6.
22) Sonobe M, Yamazaki T, Yonekura M, et al. Small unruptured intracranial aneurysm verification study: suave study, Japan. Stroke. 2010; 41: 1969-77.
23) Nahed BV, DiLuna ML, Morgan T, et al. Hypertension, age, and location predict rupture of small intracranial aneurysms. Neurosurgery. 2005; 57: 676-83; discussion 676-83.
24) Guresir E, Vatter H, Schuss P, et al. Natural history of small unruptured anterior circulation aneurysms: a prospective cohort study. Stroke. 2013; 44: 3027-31.
25) Matsubara S, Hadeishi H, Suzuki A, et al. Incidence and risk factors for the growth of unruptured cerebral aneurysms: observation using serial computerized tomography angiography. J Neurosurg. 2004; 101: 908-14.
26) Burns JD, Huston J 3rd, Layton KF, et al. Intracranial aneurysm enlargement on serial magnetic resonance angiography: frequency and risk factors. Stroke. 2009; 40: 406-11.
27) Inoue T, Shimizu H, Fujimura M, et al. Annual rupture risk of growing unruptured cerebral aneurysms detected by magnetic resonance angiography. J Neurosurg. 2012; 117: 20-5.
28) Backes D, Vergouwen MD, Tiel Groenestege AT, et al. Phases score for prediction of intracranial aneurysm growth. Stroke. 2015; 46: 1221-6.
29) Tsutsumi K, Ueki K, Morita A, et al. Risk of aneurysm recurrence in patients with clipped cerebral aneurysms: results of long-term follow-up angiography. Stroke. 2001; 32: 1191-4.
30) Juvela S. Natural history of unruptured intracranial aneurysms: Risks for aneurysm formation, growth, and rupture. Acta Neurochir Suppl. 2002; 82: 27-30.
31) Cheong JJ, Ghinea N, van Gelder JM. Estimating the annual rate of de novo multiple aneurysms: three statistical approaches. Neurosurg Focus. 2004; 17: E8.
32) Chang HS. Simulation of the natural history of cerebral aneurysms based on data from the international study of unruptured intracranial aneurysms. J Neurosurg. 2006; 104: 188-94.
33) Tominari S, Morita A, Ishibashi T, et al. Prediction model for 3-year rupture risk of unruptured cerebral aneurysms in Japanese patients. Ann Neurol. 2015; 77: 1050-9.

〈森田明夫〉

脳ドックと未破裂脳動脈瘤

最初の脳ドックと未破裂脳動脈瘤

　最初の脳ドックは1988年3月，新さっぽろ脳神経外科病院開設時に中川俊男が札幌市で始めた「脳の検診」である．これは世界で初めての試みで，脳疾患の予防が目的であったが，果してどのような脳疾患が，どのような検診で予防できるのかは明らかではなかった．しかし，くも膜下出血は，もし脳動脈瘤を破裂する前に見つけて処理できれば確実に予防できる．また小型の未破裂脳動脈瘤は，内頸動脈後交通動脈瘤が動眼神経麻痺をきたすような少数の例を除くと，破裂以前に症状を呈することはほとんどない．さらにくも膜下出血はその悲惨な予後を脳神経外科医として日常的に目にしており，どうしても予防したい疾患であった．したがって脳血管の画像検査は欠かすことができない項目で，当時まだMR angiography（MRA）が実用化されていなかったこともあり，最初の脳ドック（「脳の人間ドック」と称していた）の検査メニューには脳血管撮影（IA-DSA）が取り入れられた．これは勇気ある決定であったが，IA-DSAは幸い合併症なく，脳ドック受診者370例に施行された．そしてその結果，脳動脈瘤が25例（6.8%）に発見された．脳動脈瘤の保有率は当時1%内外と考えられていたので，この高い発見率は予想外で，関係者にとっては大きな驚きであった．しかし剖検例の報告を詳細に調べてみると，同程度の高い頻度の報告も見つかった[1,2]．つまり未破裂脳動脈瘤は現実にはそれほどまれなものではないことが明らかになり，この脳ドックの実施によって，そのことが初めて臨床の場に問題提起されたともいえる．最初の400人の脳ドックの成績はMRAによる検査例を含めて1994年に論文として発表され，発見率は6.5%と報告されている[3]．

わが国での脳ドックの普及

　その後，MRAの普及とともに脳ドックは全国で行われるようになったが，世界的にはまだわが国に特有な診療形態にとどまっている．その理由の第一はわが国での高いMR機器の普及率であるが，もう一つは医療経済学的費用-効率の見地からみて，果たしてどれほどの予防効果があるかがいまだ確立していないこともある．したがって，保険診療外の検診として，わが国のような豊かな社会で初めて可能になっているものと考えられる．
　現在，わが国では600施設以上で実施されていると推定され，1992年には現在の日本脳ドック学会の前身となる日本脳ドック研究会が設立され，1997年には検診内容，検査法，診断と対応の適正化を図るため最初の「脳ドックのガイドライン」が発表された．ガイドラインは定

期的に内容が更新され，2014年には改訂第4版の「脳ドックのガイドライン2014」[4]が発刊されている．2009年からは日本脳ドック学会による施設認定制度ができ，検査，診断，発見される異常への対応などが適切かどうかが審査され，2014年4月の時点で246施設が認定されている．

脳ドックでの未破裂脳動脈瘤検出の現状

　未破裂脳動脈瘤の発見は脳ドックの効果が最も明瞭に期待できる分野で，脳ドックが実施されて以来，その検出は脳ドックの最も重要な目標として数多くの症例が発見されてきた．日本脳神経外科学会の主導で行われた未破裂脳動脈瘤の大規模な経過観察悉皆調査であるUCAS Japan[5]では，2001年から2004年4月まで283施設からの6,697例が検討されたが，脳ドックを含むスクリーニングによる発見例はそのうち最も多数の割合を占め，2,910例，43.5％を占めている．すなわちUCAS Japanは脳ドックによって可能となり，その成績は脳ドックで発見された未破裂脳動脈瘤の特徴を色濃く反映しているともいえる．

　「脳ドックのガイドライン2014」で推奨されている未破裂脳動脈瘤検出のためのMRA検査法としては，3D-TOF（time of flight）法での撮像，最大値投影法（MIP）等を用い，ウイリス輪を中心にして左右方向に回転させた画像と前後方向に回転させた再構成画像を作成することが推奨されている．また注意事項として，撮像範囲には椎骨脳底動脈系を含めること，内頚動脈系と椎骨・脳底動脈系を別々に再構成した画像を追加する，必要に応じて元画像を観察すること，また，疑われる病変の近傍に再構成領域を絞ったtarget（partial）MIP処理やvolume rendering（VR）処理を追加すること，後交通動脈起始部などの漏斗状拡張や動脈の屈曲部はしばしば動脈瘤と類似した所見を呈するので注意すること，2次スクリーニングの手段としてはCT angiography（CTA）が有効であること，などが記載されている．

　しかし現実にはこれらの項目がすべての脳ドックで忠実に実行されているかどうかは明らかではなく，脳ドックによる未破裂脳動脈瘤の発見率には施設間に大きな差があるのが現実である．表8-1上段は2002年に日本脳ドック学会が行った脳ドック実施施設の未破裂脳動脈発見率のアンケート調査の結果を示している．高い発見率の施設もあるものの，全体としての発見率は低く，3％以下の発見率の施設が最も多数を占めていた．現在では全体としての発見率は向上し，ばらつきは少なくなる傾向にあると思われるが，2015年の施設認定更新審査の際に報告された124施設の発見率の分布では表8-1下段に示したごとく，なおかなりのばらつきが認められた．

　発見率の差は受診者の年齢，性別構成その他の要因によっても生じるが，もっとも大きな影響を及ぼすものはMR機器の性能と画像作成方法の洗練度であろう．ここで筆者らの新さっぽろ脳神経外科病院脳ドックにおける未破裂脳動脈瘤の検出の工夫について記載してみよう．

　MR機器は当初は1.0Tの磁場強度の機器であったが現在は3.0Tのものである．高精細な画像を得るための工夫としては，可能な限りボクセルサイズを小さくする．ボクセルサイズの減少は血流信号値を低下させ，S/N比を減少させて画質が悪化するため，その対策として撮影時間を長くしたり，またマルチチャンネルコイルを使用している．マルチチャンネルコイルを使用したパラレルイメージング法（筆者の施設で使用しているのはGRAPPA）は，一般に検査時間短

表 8-1 脳ドックでの未破裂脳動脈瘤発見率

- 脳ドック学会アンケート調査（2002 年，167 施設，平均発見率 2.8%）

発見率	施設数	%
0〜2.9%	108	64.7
3.0〜4.9%	29	17.4
5.0〜6.9%	14	8.4
7.0%〜	16	9.6

- 施設認定更新申請書類より（2015 年，124 施設，平均発見率 4.0%）

発見率	施設数	%
0〜2.9%	58	46.8
3.0〜4.9%	23	18.5
5.0〜6.9%	19	15.3
7.0%〜	23	18.5

表 8-2 検査機器の磁場強度と未破裂脳動脈瘤の発見率と大きさ

検査法	発見率	平均サイズ
MRA MAGNETOM（1.0 T） 1992.7-1999.11	5.1% （51/1,000 例）	4.07 mm
MRA MAGNETOM（1.5 T） 1999.12-2013.3	8.1% （197/2,446 例）	3.56 mm
MRA MAGNETOM（3.0 T） 2013.4-2014.12	5.9% （16/271 例）	2.89 mm

縮のために使用される場合が多いが，筆者の施設では S/N 比を向上させる方法として用いている．このため撮影時間は多少長くなる．MIP 画像を専用のワークステーションを用いて 3 次元化し，専任の放射線技師が閾値を変化させながら血管を詳細に観察し，動脈瘤が発見されれば医師がそれを確認するという体制である．表 8-2，図 8-1 に 3T 機器の撮影条件と画像を示した．

MR 機器の磁場強度による発見率の差は，臨床的に問題となる中型脳動脈瘤，たとえば径が 3 mm 以上のものについては問題はないと考えられるが，2 mm 以下の小さな動脈瘤の検出については高磁場の機器が有利であろう．筆者の施設での検査機種の変遷による発見率の差を表 8-3 に示した．磁場強度 1.0T の機器では発見率は 5.1%，1.5T では 8.1%，3.0T では 5.9%，と磁場強度による差は明らかではない．しかし発見される動脈瘤径はそれぞれ平均 4.07 mm，3.56 mm，2.89 mm と，検査機器の解像度の向上にともない次第に小径化している．

脳ドックで明らかとなった未破裂脳動脈瘤の特徴

未破裂脳動脈瘤の特徴の中には，脳ドックによって初めて明らかになったといえる事項が少なくない．それらは脳ドックによって初めて実態が明らかになったものと，従来，文献に記載され

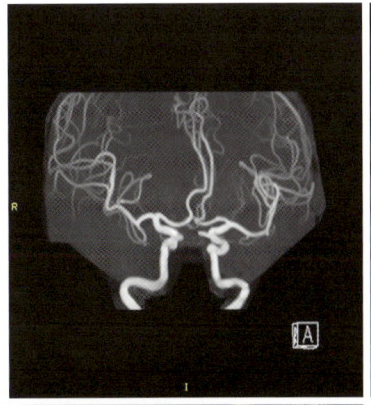

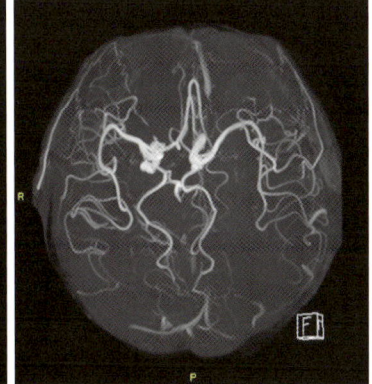

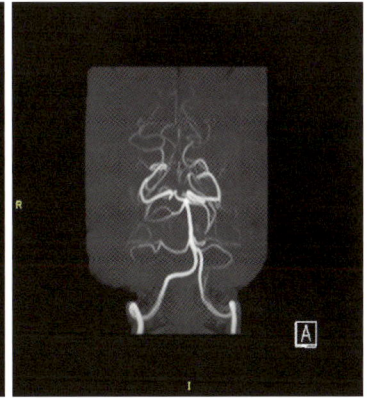

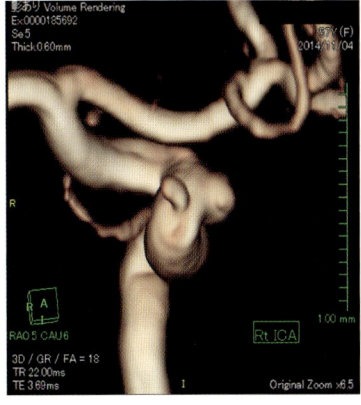

図 8-1 新さっぽろ脳神経外科病院の脳ドックの標準 MRA
図は受診者への説明用の画像で，MIP 画像，3D 画像は適宜，拡大，回転させながら説明する．

表 8-3 新さっぽろ脳神経外科病院 MRA の撮像条件

Method	3D time of flight
Sequence	fl3d1r_t40/18
TR/TE/FA	22msec/3.69msec/18deg
Scan time	9'04"
Field of view	180 mm×180 mm
Slices per Slab	40
Slab group thickness	121.2 mm（7slabs Dist.factor-32.5%）
Matrix size	0.2 mm×0.2 mm（307×384）interpolation（+）
Slice thickness	0.6 mm
Acquisition	1
iPAT	GRAPPA accele.factor 2
Processing method	MIP & VR
System	SIEMENS MCGNETOM Skyra 3T

ていても臨床情報としてあまり注目されていなかったものとがある．ここではそのいくつかを記載するが，脳ドックによる未破裂脳動脈瘤の，大規模で信頼に足る一般的なデータがいまだ存在しないため，新さっぽろ脳神経外科病院の 4,079 人（男性 2,649 人，女性 1,430 人），平均年齢 55 歳，の脳ドックのデータを用いることにする（表 8-4）．

　脳ドックで明らかになった最も顕著な事実は，未破裂脳動脈瘤が現実に高い頻度で存在するこ

表 8-4 新さっぽろ脳神経外科病院脳ドック受診者の年齢，性別と諸因子の割合の分布（4,079 人）

・年齢と性別

	～39	40～49	50～59	60～69	70～	平均年齢
男　性	3.2%	24.3%	51.7%	16.0%	4.8%	54.2 歳
女　性	2.9%	21.5%	46.6%	20.8%	8.0%	55.5 歳
合　計	3.1%	23.4%	49.9%	17.7%	5.9%	54.7 歳

・諸因子と性別

	高血圧	脂質異常症	糖尿病	喫煙（禁煙1年未満含む）	SAH 家族歴	因子なし
男　性	30.4%	47.9%	12.0%	37.7%	7.8%	12.9%
女　性	25.7%	43.4%	5.2%	7.6%	10.3%	23.0%
合　計	28.8%	46.3%	9.6%	27.1%	8.7%	16.4%

とである．文献情報では MRA 検査で一般人での頻度は 3% 内外とされている[6]．しかし脳ドックでの発見率は 7.0%（男性 6.0%，女性 9.0%）であった．未破裂脳動脈瘤の頻度が年齢とともに高くなり，女性に高いことはよく知られている．また家族歴，高血圧などの因子で影響されることも知られている[7]．新さっぽろ脳神経外科病院の脳ドックは，平均年齢は 55 歳で，男性が女性の 2 倍近い．また表 8-4 に示すごとく，各因子の分布に特に偏りがあるわけではない．この 7.0% という未破裂脳動脈瘤の発見率が偶然の結果ではないという根拠は，剖検研究で脳血管が詳細に検討された報告と比較することで明らかとなる．McCormick[1] は 2,276 人の黒人の割合が高い入院死亡例の剖検報告で，8.1% という高い頻度を記載している．これには多数の破裂脳動脈瘤が含まれており，それを調整するとおよそ 5% であるという．しかし論文に掲載されている表から未破裂の脳動脈瘤の発見率を計算してみると 60 歳代では 9.1%，70 歳代では 6.9% となる．わが国の研究では山本[2] が学生実習用屍体 350 例で脳動脈瘤を詳細に検討した報告がある．それによると，60 歳以上では 12% を超える頻度となっており，わが国の未破裂脳動脈瘤の頻度は現実にはこのように高いのかもしれない．久山町の 1,230 例の剖検例[8] では全体では 4.6%（男性 2.9%，女性 7.1%）であるが，60 歳代をみると 7.3% である．すなわち中高年を対象とした場合には，少なくとも MRA によって発見される未破裂脳動脈瘤の頻度が 7% 内外であるというのは妥当な推測であろう．

しかしこの高い未破裂脳動脈瘤の頻度は，非常に小さい動脈瘤を含んだ数値であり，たとえ存在率は高くても，破裂によるくも膜下出血の危険が高いことを示しているわけではない．

脳ドックによって明らかとなったもう一つの重要な点は，実社会には小さな未破裂脳動脈瘤が多数存在することである．図 8-2 に脳ドックで見つかった未破裂脳動脈瘤の大きさの分布を示した（図 8-2）．平均サイズは 3.84 mm，4 mm 未満が 76%，8 mm までが 93% を占めている．UCAS Japan には脳ドックで発見された症例が 40% 程度含まれてはいるが，症状を呈した例も含まれているため平均サイズは 5.7 mm で，4 mm 未満は 46% である．ISUIA[9] の症例選択基準は不明であるが，4 mm 以下はなく，5～9 mm 径が全体の 78% を占めている．脳ドックで発見される未破裂脳動脈瘤のサイズは，今後，検査法の精度が向上するにつれてますます小さ

・大きさ

最大径	〜4 mm	5〜6 mm	7〜9 mm	10 mm〜
割合（個数）	76.2%(247)	13.9%(45)	5.9%(19)	4.0%(13)

・部位

部位	ICA	MCA	ACom	ACA	BA	VA	Other
割合（個数）	46.3%(150)	20.1%(65)	18.8%(61)	6.8%(22)	2.2%(7)	3.7%(12)	2.2%(7)

・男女別の大きさの分布

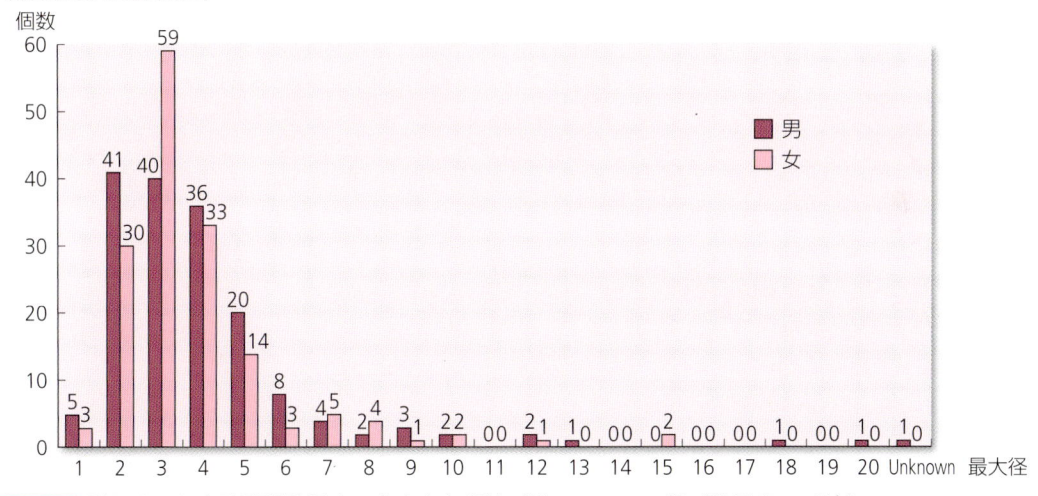

図 8-2 発見された未破裂脳動脈瘤の大きさと部位〔計 287/4,079 例（発見率 7.0%）〕

くなってくると考えられ，MRA の画像上，どれほどのサイズの血管壁の膨隆を動脈瘤と呼ぶか，なども議論されることになるかもしれない．より重要な問題は，非常に小さな動脈瘤を対象とした未破裂脳動脈瘤の臨床では，従来，対応の中心課題であった破裂のリスクと治療のリスクを比較するということより，どのようにして動脈瘤の増大の進行を抑制するか，ということがより重要な課題となろう．

　脳ドックによって改めて注目を浴びた点にくも膜下出血の家族歴がある[10]．最初の脳ドックでは，2 親等以内にくも膜下出血の家族歴がある場合には発見率が 13.9% と非常に高いことが明らかになった．その後の症例を含めた脳ドック全体で計算すると，家族歴のある場合の発見率は男性 8.7%，女性 13.7% で，家族歴の影響は女性でより顕著であることが明らかになった．高血圧，脳卒中の家族歴についても同様に女性で影響が大きい．なかでも喫煙は女性では 17.6% と非常に高い未破裂脳動脈瘤発生の危険因子となっている．最近の海外のメタアナリシスでは高血圧の人が喫煙した場合は相加的因子となるという記載もある[11]．図 8-3 にみるように，これら各種の要因が女性でより大きな影響を与える点は，脳動脈瘤の発生メカニズムに関して興味深い事実であるが，脳ドックの実際面では，女性の受診者の割合がどの脳ドックのレポートをみても男性を下回っており，脳ドックによるくも膜下出血予防という面からは女性の受診を

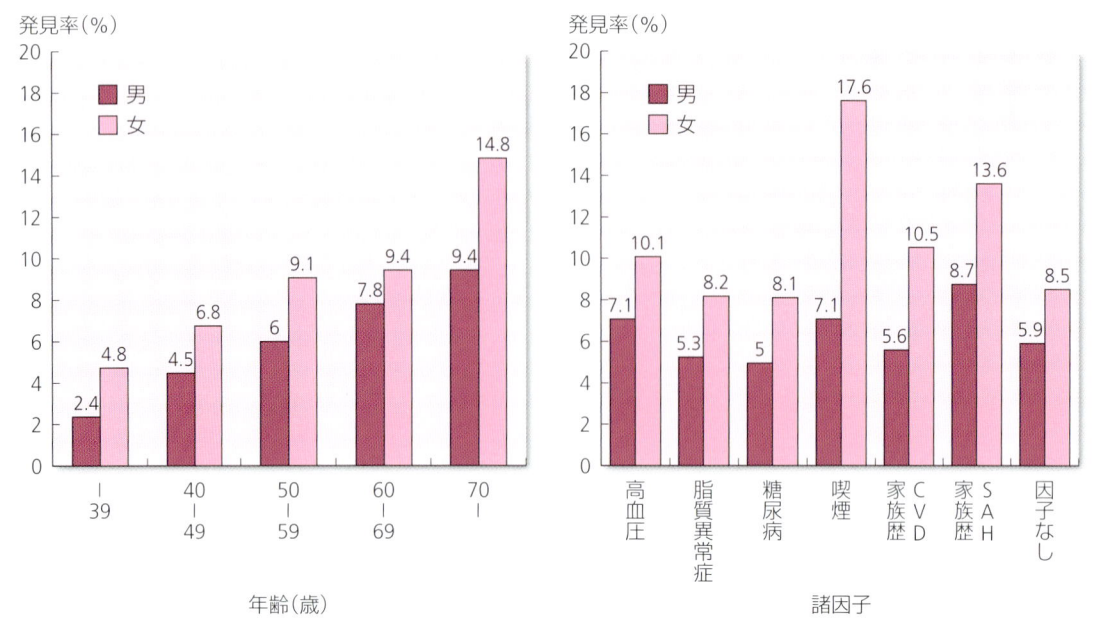

図 8-3 発見された未破裂脳動脈瘤と年齢・性別，諸因子（＋）との関係
〔計 287/4,079 例（発見率 7.0%）〕

増やす努力が必要であろう．

脳ドックで発見された未破裂脳動脈瘤への対応

　破裂の危険を回避するという観点からは，UCAS Japan で得られた情報は非常に有用な指針となっている．それに基づき「脳ドックのガイドライン 2014」では，大きさ 5〜7 mm 以上のもの，前交通動脈，内頚動脈-後交通動脈部などの部位に存在する脳動脈瘤，ドームとネックの比が大きい[12]，母血管に対する動脈瘤サイズの比が大きい，不整形・ブレブを有するものなどで，積極的治療を検討する必要がある，とされている．

　2014 年に複数の大規模研究のデータから破裂のリスクを予測する方法が発表され，日本人であることが破裂の危険を高める要因の一つとされているが[13]，わが国の未破裂脳動脈瘤に関しては，最近，Tominari らによって破裂リスクの推定法が発表されている[14]．彼らは UCAS Japan の資料を分析して，個別の未破裂脳動脈瘤の各種の特徴から 3 年間の破裂のリスクを推定するモデルを作成した．それによれば破裂のリスクに関わる要素としては，年齢，女性，高血圧と，動脈瘤自体の要因として，大きさ，部位，ブレブの有無が有意である．家族歴，喫煙，糖尿病などはこの研究では影響は小さく，多発性瘤はそれぞれの瘤の破裂リスクの加算で計算されるという．有意要因に点数を配分し，合計点で破裂リスクのグレードを計算する（p.54，表 7-4 参照）．この方法による破裂の予測の正確性は，わが国の大規模研究である，SUAVe 研究[15]，UCAS II[16]，東京慈恵医科大学の研究[17] の計 1,661 症例の未破裂脳動脈瘤の経過観察の結果と比較され，良好な一致性が確認されたという．

Tominariのスコアリングを用いて，たとえばグレードIVであれば，つまり年間予測破裂率が3%あるいはそれ以上と推定される場合は，将来のくも膜下出血予防のための，開頭クリッピングかコイル塞栓術による積極的処置が推奨される．もし処置が成功すれば，これによって将来のくも膜下出血は非常に高い確率で防止することができる．一方，グレードIであれば，破裂の危険は限りなく小さい．その中間のグレードIIとIIIに対してどのような対応が適切かは個別的に判断することになるが，脳動脈瘤は早期がんのように高い確率で進行する疾病ではなく，たとえ破裂率が年間1%内外であっても，一生，破裂せずに経過する可能性は高い．したがって積極的処置に踏み切るかどうかは，破裂の確率とともに個人の人生観や体力，治療する側の能力などに関わる部分が少なくない．脳ドック実施者としてはできるだけ正確な情報を提供することに努め，最終的に本人が正しい判断ができるよう手助けすることが大切であろう．

　経過観察となる例，例えば脳ドックで多数発見される直径3mm未満の小型のものなどに対しては，まれには急速に増大して破裂に至るものもある可能性[18]を考慮して，定期的に画像による経過観察を行う必要がある．具体的には少なくとも最初の3カ月以内にもう一度MRAあるいはその他の画像検査を行い，大きさ，形の変化がないかどうかを判定する．その結果，変化があれば積極的処置が考慮され，変化がなければその後6〜12カ月に1回の観察を行う．その間，禁煙，自宅での血圧測定と記録などを含む厳密な高血圧の管理，また過度の飲酒の禁止などが必須であるが，脳動脈瘤保有者の日常生活のアドバイスや精神的サポートの問題も大切である．筆者の病院の脳ドックで発見された脳動脈症例287人のうち，69人は初回検査のみでその後の経過は不明であるが，1〜10年以上の経過観察ができている152人ではくも膜下出血を発症した症例はない．

　近年，スタチン系薬剤に血管壁防御作用があることが知られ[19]，現在，人での臨床試験が進行中で，未破裂脳動脈瘤の増大，破裂予防に対する効果が期待されている[20]．もし薬剤で脳動脈瘤の増大や破裂が効果的に防止できるのであれば，脳ドックによる小さな脳動脈瘤の発見は，将来のくも膜下出血の予防にさらに大きな役割を果たすことになる．

おわりに

　脳ドックが始まってすでに27年が経過した．この間に，わが国ではすでに数万人の未破裂脳動脈瘤症例が発見されたと推定される．破裂の危険が高いと判断された例には積極的な治療が行われ，経過観察された症例には破裂のリスクとなる要因の除去が図られた．これらの結果，果た

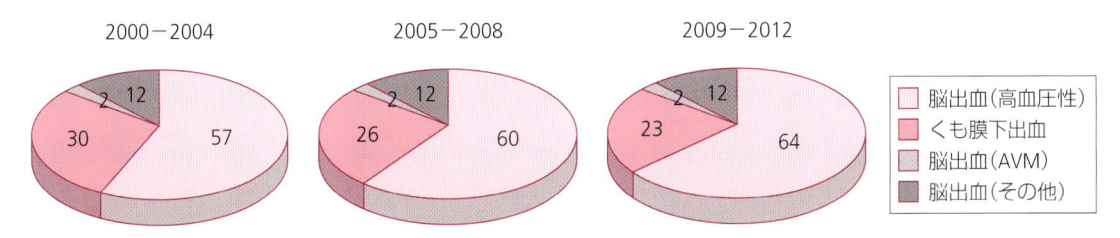

図8-4 脳卒中データバンクの出血性脳血管障害割合の年代別変化

してわが国でもくも膜下出血が減少したかどうかは興味深い問題である．筆者の一人はかつて1990〜2000年にかけての釧路市周辺でのくも膜下出血の減少を観察し，それには脳ドックの普及が関与しているものと考えた[21]．最近では，日本脳卒中データバンクの2000年以降13年間の出血性脳卒中の病型頻度分布の変化をみると，最初の4年間では30%であったくも膜下出血が，2009〜2012年の最後の4年間では23%に減少している[22]（図 8-4）．また日本脳神経外科学会の調査でも，全国のくも膜下出血の手術件数は減少傾向にあると聞く．もちろん，このすべてが脳ドックによる未破裂脳動脈瘤の発見と対応の結果であると即断することはできないが，脳ドックが大きな役割を果たしている可能性は高いと思われる．

◆文献

1) McCormick WF. Intracranial arterial aneurysm: a pathologist's view. Curr Concepts of Cerebrovasc Dis. 1973; 8: 15-9.
2) 山本信孝．脳動脈瘤の発生頻度と部位―屍体脳での検討．金沢大誌．1993; 18: 369-77.
3) Nakagawa T, Hashi K. The incidence and treatment of asymptomatic unruputured cerebral aneurysms. J Neurosurg. 1994; 80: 217-23.
4) 日本脳ドック学会．脳ドックのガイドライン2014．改訂・第4版．2014．http://jbds.jp/
5) UCAS Japan investigators, Morita A, Kirino A, Hashi K. The natural course of unruptured cerebal aneurysms in a Japanese cohort. N Engl J Med. 2012; 366: 2474-82.
6) Harada K, Fukuyama K, Shirouzu T. Prevalence of unruptured intracranial aneurysms in healthy asymptomatic Japanese adults: differences in gender and age. Acta Neurochir (Wien). 2013; 155; 2037-43.
7) 森田明夫，木村俊運，庄島正明．未破裂脳動脈瘤．In：端 和夫，編．脳神経外科臨床マニュアルII．東京：シュプリンガー・ジャパン；2010．p.921-40.
8) Iwamoto H, Kiyohara Y, Fujishima M. Prevalence of intracranial saccular aneurysms in a Japanese community based on a consecutive autopsy series during a 30-year observation period. The Hisayama study. Stroke. 1999; 30: 1390-5.
9) Wiebers DO, Whisnant JP, Huston J 3rd, et al. Unruptured intracranial aneurysms: natural history, clinical outcome, and risks of surgical and endovascular treatment. Lancet. 2003; 362: 103-10.
10) Nakagawa T, Hashi K, Kurokawa Y. Family history of subarachnoid hemorrhage and the incidence of asymptomatic, unruptured cerebral aneurysms. J Neurosurg. 1999; 91: 391-5.
11) Vlak MH, Rinkel GJ, Greebe P. Independent risk factors for intracranial aneurysms and their joint effect: a case-control study. Stroke. 2013; 44: 984-7.
12) Ujiie H, Tachibana H, Hiramatsu O, et al. Effects of size and shape (aspect ratio) on the hemodynamics of saccular aneurysms: a possible index for surgical treatment of intracranial aneurysms. Neurosurgery. 1999; 45: 119-29.
13) Greving JP, Wermer MJ, Brown RD Jr, et al. Development of the PHASES score for prediction of risk of rupture of intracranial aneurysms: a pooled analysis of six prospective cohort studies. Lancet Neurol. 2014; 13: 59-66.
14) Tominari S, Morita A, Ishibashi T, et al. Prediction model for 3-year rupture risk of unruptured cerebral aneurysms in Japanese patients. Ann Neurol. 2015; 77: 1050-9.
15) Sonobe M, Yamazaki T, Yonekura M. Small unruptured intracranial aneurysm verification study: SUAVe study, Japan. Stroke. 2010; 41: 1969-77.
16) 森田明夫，福原俊一，宝金清博，他．UCAS IIにおける未破裂脳動脈瘤治療成績：中間報告：日本における未破裂脳動脈瘤治療の現況とスタンダードの追及．脳神外ジャーナル．2011; 20: 484-90.
17) Ishibashi T, Murayama Y, Urashima M, et al. Unruptured intracranial aneurysms: incidence of rupture and risk factors. Stroke. 2009; 40: 313-6.

18) Inoue T, Shimizu H, Fujimura M, et al. Annual rupture risk of growing unruptured cerebral aneurysms detected by magnetic resonance angiography. J Neurosurg. 2012; 117: 20-5.
19) Aoki T, Kataoka H, Ishibashi R, et al. Simvastatin suppresses the progression of experimentally induced cerebral aneurysms in rats. Stroke. 2008; 39: 1276-85.
20) Yoshimura Y, Murakami T, Saitoh M, et al. Statin use and risk of cerebral aneurysm rupture: a hospital-based case-control study in Japan. J Stroke Cerebrovasc Dis. 2014; 23: 343-8.
21) 端 和夫．脳卒中の予防―未破裂脳動脈瘤の手術はくも膜出血を減少させるか．In：齋藤孝次，編．脳卒中の最新画像診断．東京：メディカル・トリビューン；2001. p.32-5.
22) 小林祥泰．日本脳ドック学会報第 1 巻創刊号巻頭言．日本脳ドック学会報．創刊号．2015 年 3 月．p.3-6.

〈山村明範，井上英明，端 和夫〉

脳血管・神経内科医からみた未破裂・非破裂脳動脈瘤

はじめに

　脳卒中は1970年代までは死因の第1位を占めていたが，2013年の統計では死因の第4位であり，その中でくも膜下出血は11,479人で脳卒中全体の死亡に占める割合は11％であった[1]．脳卒中発作としてのくも膜下出血は大部分が重症であり，救命，再破裂予防を目的とした外科治療を第一選択として緊急治療することには論を待たない．しかし無症候の未破裂・非破裂脳動脈瘤はmorbidityを「0」にできない限り，つねに慎重な治療選択が必要であり，内科治療も重要な選択肢の一つである．著者は20年以上毎日，脳神経外科医とともに脳動脈瘤の臨床を間近でみてきた．本章では内科医の意見や考え方を入れながら，未破裂・非破裂脳動脈瘤の内科治療について述べてみたい．

未破裂脳動脈瘤と非破裂脳動脈瘤

　神経内科では未破裂脳動脈瘤は管轄外の病態と考える医師も多いが，脳卒中を専門とする内科医師の場合，他の脳血管障害の併存疾患としてしばしば遭遇するため，説明を加えて経過観察することも少なくない．その場合，偶然健診の画像診断において無症候で発見された5 mm未満の未破裂脳動脈瘤のリスクについては「破裂は0ではないが，すぐに破れない，めったに破れない」と判断している医師が多い．ICDコードではI671脳動脈瘤 非＜未＞破裂脳動脈瘤，MCDコードでは010030未破裂脳動脈瘤，日本医学会用語集も未破裂脳動脈瘤となっており，脳神経外科医は未破裂脳動脈瘤と呼称している．一方，日本循環器学会では腹部大動脈瘤については「非破裂性腹部大動脈瘤」と定義している．未破裂の「未」にはいまだ破裂してはいないが，「将来，破裂する危険性が高いものを含む」というニュアンスがある．一方，非破裂脳動脈瘤とは破裂しない動脈瘤という否定的な意味合いの方が強く出ている．この章では，便宜的に未破裂脳動脈瘤は破裂していない脳動脈瘤全体を示し，将来破裂する運命の動脈瘤を除いたものを非破裂脳動脈瘤と呼ぶこととする（図9-1）．UCAS Japanに登録された患者の45％が登録後，手術を受けている[2]．日本人の脳動脈瘤は欧米人より破裂の危険が高い[3]というが，常時，成人の約3％（300万人）に存在する未破裂脳動脈瘤のうち，将来破裂脳動脈瘤は何％であろうか．非破裂脳動脈瘤で生涯を終える場合であっても偶然発見され，不安などが主な理由で手術を受けている患者も少なくない．未破裂脳動脈瘤のうちで将来破裂脳動脈瘤を的確に事前診断することができ，しかも患者家族がリスクを正しく理解して平常生活でき，治療を選択することができれ

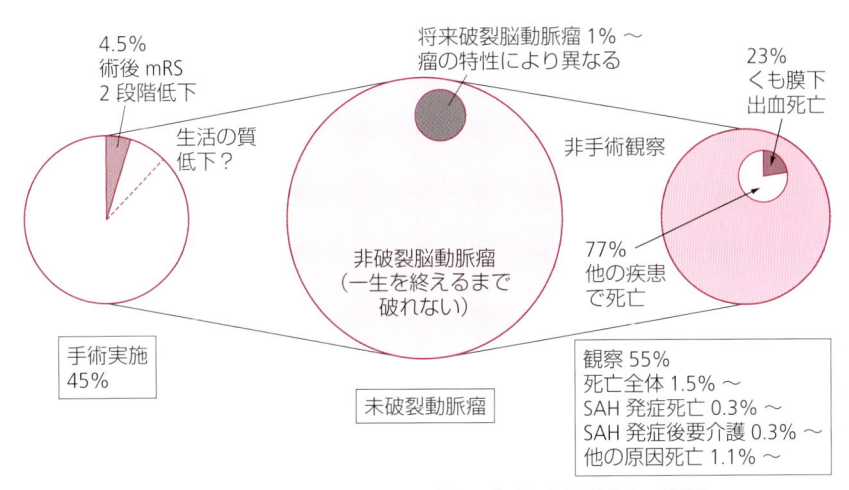

図9-1 未破裂脳動脈瘤と将来破裂動脈瘤，非破裂脳動脈瘤の関係
UCAS Japan ではこのうち 45%の患者が登録後に手術を受けた．UCAS II 中間解析によると術後，日常生活機能が低下（mRS で 2 段階低下）する例が 4.5%であった．

ば，将来破裂脳動脈瘤のみに侵襲的な先制治療を行うことが理想的である．

高齢化社会と未破裂脳動脈瘤

　これまで未破裂脳動脈瘤は破裂すると，直後の死亡率が高く，1 年生存率も 50%程度と救命率が低いことから，径 5～7 mm 以上，またはそれ以下でもリスクの高い形状や部位の場合には開頭クリッピング術，あるいは血管内治療による塞栓術で破裂予防が推奨されている[4]．また年率 1%の確率で破れる脳動脈瘤は，単純計算では例えば 60 歳の人なら 20 年間で累積 20%以上，健康な 75 歳の女性も平均寿命 85 歳であり，10 年で 10%以上は破裂するリスクがあると説明を受けて，治療を考慮することがある．しかし高齢化社会になり，最大の死因ががんであり，生涯 2 人に 1 人ががんに罹患する時代になると，担がん患者では治療しない選択もあるため，このような計算が成り立たない．また長期に観察するほど破裂率が減少してくることが明らかになっている[3]．UCAS Japan では，5,720 例 11,660 動脈瘤・年の観察で 111 動脈瘤が破裂した．死亡した 170 例のうち，39 例（23%）が SAH で残りの 77%は他の疾患を死因としていた（図 9-1 の模式図参考イメージ）[2]．さらに長期の ISUIA 10 年経過の長期予後について，第 37 回日本脳卒中学会でアイオワ大学 Torner 教授は死因の 9%がくも膜下出血，残りの 91%は他の疾患で第 1 位ががん 21%，ついで心疾患 11%と報告した[5]．今後，未破裂脳動脈瘤を有するコホート集団が，どのような長期予後を迎えているのかを検証し，救命を目的とした破裂予防手術の適応範囲や内科治療の有効性について再考することも必要かもしれない．すでに無症候性の頚動脈高度狭窄については，年率の発症率が 1%未満となり，TIA や軽症脳梗塞で症候化することや，長期予後をみると心不全やがんなど他疾患での死亡割合が高く，同側脳梗塞のイベント予防には手術療法より内科治療が最善の治療である[6]との報告もある．未破裂脳動脈瘤検出者に，エビデンスと他疾患や生活，患者特性まで総合的に考慮した良質で専門的な説明

と治療方針を説明することが重要である．経過観察についても，脳神経外科医とともに合併症を併診するチーム医療が必要な時代になってきている．脳神経外科医は使命感をもって最善の手術で根治術に臨んでいるが，UCAS II の中間解析での術後転帰では約 4.5％に mRS で 2 段階以上の日常生活機能低下をきたす永続的な後遺症が出現し，高次脳機能障害を含めると 5.3％に達したと報告されている[7]．日本脳神経外科学会と日本脳神経外科コングレスによる Neuroinfo Japan[8] でも開頭クリッピング術の術後合併症として脳内出血，血管閉塞による脳梗塞，手術中の脳損傷，感染症，痙攣や美容上の問題があり，重篤な合併症は 5〜10％程度，死亡する可能性は 1％程度とされ，血管内治療の合併症も，コイルの逸脱や手技中の血管閉塞，瘤の破裂，血腫の形成などがあげられ，重篤な合併症は 5〜10％程度と記載され，4.5％以上に生活の質の低下が一定割合生じることが推察される（図 9-1）．この頻度は未破裂脳動脈瘤患者の長期予後において 77％以上が他の死因で死亡することも考慮すると，破裂率の低い脳動脈瘤や高齢者の場合，破裂予防手術は慎重に判断すべきであることを示唆している．韓国における保険データベースの未破裂脳動脈瘤の手術の割合は約 20％である[9]．わが国の手術の割合は脳血管内科医からみるとやや高く感じられる．高齢化社会では，未破裂脳動脈瘤は心血管病やがんなど他の疾病の合併症あるいは予測因子の一つとしての見方もあることから，動脈硬化リスク因子を合併する患者では，ただちに手術をせずに経過観察する患者を増やしていくべきではないかと考えている．

UCAS Japan の部位・サイズ別破裂リスクに関する脳血管内科医の見方

UCAS Japan では，観察期間中のオーバーオールの破裂率は 0.95％であり，前交通動脈や内頚動脈-後交通動脈分岐部の瘤では破裂率が高いとされている．わが国のガイドラインでは 5〜7 mm 以上の脳動脈瘤の手術療法が推奨されている．しかしオーバーオールでみた場合の年率約 1％の破裂率に大きく貢献しているのは大型ないし巨大動脈瘤の高率な破裂によるところが大きい．UCAS Japan では 5 mm 未満では全体で 0.36％と非常に低値であり，たとえ ACom，IC-PC であっても 3〜6 mm の範囲ではすべての群の破裂率が 1％以下である．一方，同部位（ACom，IC-PC）で径 10〜24 mm の場合には年率 5.2〜6.1％，25 mm 以上の場合，39.8〜127％で，1 年以内に高率に破裂している計算になる（図 9-2）．5 mm 未満の小型脳動脈瘤の破裂率が低いことについて，論文内の考察では SUAVE study（単発動脈瘤当たり 0.34％／年）[10] と同様の破裂率であり，個々のリスク分析における選択バイアスは小さいと考えられている．さらに UCAS Japan で経過観察された死亡患者 170 例の死因をみると，くも膜下出血が死因に占める割合は 39 例 23％で，残りの 77％は他の原因であった．「脳ドックのガイドライン 2014」の推奨では「未破裂脳動脈瘤を有する患者はもともとさまざまな心血管リスクを有しており，死因もくも膜下出血より他疾患によるものが多い．まず全身の健康を保つことが重要である」と記載されている[2]．これからの Japan standard では初期説明を学際的に見直し，内科視点の心血管病としてのリスクの見方を取り入れることも必要と思われる．

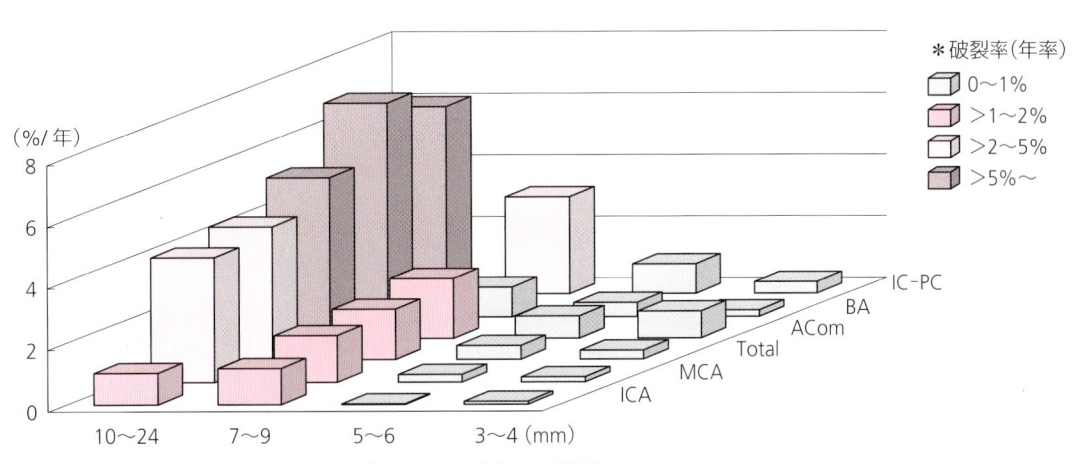

図 9-2 日本人未破裂脳動脈瘤の部位・サイズ別年間破裂リスク

ICA：内頚動脈，MCA：中大脳動脈，Total：全体，ACom：前交通動脈，BA：脳底動脈，IC-PC：後交通動脈．
ここでは部位別で VA（椎骨動脈），Other（その他），および瘤の大きさで 25 mm 以上の群は省略している．
3～4 mm では全体（Total）で 0.36％と非常に低値であり，たとえ Acom，IC-PC であっても 3～6 mm までの範囲ではすべての群の破裂率が 1％以下である．
一方，同部位（ACom，IC-PC）で径 10～24 mm の場合には年率 5.2～6.1％，25 mm 以上の場合，39.8～127％と 1 年以内に高率に破裂している計算になる（p.52，表 7-2 を参照）．
（UCAS Japan Investingators, et al. N Engl J Med. 2012; 366: 2474-82 より抜粋して筆者作成）[2]

脳血管内科での非破裂脳動脈瘤の診療の実際

　脳血管・神経内科では脳梗塞に合併する小型脳動脈瘤がみられた場合，脳ドックガイドラインの指針に基づいて説明し，脳神経外科へもコンサルトした上で脳梗塞再発予防を主たる目的として，外来経過観察している．また脳神経外科で動脈瘤治療の説明を受けたが，内科治療で経過観察を選択した患者も外来で定期的な観察を行っている．2003～2012 年にかけて画像検査で偶発的に脳動脈瘤を診断され，適正な指針で定期的に経過観察している患者 78 例 95 動脈瘤（平均年齢 65±10 歳，女性 71％）について検討したところ[11]，その平均の瘤の大きさは 4.1±2.7 mm（77％が 5 mm 未満）であり，UCAS と比べて小さく，かつ家族歴・breb の合併が少なく，脳梗塞，頚動脈狭窄症，動脈硬化リスク疾患の合併が多かった（表 9-1）．平均観察期間 58 カ月，379 人・年での経過観察において，破裂例は 1 例のみ（0.3％/年）であった．また瘤の増大率は 7 動脈瘤（7％，年率 1.5％）にみられ，経過中に不安から外科治療を受けた患者が 2 名，増大に伴い治療を受けた患者が 1 名であった．患者の約 20％は観察開始時に不安をもっており，その割合は時間経過とともに軽減した．内科医による診療継続率は 60 カ月間で 90％，90 カ月間で 81％と良好であり，6 例の脱落例（平均 79 歳）は認知症 1 例，生活機能低下 1 例，転居 1 例，健在未受診 2 例，不明 1 例であった．連携医療機関（かかりつけ医）の多くは内科医であり，共通の診療認識で患者不安も少なく，定期的な画像評価の継続が可能であった．破裂の 1 例は 74 歳女性で，他院で 14 mm の MCA 脳動脈瘤を指摘後，当科の内科経過観察を希望し，7 年後に 16 mm に増大し破裂した．救急搬送されたが，81 歳で死亡を確認した．

表 9-1 九州医療センター脳血管・神経内科外来における未破裂脳動脈瘤の背景因子, 併存症, 脳動脈瘤のサイズと部位 (UCAS Japan との比較)

・背景因子と併存症 (n=78)

	本研究	UCAS-Japan (2012)*
年齢	66±10 歳	65±10 歳
性別　女性	55 人 (71%)	68%
SAH 家族歴	5 人 (6%)	11%
高血圧	46 人 (59%)	46%
糖尿病	8 人 (10%)	7%
脂質異常症	22 人 (28%)	13%
喫煙習慣	8 人 (10%)	
多発脳動脈瘤	18 人 (23%)	28%
かかりつけ　内科	51 人 (65%)	
循環器科	17 人 (22%)	
脳外科	2 人 (3%)	
その他	8 人 (10%)	

・脳動脈瘤のサイズと部位 (95 脳動脈瘤)

	本研究	UCAS-Japan (2012)*
瘤サイズ	4.1±2.7 mm	5.3±3.3 mm
中央値 (IQR)	3 mm (3-4)	
5 mm 未満	73 個 (77%)	55%
部位　MCA	24 個 (26%)	33%
AComA	5 個 (5%)	15%
ICA (IC-PC 以外)	27 個 (29%)	19%
IC-PC	14 個 (15%)	17%
BA	8 個 (9%)	9%
VA	2 個 (2%)	2%
Other	6 個 (6%)	6%
bleb 形成	6 個 (6%)	14%

*: UCAS-Japan Investigators. N Engl J Med. 2012

生涯累積破裂率やオッズ比より 1 日の破裂リスクの説明

　未破裂脳動脈瘤の自然経過や治療適応, 治療法の選択についてはいまだ確定できないものも多く, 医師から伝えられた情報を正確に理解することが容易ではない. 破裂リスク, 手術リスクは患者には非常に高くとらえられる傾向がある[12].「手術は不要ですが, 万一破れたら救急車で来なさい」といわれ, 大変な不安を抱いている患者に遭遇することがある. 5 mm 未満の小型脳動脈瘤であれば, ただちに予防手術のケースは少なく, まず経過観察が基本である. 無症候性の 5 mm 未満の未破裂脳動脈瘤については生涯累積破裂率や Reference と比較したオッズ比は好ましくなく, 絶対値で説明すべきと考えている. まずリスク因子について説明し, それらの健康管理について説明する. さらに 1 日当たりの破裂率を説明し, 経過観察し, 形状変化なく時間が経過すれば「リスクが年々低くなり, 不安も軽減してきた」と実感できる場合が多い. 破裂の危険について「年率 1 % の破裂率は, 毎日の破裂率に換算すると 1/36,500 であり, 万が一 (1/10,000) という言葉の意味より低い」,「発症は 0 ではない. しかし 36,500 人満員の野球観

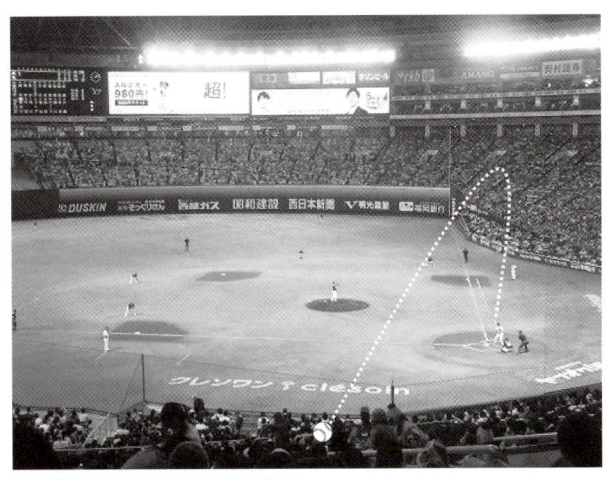

図 9-3 年率 1％の破裂率
万が一説法のイメージ．まずは 1 日の破裂率 1/36,500 は万が一 1/10,000 より低いことを説明し，経過観察でスタートする選択肢もあることを説明する．

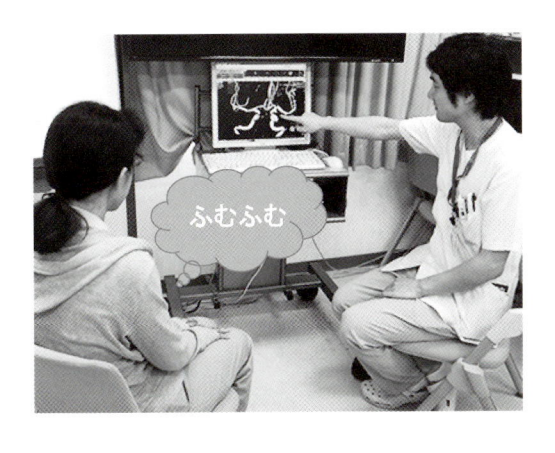

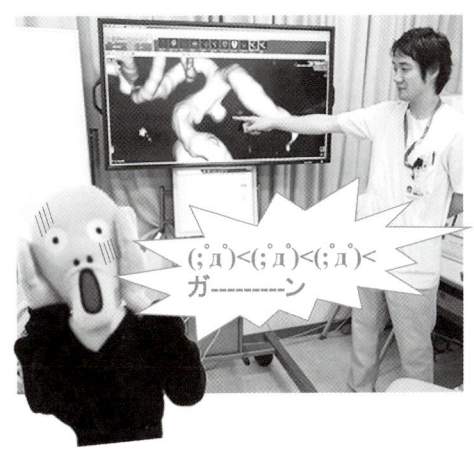

図 9-4 拡大画像のインパクト
造影 CT や MRA などで検査した小型脳動脈瘤を，3 次元画像解析アナライザーを用いて大型ディスプレイで過度に拡大呈示して，形状の特徴を説明することは，過剰な危険意識を喚起させることがある．

戦で毎日ひとつファールボールが飛来して自分の頭に当たる確率」（図 9-3）と説明すると，効果的に不安や焦燥感を軽減することができる（万が一説法）．さらに造影 CT や MRA などで検査した小型脳動脈瘤を，3 次元画像解析アナライザーを用いて大型ディスプレイで過度に拡大呈示して，形状の特徴を説明することは，過剰な危険意識を喚起させることがあるため好ましくなく，慎重に用いるべきと考えている（図 9-4）．ビデオなどによる動脈瘤のリスクの説明が患者の疾患に関する理解を深める上で有用であることが示されている[13]．今後は無症候性小型脳動脈瘤や高齢者の場合，初診時にいかに過剰な心配や不安を軽減し，正しい理解を与えるか，その標準化された説明法を確立し，内科医も学ぶ必要がある．高齢で大型脳動脈瘤を有し，手術リス

クも高いためにあえて内科治療を選択した患者にはリスク管理，破裂誘因回避の指導とともに，むしろ再来のたびにこれまで無事に過ごせてきたことを勇気づけることが大切である．

未破裂脳動脈瘤に対する積極的内科治療

　これまで外科治療が内科治療より患者に有益であることを統計的に証明した大規模研究は存在しない．破裂予防の内科治療は喫煙・多量飲酒を避け，高血圧の治療を行うことが推奨されている[3]．また脳卒中全般や急激な血圧上昇予防にストレス，過労，気温の急激な変動など生活の留意点も指導する．くも膜下出血を引き起こさないための予防として，①若いころからの良い生活習慣を身につけ（0次予防），②高血圧，糖尿病，脂質異常症など動脈硬化の危険因子を治療（1次予防），③脳動脈瘤の定期的な経過観察（1.5次予防），④MRAで脳動脈瘤拡大，脳神経症候などがみられたら速やかに適切な治療を受ける，⑤くも膜下出血後の再発予防（2次予防）でも術後，長期的に経過観察する（図9-5）．危険因子と生活習慣の是正が基本であり，病気を理解し，運動療法，服薬を継続して定期的に経過観察する．

　高血圧では脳に血行力学的ストレスを与え，血管分岐部により嚢状動脈瘤を発生させやすくなる．喫煙やその他の原因で炎症性物質の発現亢進や炎症細胞の浸潤が生じ，組織分解酵素やサイトカインの作用により内弾性板が消失し，中膜が菲薄化する．さらに血行力学的ストレスとともに一連の炎症サイクルが持続し，動脈瘤の増大・破裂を招くものと考えられる．血圧管理については脳動脈瘤管理に限定した指標はないが，一般的な若年・中高年者で135/85 mmHg未満，高齢者でも140/90 mmHg未満を厳格に達成する．抗血小板薬アスピリンについては未破裂脳動脈瘤患者で週3回以上服用した患者で，むしろ破裂率が低かった[15]ことから抗炎症作用などの

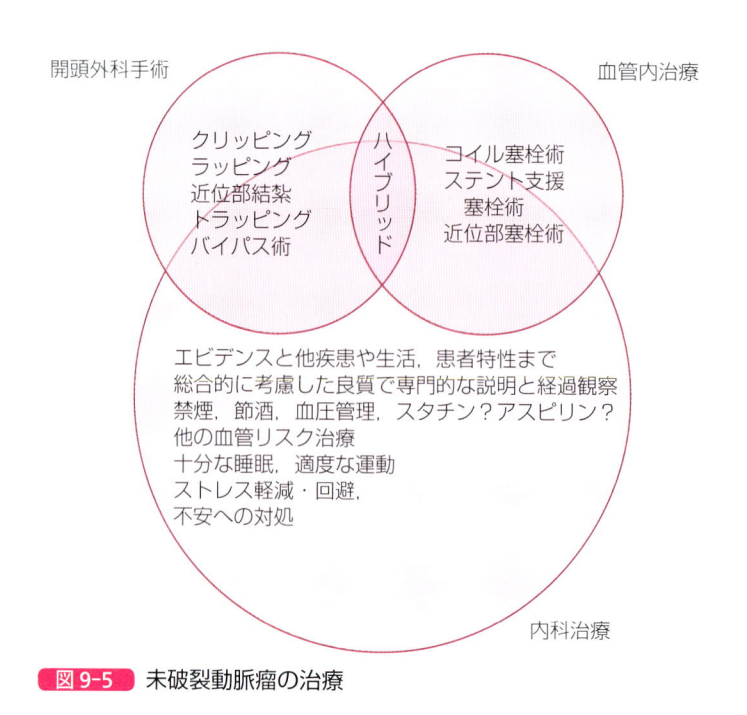

図9-5 未破裂動脈瘤の治療

関与が考えられている．脂質異常症合併者で破裂率が低いという報告がある．ラット脳動脈瘤のモデルを用いた実験的研究からはスタチンの投与で既存の動脈瘤に対する増大抑制効果がみられたとの報告[16]がある．スタチン投与と脳動脈瘤増大抑制に関する臨床研究は，現在，わが国の脳神経外科基幹施設を中心に，スタチンによる脳動脈瘤増大抑制効果に関する前向き試験 SUAVE-PEGASUS が進行中である[17]．より増大・破裂率の高い多発脳動脈瘤を対象とした，初の前向き試験として，脳動脈瘤に対するスタチンの有効性を検証する試験であり，その結果が期待される．

まとめ

　本章では，脳動脈瘤の初期説明と内科治療の重要性を中心に述べた．高齢化社会になり，小型脳動脈瘤を有する高齢者の場合は他の疾患での死亡例が多く，全身的な健康管理が重要である．そのためには健康寿命の延伸と総合的な心血管イベントの予防，生活の質の維持または改善を重視する脳動脈瘤管理という，新たな治療コンセンサスを醸成させていくことが必要であろう．脳神経外科医と脳血管内科医とが協調しながら新たな Japan standard を模索し，これからの未破裂脳動脈瘤管理に内科視点の説明や心血管病の総合的な管理をめざしたチーム診療の推進が盛り込まれることを期待したい．

◆文献

1) 厚生労働省．平成 25 年（2013）人口動態統計の概況．http://www.mhlw.go.jp/tokei．
2) USAS Japan Investigators, Morita A, Kirino T, et al. The natural course of unruptured cerebral aneurysm in a Japanese cohort. N Engl J Med. 2012; 366: 2474-82.
3) Greving JP, Wermer MJ, Brown RD Jr, et al. Development of the PHASES score for prediction of risk of rupture of intracranial aneurysms: a pooled analysis of six prospective cohort studies. Lancet Neurol. 2014; 13: 59-66.
4) 日本脳ドック学会脳ドックの新ガイドライン作成委員会，編．5 発見される代表的な異常とその対策．3) 未破裂脳動脈瘤の対応．In: 脳ドックのガイドライン 2014．札幌: 響文社; 2014. p.71-88.
5) Torner JC. Long-term outcomes of patients with cerebral aneurysms: international study of unruptured intracranial aneurysms. 第 37 回日本脳卒中学会総会抄録集．2012.
6) Marquardt L, Geraghty OC, Mehta Z, et al. Low risk of ipsilateral stroke in patients with asymptomatic carotid stenosis on best medical treatment: a prospective population-based study. Stroke. 2010; 41: e11-7.
7) 森田明夫，UCAS JapanII 研究者グループ．UCAS II における未破裂脳動脈瘤治療成績: 中間報告-日本における未破裂脳動脈瘤の現状とスタンダードの追求．脳神外ジャーナル．2011; 20: 489-90.
8) Neuroinfo Japan 脳神経外科疾患情報ページ．未破裂脳動脈瘤．http://square.umin.ac.jp/neuroinf/medical/102.html
9) Lee EJ, Lee HJ, Hyun MK, et al. Rapture rate for patients with untreated unruptured aneurysms in South Korea during 2006-2009. J Neurosurg. 2012; 117: 53-9.
10) Sonobe M, Yamazaki T, Yonekura M, et al. Small unruptured intracranial aneurysm verification study: SUAVE study, Japan. Stroke. 2010; 41: 1969-77.
11) 岡田 靖，湧川佳幸．非破裂脳動脈瘤 内科医の立場から．第 22 回日本脳ドック学会総会．平成 25 年 6 月 21 日．仙台．
12) King JT Jr, Yonas H, Horowitz MB, et al. A failure to communicate.patients with cerebral aneurysm and

vascular neurosurgeons. J Neurol Neurosurg Psychiatry. 2005; 76: 550-4.
13) Nozaki K, Okubo C, Yokoyama Y, et al. Examination of the effectiveness of DVD decision support tools for patients with unruptured cerebral aneurysms. Neuro Med Chir (Tokyo). 2005; 47: 531-6; discussion 536.
14) Hasan DM, Mahaney KB, Brown RD Jr, et al. Aspirin as a promising agent for decreasing incidence of cerebral aneurysm rupture. Stroke. 2011; 42: 3156-62.
15) Aoki T, Kataoka H, Ishibashi R, et al. Simvastatin suppresses the progression of experimentally induced cerebral aneurysms in rats. Stroke. 2008; 39: 1276-85.
16) 吉田和道, 青木友浩, 片岡大治, 他. スタチンと脳動脈瘤. 脳と循環. 2013; 18: 137-41.

〈岡田 靖, 湧川佳幸〉

10 未破裂脳動脈瘤の治療適応

はじめに

　未破裂脳動脈瘤（unruptured cerebral aneurysm: UCA）に対する治療は，1990年代からのMRI普及によるUCAの発見と[1]，くも膜下出血による悲惨な患者予後を憂慮する脳神経外科医の立場から，本邦では積極的に予防的介入が行われるようになってきたが，2000年前後のUCAの破裂の危険性をめぐる論争[2]や治療方法の選択の議論など，治療の正当性と妥当性については，今もって多くの問題をはらんでいる．

　本稿では，UCAの治療適応につき，いくつかの因子からその正当性と妥当性につき考察する．UCAの治療適応を考慮する場合，それが無症候であるか症候性であるかで治療適応が大きく分かれるため，本稿では主に無症候で中ないし小型のUCAにつき述べ，治療適応について比較的議論の少ないと思われる症候性または大型のUCAについては最後に記述する．

UCAの治療背景

　破裂脳動脈瘤の再出血阻止とUCAの将来の出血予防のための外科的治療介入は，実践される手技が同一であるために，しばしば同じ範疇の問題として語られることがあるが，その背景には大きな相違がある．脳動脈瘤破裂によるくも膜下出血（subarachnoid hemorrhage: SAH）の場合には，発症時の患者の状態や再出血の危険から，医療者側の急性期治療に対する考えと，患者や家族側の受け入れに大きな齟齬は生じない場合が多い．しかし，UCAの治療に関しては，厳密に論理的なインフォームド・コンセントを実施しようとした際に，現在の脳神経外科は表10-1に示す基本的情報を正確には把握していない．つまり，未破裂脳動脈瘤の治療適応を考える際には，「治療に伴う不利益が，将来くも膜下出血になった場合の不利益より少ない」こと

表10-1 Factors affecting treatment indication for unruptured cerebral aneurysms

- Logically justifiable evidence for prophylactic procedures for UCA
- Individual risk of rupture from known targeted UCA
- Individual risk of treatment complication
- Reasonable selection criteria for neck clipping or coil embolization for UCA
- Efficacy of uncertain or undetermined result of incomplete or new concept treatments

UCA: unruptured cerebral aneurysm

が前提となり，さらに「経過観察した場合にくも膜下出血にならずに天寿を全うした可能性」についても考慮しなければならないため，客観的数値で示しがたいグレーの部分があり，これらは将来的にも明確にすることが困難である[3,4]．このようなUCAの治療決定に影響する因子と課題について順次述べる．

無症候性小型のUCA治療決定に関わる因子

　無症候性小型のUCAについて治療適応を議論する際には様々な要因について治療に至るまでが決定されていく[5]．その因子には大きく，①動脈瘤固有の因子（動脈瘤側因子＝サイズや部位，形状など），②環境と患者側因子（生活習慣や全身状態，年齢，精神状態，人生観など），③治療方法の選択の妥当性（クリッピング術かコイル塞栓術か）や，治療に伴う合併症の程度とその頻度，の3つがあげられる．医療者と患者はそれぞれを考慮して，最終的に治療か経過観察かを決定するわけであるが，情報が医療者側に多い不均衡性は本来的にあり，個別的情報に乏しくかつ中間的解決策を欠く状況下であるため，しばしば合理的意思決定は困難となるのである．

動脈瘤固有の因子

　動脈瘤固有の因子については別項でも記載されているが，本項ではその歴史的背景と現在コンセンサスを得ていると思われる内容についてまとめる．

　未破裂脳動脈瘤の破裂率に関しては，ISUIA (NEJM, 1998) による「10 mm以下の脳動脈瘤の年間破裂率0.05%」の発表をきっかけに[6]，多くの前方視的研究が開始された．ISUIAを前方視的に経過観察したISUIA II (Lancet, 2003) では，SAHの既往のない前方循環の動脈瘤の年間破裂率は7 mm未満0%，7～12 mm 2.6%，13～24 mm 14.5%，25 mm以上40%で，後方循環の動脈瘤は7 mm未満0.5%，7～12 mm 14.5%，13～24 mm 18.4%，25 mm以上50%と報告されており，動脈瘤全体で0.78%という結果となった[2]．

　本邦発の5 mm未満の未破裂脳動脈瘤を保有する患者についての疫学研究（SUAVe study）では，50歳未満，4 mm以上，高血圧保有，多発性が破裂の有意な危険因子であったと報告している[7]．

　Juvelaらは，142例181動脈瘤を0.8～52.3年follow upし，年間破裂率1.1%，10年で10.5%，20年で23%，30年で30.1%と報告している．また破裂の危険因子は7 mm以上で2.6倍，前交通動脈瘤が3.73倍，喫煙2.44倍，加齢により1年ごとに0.96%ずつ上昇，週100 gの飲酒で1.27%上昇することを示した[8]．

　本邦発の最もエビデンスレベルの高い研究として，日本未破裂脳動脈瘤悉皆調査（以下UCAS Japan）があるが，それによると，年間の破裂率は5～6 mmで0.5%，7～9 mmで1.69%，10～24 mmで4.37%，脳動脈瘤全体では0.95%（111/11,660例）という結果であった．また破裂の相対危険度は3～4 mmの動脈瘤に対し，5～6 mmで1.13倍，7～9 mmで3.35倍，10～24 mmで9.09倍，25 mm以上で76倍であった．UCAS Japanの登録症例は中大脳動脈瘤が36%で最も多く，次いで内頚動脈瘤34%であった．部位別の相対危険度は中大脳動脈瘤に対し，内頚動脈-後交通分岐部動脈瘤が1.90倍，前交通動脈瘤が2.02倍という結

果が示された．形状と破裂の危険性についても，daughter sac のないものと比較して daughter sac のあるものは 1.64 倍の出血の危険性があることも明らかとなった[9]．

すなわち，これらの動脈瘤側因子をエビデンスに基づき整理すると，
① 年間の破裂率はおおむね 1％である
② 大きさは最大径で 5 ないし 7 mm 以上から破裂の危険が高まる
③ 部位は前交通動脈，後交通動脈の動脈瘤で破裂の危険が高い
④ 形状の不整なものは破裂のリスクが高い
ということになる．

環境と患者側因子

ここでは，UCA 破裂の環境因子と，治療決定に関わる患者側の個別因子につき述べる．

UCA 破裂の環境因子

UCA を保有する患者の破裂の環境因子の危険性については，近年多くの論文があり，「脳卒中治療ガイドライン 2015」では「くも膜下出血の発症予防」について以下のように記載されている[10]．

推奨
1. くも膜下出血をきたす危険因子としては喫煙習慣，高血圧保有，過度の飲酒があげられ，これらの危険因子を持ち合わせる人では，その改善が望ましい（グレード A）．
2. くも膜下出血の最大の原因である脳動脈瘤が発見された場合は，その背景や条件などを踏まえて出血予防処置の適応について慎重に考慮するよう勧められる（グレード B）．

SAH 発症予防について 2015 年度版ではいくつかの変更点があり，その内容を表 10-2 に記載する[10]．

これらを踏まえると，UCA 破裂の環境因子として最も考慮しなければならないのは，「喫煙，高血圧，過度の飲酒」の回避であり，生活習慣上これらの改善が見込めない患者は，治療介入を考慮する要因となりうる．また，参考として「女性は男性より」，「家族歴がある患者はない患者より」治療をより考慮すべきである，という見解も成り立つ．

表 10-2　脳卒中治療ガイドライン 2015 改訂　SAH 発症予防

エビデンスレベル 1	喫煙習慣，高血圧保有，1 週間に 150 g 以上の飲酒は，脳動脈瘤破裂の危険因子であり，それぞれの相対危険率は，1.9，2.8，4.7 となり，飲酒は最も危険な因子とされる．
エビデンスレベル 2	夏より冬に多いという季節性はあるが，気候（温度，気圧，湿度）との関連はない．
エビデンスレベル 3	一親等以内の脳動脈瘤保有の家族歴は破裂の危険因子． 人種（日本，フィンランド），女性が独立した危険因子．
エビデンスレベル 4	スタチンと降圧剤の中止が破裂の危険を上昇． アスピリン内服と禁煙は危険を低下．

(小川 彰，他編．脳卒中治療ガイドライン 2015．東京：協和企画; 2015. p.184-5)[10]

治療決定に関わる患者側因子

脳動脈瘤が発見された事実によって生じる患者側因子が存在する．MRI で UCA が発見される場合，まず MRI 受診の動機に健康への関心が高いというバイアスがありうる．これは，頭痛やめまいなどの良性疾患で検査したケース，脳ドックで発見されたケース，家族や身近な人が脳血管障害を発症したケースなど，いずれも「自分の脳に何らかの異常があるのではないか」という関心をもった患者が受診しているため，この時点ですでに治療に積極的姿勢を示す心理的なバイアスがかかっている可能性は否定できない．

また，UCA 発見を契機として，生活の質（quality of life：QOL）が低下し，さらに治療により QOL が改善したという報告もあり，これは，UCA 発見による「いつ破裂するかわからない」という心理的負荷が QOL を下げ，治療介入により不安が取り除かれた結果，QOL が上がったとする見解である[11]．

別の前向き研究「患者満足度の観点からみた UCA 治療適応の個別因子に関する検討」では，患者側の治療を決定づける因子として，①現年齢での将来の SAH の可能性，②身近な人（血縁ではない）の SAH の存在，③説明する医師への信頼，④病院への信用，の 4 つの項目が有意な影響因子であったという結論が導かれており[12]，患者は，医療者側が治療介入を考える動脈瘤固有の因子とは別の観点から治療を考慮しているという結果は興味深い．

患者心理に基づいた治療決定因子に影響を与えうるのは，現年齢からの動脈瘤別生涯破裂率であろうと思われる．患者側の，「自分の UCA が今後何年破裂しないのか，その可能性は何％なのか」という問題については，現時点で医療者側は答えをもっていない．年間出血率を r ％と仮定した場合の 1 年目の破裂しない率は 1 − r ％であるが，これが長期にわたることから，計算上は生涯出血率を $1-(1-r)^{余命(年)}$ ％とすることができる．具体例をあげると 70 歳の平均余命（男性 15.1 年，女性 19.6 年）では，年間出血率 1 ％の動脈瘤の生涯破裂率は，男性は $(1-0.99)^{15}$ ＝ 1 − 0.860 ＝ 14 ％，女性は $(1-0.99)^{20}$ ＝ 1 − 0.818 ＝ 18 ％となる．

前述の Juvela らの報告では，累積破裂率について 10 年で 10.5 ％，20 年で 23 ％，30 年で 30.1 ％となり，年間破裂率から単純計算した値に比較的近い．破裂の危険因子は 7 mm 以上で 2.6 倍，前交通動脈瘤が 3.73 倍，喫煙 2.44 倍，加齢により 1 年ごとに 0.96 ％ずつ上昇し，週 100 g の飲酒では 1.27 ％上昇することなどを示している[8]．これもあくまで 1 つの指標に過ぎず，個々の治療介入には上述した事情を反映した決定がなされているのが現状である．

治療選択の妥当性と容認される合併症の程度

現在の UCA の治療は，クリッピング術と血管内コイル塞栓術の 2 つの治療手技を有する状況となって久しいが，いずれの治療がどのような根拠で選択されているかの指針はいまだ確立していない．さらに，治療の根治性と許容されうる合併症の頻度についても，いまだ議論の多いところである．その原因として，①歴史的にクリッピングが治療として先行しており動脈瘤の根治性も高かった，②血管内治療が取り入れられていく過程で施設間格差が生じた，③不完全治療の多かった血管内治療がデバイスの進歩により根治性が上がった，などがあげられ，これが治療にダブルスタンダードを生んだと考えられる．

血管内治療に関しては，クリッピングで血管内膜を寄せて動脈瘤を正常血管構造から切り離す

表 10-3　Comparison of surgical and endovascular results of unruptured cerebral aneurysms

Auther	Year	Treatment	Morbidity	Mortality
Johonston SC[20]	2001	Surgery Coil	24.80% 9.60%	3.10% 0.60%
Higashida RT[14]	2007	Surgery Coil	13.20% 6.60%	2.50% 0.90%
Kim JE[15]	2010	Surgery Coil	8.40% 6.30%	0.40% 0.20%

という作業と本質的に異なる手技であるため，その根治性については長く疑問視されていたが，近年では手技やデバイスの進歩により良好な成績を収めている報告も多い[13]．

また治療合併症については，クリッピング術のリスクは，諸家の報告をまとめると，morbidity 0～20%，mortality 0～3%[2,14~16]，一方，血管内コイル塞栓術は，morbidity 0.3～10.6%，mortality 0～1.7%[2,17~19] とされている．これも転帰の評価基準や対象となったUCA が様々であり，一概にこれらの結果を比較することはできない（表 10-3）．しかし，ISUIA 2003 では，血管内治療振り分け群の方が morbidity，mortality ともに低いことが示されている．さらに，近年では治療後の高次脳機能障害についても評価が重要視されており[2]，現在，開始された日本脳神経外科学会の Japan Neurosurgery Registry on National Clinical Database（JNR）による UCA 治療登録では，術前後の MMSE の評価が義務づけられており，他の合併症も含めその結果が待たれるところである．

以上の結果を踏まえて，「脳ドックガイドライン 2014」では表 10-4 のような対応が推奨されている[21]．

症候性または大型の UCA 治療

　原則として症候性 UCA は治療適応となる．小型だが症候性 UCA については，動眼神経麻痺発症の内頚動脈-後交通動脈分岐部動脈瘤などで頻繁に経験されるが，短時間での増大とその後の破裂の危険性を考慮した場合，治療介入については切迫破裂として SAH と同様のコンセンサスは得られていると考えられる．

　症候の有無にかかわらず大型 UCA に関しては，治療の侵襲度・合併症の大きさとその出現頻度から，将来の出血のリスクは高いが治療のリスクも高いというジレンマがあり，一括りで治療適応を論ずることは難しい．25 mm 以上の巨大 UCA については，UCAS Japan によると 2 年間で 50% 以上が破裂したという結果を示しており[8]，治療介入を積極的に考慮しなければならないが，内頚動脈中枢の大型 UCA と後方循環の治療困難な巨大 UCA，中大脳動脈や前大脳動脈の末梢性大型 UCA などでは，治療選択につき個別に考慮する必要がある．大型 UCA の技術的記載は別にまとめられているため本項では割愛するが，flow diverter stent の承認を間近に控えており，この領域についての今後の展開が期待される．

表 10-4 未破裂脳動脈瘤の対応（脳ドックガイドライン 2014 より）

（推奨）

1. 未破裂脳動脈瘤は 30 歳以上の成人に比較的高頻度（3%強）に発見される．特に高血圧患者，喫煙者，脳卒中の家族歴を有する患者では注意を要する．
2. 非侵襲的診断法（MRA や 3D-CTA）による正診率は 90%弱である．特に小型の瘤，前交通動脈，内頚動脈-後交通動脈部では正診率は低い傾向にある．治療を計画する場合には，カテーテル法の脳血管撮影を追加するなど慎重な画像評価を要する．
3. 未破裂脳動脈瘤診断により患者がうつ症状・不安を来たすことがあるため，インフォームドコンセントに際してはこの点への配慮が重要である．うつ症状や不安が強度の場合はカウンセリングを推奨する．
4. 患者および医師のリスクコミュニケーションがうまく構築できない場合，他医師または他施設によるセカンドオピニオンが推奨される．
5. 未破裂脳動脈瘤の自然歴（破裂リスク）から考察すれば，下記の特徴を有する病変はより破裂の危険性の高い群に属し，治療等を含めた慎重な検討をすることが推奨される．
   ①大きさ 5〜7 mm 以上の未破裂脳動脈瘤
   ②上記未満であっても，
   a. 症候性の脳動脈瘤
   b. 前交通動脈，内頚動脈-後交通動脈部などの部位に存在する脳動脈瘤
   c. Aspect（dome/neck）比が大きい・size 比（母血管に対する動脈瘤サイズの比）の大きい瘤，不整形・ブレブを有するなどの形態的特徴をもつ脳動脈瘤
6. 開頭手術や血管内治療などの外科的治療を行わず経過観察する場合は，喫煙・多量の飲酒を避け，高血圧を治療する．経過観察する場合は半年から 1 年毎の画像による経過観察を行うことが推奨される．
7. 脳動脈瘤の破裂率は発見から比較的早期に高いことが示されている．大型や多発瘤は増大することも多く，経過観察する場合には，早期に経過観察を一度行うことが推奨される．
8. 経過観察にて瘤の増大や変形，症状の変化が明らかとなった場合，治療に関して再度評価を行うことが推奨される．
9. 未破裂脳動脈瘤を有する患者はもともと様々な心血管リスクを有しており，死因もくも膜下出血よりも他疾患によるものが多い．まず全身の健康を保つことが重要である．

（脳ドックの新ガイドライン作成委員会，編．5-3）未破裂脳動脈瘤の対応．In：脳ドックのガイドライン 2014．札幌：響文社：2014. p.71-84 より）[21]

以上，主に無症候性で小型の未破裂脳動脈瘤の治療適応に関わる問題について考察した．

◆文献

1) Horikoshi T, Akiyama I, Yamagata Z, et al. Retrospective analysis of the prevalence of asymptomatic cerebral aneurysm in 4518 patients undergoing magnetic resonance angiography. Neurol Med Chir (Tokyo). 2002; 42: 105-12.
2) Wiebers DO, Whisnant JP, Huston J 3rd, et al. Unruptured Intracranial aneurysms: natural history, clinical outcome, and risks of surgical and endovascular treatment. Lancet. 2003; 362: 103-10.
3) 塩川芳昭，齋藤 勇．脳動脈瘤の疫学．Clin Neurosci. 1999; 17: 14-9.
4) 塩川芳昭．クモ膜下出血治療の近未来．分子脳血管病．2007; 6: 182-7.
5) 塩川芳昭．小型の無症候性未破裂脳動脈瘤に対する治療適応と外科治療の現状・展望．脳神外ジャーナル．2011; 20: 491-8.
6) International Study of Unruptured Intracranial Aneurysms Investigators. Unruptured intracranial aneurysms-risk of rupture and risks of surgical intervention. N Engl J Med. 1998; 339: 1725-33.
7) Sonobe M, Yamazaki T, Yonekura M, et al. Small unruptured aneurysm verification study: SUAVe Study,

Japan. Stroke. 2010; 41: 1969-77.
8) Juvela S, Poussa K, Lehto H, et al. Natural history of unraputred intracranial aneurysms: a long-term folllow up study. Stroke. 2013; 44: 2414-21.
9) UCAS Japan Investigators; Morita A, Kirino T, Hashi K et al. The natural cource of unruptured cerebral aneurysms in a Japanese Cohort. N Engl J Med. 2012; 366: 2474-82.
10) 小川 彰, 他. 脳卒中ガイドライン委員会, 編. IV-1 クモ膜下出血の発症予防. In: 脳卒中治療ガイドライン 2015. 東京: 協和企画; 2015. p.184-5.
11) Yamashiro S, Nishi T, Koga I, et al. Improvement of quality of life in patients surgically treated for asymptomatic unruptured intraclanial aneurysms. J Neurol Neurosurg Psychiatry. 2007; 78: 497-500.
12) 鳥居正剛, 齋藤 勇, 田村 晃, 他. 患者満足度の観点からみた未破裂脳動脈瘤治療適応の個別的決定に関する因子の検討. 脳卒中の外科. 2012; 40: 402-8.
13) Higashida RT, Lahue BJ, Torbey MT, et al. Treatment of unruptured intracranial aneurysms: a nationwide assessment of effectiveness. AJNR. 2007; 28: 146-51.
14) Kim JE, Lim DJ, Hong CK, et al. Treatment of unruptured intracranial aneurysms in South Korea in 2006:A nationwide multicenter survey from the Korean society of cerebrovascular surgery. J Korean Neurosurg Soc. 2010; 47: 112-8.
15) Moroi J, Hadeishi H, Suzuki A, et al. Mobidity and mortality from surgical treatment of unruptured cerebral aneurysms at Reseach Institute for Brain and Bllod Vessels-Akita. Neurosurgery. 2005; 56: 224-31.
16) Ogilvy CS, Carter BS. Stratification of outcome for surgically treated unruptured intracranial aneurysms. J Neurosurg. 2003; 52: 82-7.
17) Pierot L, Spelle L, Vitry F. Immediate clinical outcome of patients harboring unruptured intracranial aneurysms. Neurosurgery. 2008; 39: 2497-504.
18) Pierot L, Spelle L, Vitry F. Similar safety centers with low and high volumes of endovascular treatments for unruptured intracranial aneurysms: evaluation of the analysis of treatment by endovascular approach of nonruptured aneurysms study. AJNR Am J Neuroradiol. 2010; 31: 1010-4.
19) Van Rooij WJ, Sluzewski M. Procedural morbidity and mortality of elective coil treatment of unruptured intracranial aneurysms. AJNR Am J Neororadiol. 2006; 27: 1678-80.
20) Johnston SC. Zhao S, Dudley RA, et al. Treatment of unruptured cerebral aneurysms in California. Stroke. 2001; 32: 597-605.
21) 脳ドックの新ガイドライン作成委員会, 編. 5-3) 未破裂脳動脈瘤の対応. In: 脳ドックのガイドライン 2014. 札幌: 響文社; 2014. p.71-84.

〈山口竜一, 塩川芳昭〉

11 未破裂脳動脈瘤のマルコフモデル解析

序論

　未破裂脳動脈瘤の自然歴に関しては，近年，多くのデータが蓄積されつつあり，臨床を行う上で，参考にすることができる[1-4]．多くの場合，データは，動脈瘤の年間破裂率の形で与えられ，動脈瘤のサイズや場所，形状が，破裂率に影響を与えることが知られている．これらの結果に基づいて，未破裂脳動脈瘤の治療のガイドラインを作成する試みも行われており，いくつかの点については，コンセンサスが形成されつつあるようにも思われる[5-7]．

　このコンセンサスの形成に，最も大きな影響を与えたのが，1998年と2003年に発表された，International Study of Unruptured Intracranial Aneurysm (ISUIA) であろう[1,2]．大規模な調査により，直径の小さい未破裂脳動脈瘤（1998年の論文では10 mm，2003年の論文では7 mm で区分）の年間出血率が，従来の報告より際立って小さいことが示されたことは，当時多くの脳神経外科医にとって驚きであった[8]．

　しかしながら，当時，脳外科臨床医にとって最も疑問であったことは，破裂脳動脈瘤の直径の分布のmedian が 10 mm 弱程度であることと[9-13]，このISUIA の data に整合性があるのかどうかという点であった．この点に関しては，現在でも論争のある点であり，「破裂脳動脈瘤のサイズ分布から考えて，小さい動脈瘤も破裂するのであるから，治療すべきである」という根拠をもとに，5 mm 以下の小さい動脈瘤も治療するという脳外科医も現実に存在する[9,11,14]＊．この意見は確かに直感的に正しいと感じられるが，実際の臨床を行う基準とするためには，慎重な考察が必要と思われる．

　筆者は，ISUIA のデータと，破裂脳動脈瘤のサイズ分布の整合性という問題点を解決することを目的として，未破裂脳動脈瘤のマルコフ過程モデルによるシミュレーションを行い，結果を2006 年に発表した[15]．この論文は，批判も浴びはしたが[16]，その後，他の論文での引用もされており，一定の評価も得ているものと愚考している．上記のように，現在も，この問題に関して論争が継続している点を考えれば，この機会に，この論文の内容を簡単に振り返り，また，このモデルを用いた若干の新たな分析結果を公表することも，あながち無意味なことではないと思われる．

　脳動脈瘤の自然歴，すなわち発生，成長，破裂に関しては，まだ不明なことが多い．しかしな

＊ 例えば，Hernesniemi[9] は，2008 年の論文で，次のように述べている．"Consequently, about half of the ruptured anterior communicating aneurysms were less than 7 mm, which …… show that small aneurysms are dangerous and puts the results of the ISUIA study into question."

がら，我々臨床家は日々の症例に対して判断を下さなければならず，自然歴が完全に解明されるのを待つことはできない．現時点でできる最大限のことは，現在ある確実なデータに基づいて一定の蓋然性のある推論を行い，その結果に基づいて理性的な判断を行うことであると思われる．

目的

シミュレーションの目的

脳動脈瘤の自然歴は極めて複雑な現象ではあるが，ある一定の仮定を置くことで比較的シンプルなモデルに還元することができる．このようなモデルは，もとより，現象を正確に記述するものではないが，モデルに一定の限界があることさえ意識していれば，現象をよりよく理解するのに役立てることができる．モデルが多くの点で現実のデータと整合性があることが確認できれば，そのモデルを用いて導き出される結果に対しても，一定の信頼を置くことができるであろう．

前回導出した結果と，今回の新たな解析

前回の論文[15]では，次節に記載するマルコフ過程モデルを使って，以下の4つの結果を導出した．
①未破裂脳動脈瘤の一般人口での有病率
②くも膜下出血の年間発生率
③未破裂および破裂脳動脈瘤のサイズ分布
④いくつかの年齢，動脈瘤サイズを仮定した場合の，終身破裂確率

上記のうち，①から③までの結果は，次節以下に示すように，実際の文献上のデータに，かなりよく一致している．このことから，このモデルを使って導き出される，上記④の結果についても，ある程度の信頼性をもってみることができると考えた．
これに加えて，今回は，新たな試みとして，社会的視点からの一つの分析を行ってみた．すなわち，一定の大きさ以上の未破裂脳動脈瘤をすべて治療すると仮定した場合，くも膜下出血の発生率がどのように変化するかをシミュレーションしてみるということである．何ミリ以上の大きさの動脈瘤を治療する方針とするかを，いくつかの段階に（治療なし，10 mm，7 mm，5 mm，3 mm）設定し，それぞれの場合に，くも膜下出血の年間発生率がどのように変化するかを計算した．

マルコフ過程モデル

モデルの核

マルコフ過程と書くと難しく聞こえるが，要するに，1人の人が1年間を生きるプロセスを1サイクルとして考えるということである．ある人がこのサイクルを過ぎる間に，脳動脈瘤は，あ

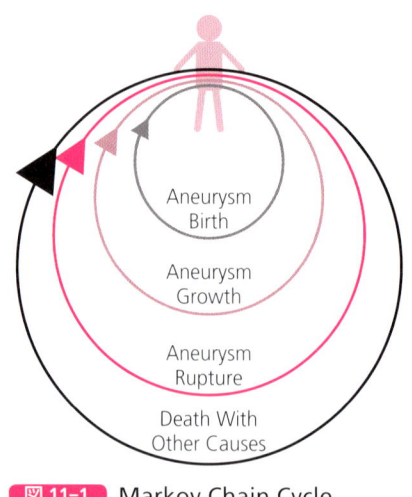

図 11-1 Markov Chain Cycle

る確率で発生し，また，すでにある脳動脈瘤は一定のルールのもとに成長し，一定の確率関数で破裂する．また，この1サイクル間に，自然死も，ある一定の確率関数に従って起きる（図 11-1）．

　これらのいくつかの確率の関数を定義してやることができれば，1人の人の誕生から死までを，コンピューター上でシミュレートすることができる．また，ある一定の年齢分布をもった人口を，コンピューター上で形成することができ，この virtual population を調査して，未破裂脳動脈瘤の有病率やサイズ分布を調べることができる．また，この人口を，1年間の周期をくぐらせることにより，年間のくも膜下出血の発生率を計算することができる．

4つの仮定

　具体的にモデルを作成するためには，いくつかの仮定をおく必要がある．これらの仮定のいくつかは，かなり恣意的であり，モデル自体は仮説の域を出ないが，実際のデータを比較的よく説明できる仮説を提示したものとしてご理解いただきたい．

動脈瘤の生成

　動脈瘤の発生率に関する統計は存在しないため，ある程度恣意的に仮定をおく必要があった．発生確率（yearly origination rate）は出生時から年齢が増すごとに線形に増大するという仮定を置いた．

$$yearly\ origination\ rate = b \times age \tag{1}$$

　係数 b の値は，pilot study で，一般人口の未破裂脳動脈瘤の有病率が4%程度となるように調整し，0.5×10^{-4} と，恣意的に決定した．

動脈瘤の成長

　これに関しても，統計的データはほとんど存在しない．動脈瘤の年間成長率（D）は，動脈瘤年齢（aneurysm age）の3乗根に比例するという仮定をおき，

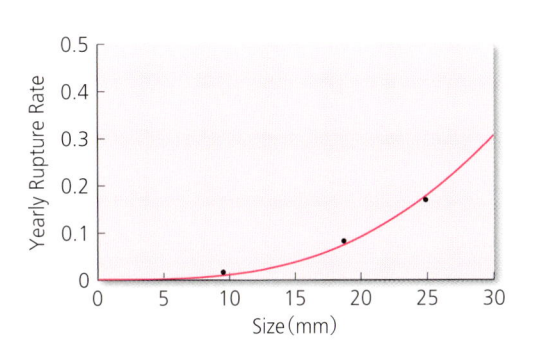

図 11-2 動脈瘤サイズと破裂確率

$$D = c \times \sqrt[3]{aneurysm\ age} \tag{2}$$

　係数 c の値は，pilot study で，一般人口の未破裂動脈瘤の平均サイズが 5 mm 程度になるように調整し，2.5 と，恣意的に決定した．

動脈瘤の破裂確率

　この値は，ISUIA の 2003 年の論文の，prospective branch での，動脈瘤の既往のない患者の年間破裂確率に基づいて決定した．この際に，動脈瘤の破裂確率は，動脈瘤の直径の 3 乗に比例して増大するという仮定をおき，上記データに regression を用いて（図 11-2），動脈瘤のサイズ d が与えられた際の年間は列確率 $p\,(d)$ を，次のように決定した．

$$p\,(d) = 1.14 \times 10^{-5} \times d^3 \tag{3}$$

自然死

　年齢 x に達した人の，年間死亡率 [$p\,(x)$] は，1990 年の日本の生命表に基づいて下記のように決定した[17]．

$$p\,(x) = e^{-10.58 + 0.095x} \tag{4}$$

　これらの仮定をおくことで，人が生まれてから，毎年，このサイクルを繰り返していく様子を，コンピューター上でシミュレートすることができ，「ある年齢の人」をコンピューター上で作成することができる．このように，多くの人を作成して，任意の年齢構成の一般人口をコンピューター上に形成することができる．実際の計算には，1981 年の Wales の人口ピラミッドを使用した．シミュレーションの詳細に関しては，現論文を参照して頂きたい[15]．

計算した項目

　上記のモデルを用いて，以下の項目を計算することができた．
① 未破裂脳動脈瘤の一般人口での有病率
② くも膜下出血の年間発生頻度
③ 未破裂および破裂脳動脈瘤のサイズ分布
④ 各テストケースでの終身破裂確率

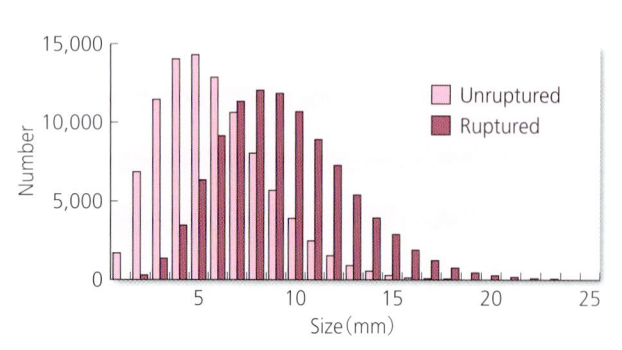

図 11-3 モデルにおける未破裂および破裂脳動脈瘤の
サイズ分布

薄いバーが未破裂，濃いバーが破裂脳動脈瘤を示す．

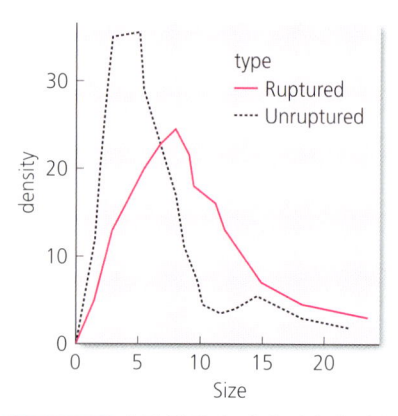

図 11-4 未破裂および破裂脳動脈瘤
のサイズ分布

(Weir B, et al. J Neurosurg. 2002; 96: 64-70 より改変)[13]

　以上が，2006 年の論文で計算した項目であるが，今回，新たに検討したものは，以下のものである．すなわち，ある一定の大きさの動脈瘤をすべて治療すると仮定した場合，くも膜下出血の年間発生率がどう変化するかという点である．これは，直感的には，図 11-3 での，破裂脳動脈瘤のサイズ分布曲線において，一定の大きさ，例えば 7 mm 以上で区切った場合，7 mm より左側の曲線の下の面積と，曲線全体の下の面積の比率をみるのと同じことになるが，実際に，シミュレーションをして，確認をしてみたということであり，得られた結果をグラフに表示することで，よりはっきりと結果を認識することができるようにすることが目的である．

結果

未破裂脳動脈瘤の有病率

　上記のように形成された一般人口での，未破裂脳動脈瘤の有病率は，4.2％であった．くも膜下出血の年間発生率は，人口 10 万人当たり 19.6 であった．くも膜下出血の発生年齢は，60 代から 70 代にかけてピークを有していた．

未破裂および破裂脳動脈瘤のサイズ分布

　未破裂および破裂脳動脈瘤のサイズ分布を，図 11-3 に示す．未破裂動脈瘤の平均サイズは 5.8 mm，破裂動脈瘤の平均サイズは 9.4 mm であった．この結果は，実際の文献上のデータとよく一致している．例えば，図 11-4 は，Weir によって 2002 年に報告された論文から抜粋した，動脈瘤のサイズ分布である．未破裂動脈瘤および破裂動脈瘤のサイズの最頻値はそれぞれ 4.6 mm，8.3 mm で，シミュレーションで導き出された図 11-3 の分布と極めてよく一致している．

終身破裂確率

図11-5 に，30歳，50歳，70歳で，2.5 mm，5 mm，7.5 mm，10 mm，15 mm の各大きさの未破裂脳動脈瘤をもつ患者の終身破裂確率をグラフにしてある．右のピンクのバーが上記モデルで計算したもの，左の濃赤のバーが動脈瘤が成長しないという仮定を置いて計算したものである．グラフに示したように，年齢が若い場合は，小さい動脈瘤であってもその後の成長を考えに入れるとかなりの終身破裂確率が認められる．しかしながら，年齢が上がるにつれて終身動脈確率は減少していくことがみてとれる．

何ミリ以上の動脈瘤を治療するという決定と，くも膜下出血発生率との関係

この項目が今回新たに追加検討したものであるが，図11-6 に結果を示す．一番右が何も行わなかった場合のくも膜下出血の年間発生率である．その左が 10 mm 以上の未破裂脳動脈瘤をすべて治療するという政策を実行したと仮定した場合のくも膜下出血の年間発生率である．続いて，7 mm 以上を治療するとした政策の場合，5 mm の場合，3 mm の場合と並んでいる．グラフからは，7 mm 以上の治療でくも膜下出血の発生率を約 40％に，5 mm 以上の治療で約 15％に減少させることができることが読みとれる．しかし，より小さな動脈瘤を治療すること

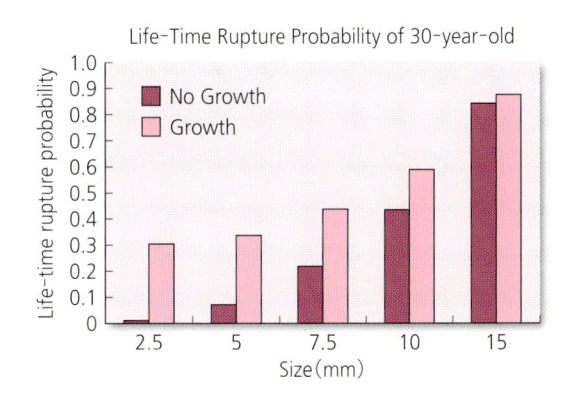

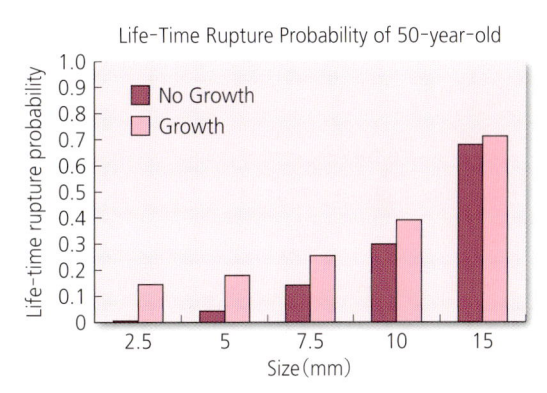

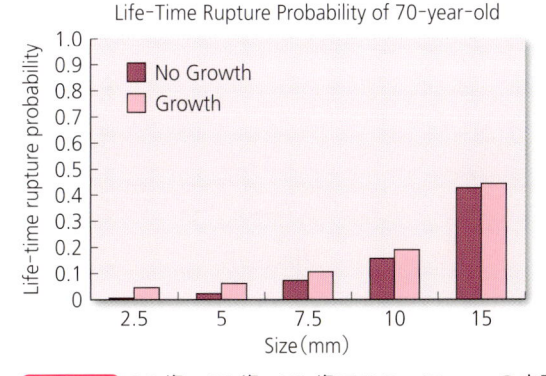

図11-5 30歳，50歳，70歳で 2.5〜15 mm の未破裂脳動脈瘤をもつ患者モデルで計算した終身破裂確率

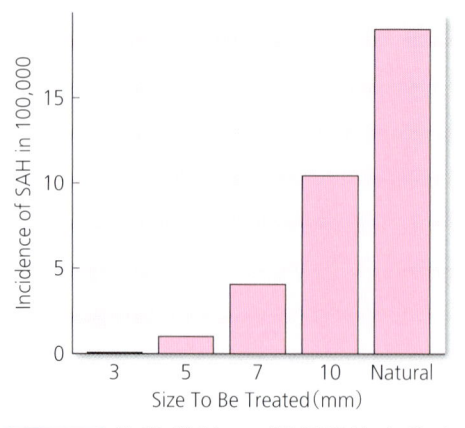

図 11-6 治療ポリシー（動脈瘤サイズ）と年間くも膜下出血発生率

によって得られる，くも膜下出血発生率の減少効果は，動脈瘤が小さくなるにつれて急速に小さくなる．このことは，上記，破裂動脈瘤のサイズ分布曲線の下の面積の比率の考え方から得られる直感的印象とよく一致している．

考察

モデルの妥当性

このモデルはかなり恣意的な仮定も使ってはいるが，結果的には，未破裂脳動脈瘤の有病率，くも膜下出血の年間発生率，未破裂および破裂脳動脈瘤のサイズ分布において，現実のデータとかなりよく一致しているといってよいであろう．モデルの妥当性に関しては，sensitivity analysis も行っており，それについては原論文を参照していただきたい[15]．

このように，モデルの一定の妥当性を認めることができれば，このモデルを用いて導き出される，終身破裂確率などの他の結果についても，一定の価値があるものと考えることができる．

破裂脳動脈瘤のサイズ分布のパラドックス

ISUIA の破裂確率のデータと，実際の破裂脳動脈瘤のサイズ分布との乖離が，当初問題となったが，上記結果に示されたように，ISUIA の破裂確率をもとにして作成したモデルで，実際の破裂脳動脈瘤のサイズ分布は十分よく説明できる（図 11-3）．このことは，特にシミュレーションを行わなくても，図 11-4 のような未破裂脳動脈瘤のサイズ分布が与えられれば，それに図 11-2 のような破裂確率のサイズ分布を掛け合わせると，同様の破裂動脈瘤のサイズ分布が得られるということは，以前に指摘したとおりである（response to Winn HR[16]）．

しかしながら，この破裂動脈瘤のサイズ分布を考えれば，何人かの著者が指摘したとおり[9,11,14]，5 mm 以下の動脈瘤でも破裂動脈瘤のかなりの割合を占めているのだから，やはり治療すべきであるという指摘も，確かに説得力がある．この点について次節で検討してみたい．

社会的観点の導入

くも膜下出血の年間発生率を低下させるということを社会の目標にすると仮定してみよう．図 11-6 に示したように，ある一定以上の大きさの未破裂動脈瘤を治療するというポリシーを社会としてとったとして，例えば 10 mm 以上の動脈瘤を治療した場合，くも膜下出血の発生率を約 50％に，7 mm 以上の動脈瘤を治療した場合，約 25％に低下させることができる．しかし，そのポリシーのサイズが小さくなればなるほど，それによる SAH 発生率の低下への追加効果は加速度的に低下する（図 11-6）．それに加えて，図 11-3 の未破裂脳動脈瘤のサイズ分布からわかるように，治療すべき動脈瘤の数は，動脈瘤が小さくなるにつれて多くなる傾向になるわけであるから，未破裂脳動脈瘤の治療 1 件あたりのくも膜下出血発生率の低下効果は，動脈瘤のサイズが小さくなるにつれ，さらに急速に低下すると考えられる．したがって，社会的見地から，どの程度のくも膜下出血の発生率を目標にして妥協するかという観点も必要になってくるであろう．

このように，社会的な観点を導入した場合，破裂脳動脈瘤のサイズ分布のみを考えて，小さい動脈瘤も一律に治療するという考え方は，やや単眼視的であるとのそしりを免れないように思われる．患者一人ひとりのミクロの立場に立ったとしても，生涯破裂確率と治療のリスクを総合した慎重な態度が必要であると思われる．

それでは，このポリシーの動脈瘤サイズを具体的にどこに置くかという点に関しては，本稿の範囲外であると思われるが，現在一般的に行われているであろうと思われる，5〜7 mm 程度をある程度の基準とし，動脈瘤の場所，形，患者の年齢などを含めて総合的に判断するという方針は，それなりの合理性をもっているといっていいかもしれない．

● 文献

1) International Study of Unruptured Intracranial Aneurysms Investigators. Unruptured intracranial aneurysms—risk of rupture and risks of surgical intervention. N Engl J Med. 1998; 339: 1725-33.
2) International Study of Unruptured Intracranial Aneurysms Investigators. Unruptured intracranial aneurysms: natural history, clinical outcome, and risks of surgical and endovascular treatment. Lancet. 2003; 362: 103-10.
3) UCAS Japan Investigators; Morita A, Kirino T, Hashi K, et al. The natural course of unruptured cerebral aneurysms in a Japanese cohort. N Engl J Med. 2012; 366: 2474-82.
4) Sonobe M, Yamazaki T, Yonekura M, et al. Small unruptured intracranial aneurysm verification study SUAVe Study, Japan. Stroke. 2010; 41: 1969-77.
5) Etminan N, Baseoglu K, Barrow DL, et al. Multidisciplinary consensus on assessment of unruptured intracranial aneurysms: proposal of an international research group. Stroke. 2014; 45: 1523-30.
6) Greving JP, Wermer MJ, Brown RD Jr. et al. Development of PHASES score for prediction of risk of rupture of intracranial aneurysms: a pooled analysis of six prospective cohort studies. Lancet Neurol. 2014; 13: 59-66.
7) Komotar RJ, Mocco J, Solomon RA. Guidelines for the surgical treatment of unruptured intracranial aneurysms: the first annual J. Lawrence Pool Memorial Research Symposium—controversies in the management of cerebral aneurysms. Neurosurgery. 2008; 62: 183-93; discussion 193-4.
8) Ausman JI. Why the International Study of Unruptured Intracranial Aneurysms has lost credibility with neuroscientists. Surg Neurol. 2002; 58: 287-90.

9) Hernesniemi J, Dashti R, Lehecka M, et al. Microsurgical management of anterior communicating artery aneurysms. Surg Neurol. 2008; 70: 8-28.
10) Kassell NF, Torner JC, Haley EC Jr, et al. The international cooperative study on the timing of aneurysm surgery. J Neurosurg. 1990; 73: 18-36.
11) Maslehaty H, Ngando H, Meila D, et al. Estimated low risk of rupture of small-sized unruptured intracranial aneurysms (UIAs) in relation to intracranial aneurysms in patients with subarachnoid hemorrhage. Acta Neurochir. 2013; 155: 1095-100.
12) McCormick WF, Acosta-Rua GJ. The size of intracranial saccular aneurysms. An autopsy study. J Neurosurg. 1970; 33: 422-7.
13) Weir B, Disney L, Karrison T. Sizes of ruptured and unruptured aneurysms in relatioin to their sites and ages of pateints. J Neurosurg. 2002; 96: 64-70.
14) Chmayssani M, Rebeiz JG, Rebeiz TJ, et al. Relationship of growth to aneurysm rupture in asymptomatic aneurysms ≤ 7mm: a systematic analysis of the literature. Neurosurgery. 2011; 68: 1164-71.
15) Chang HS. Simulation of the natural history of cerebral aneurysms based on data from the International Study of Unruptured Intracranial Aneurysms. J Neurosurg. 2006; 104: 188-94.
16) Winn HR, Britz GW. Unruptured aneurysms. J Neurosurg. 2006; 104: 179-82.
17) Chang HS, Kirino T. Quantification of operative benefit for unruptured cerebral aneurysms: a theoretical approach. J Neurosurg. 1995; 83: 413-20.

〈張 漢秀〉

12 未破裂脳動脈瘤の インフォームドコンセントと訴訟リスク

はじめに

　脳神経外科領域の医療訴訟（民事）では，動脈瘤（AN）に関するものが最も多く，その内訳は，破裂と未破裂がほぼ同数と報告されている[1,2]．とくに未破裂脳動脈瘤（UCA）は，通常，術前無症状であることから，術後に運動麻痺はもちろん，性格変化や記銘力・注意力の低下などの高次脳機能障害が出現すると，患者とその家族は不安に思い，担当医から誠実な説明が得られなければ訴訟というかたちで担当医に対し何らかの責任を求めることがありうる[1]．

　そこで，本稿では，前半でUCAに関するインフォームドコンセント（IC）について判例に触れながら重要なポイントを述べ，後半で説明義務違反以外の訴訟上の争点について詳述する．

インフォームドコンセント（IC）

基本的な姿勢・考え方

　インフォームドコンセント（IC）は，医師にとって法律上の義務（医療法1条の4第2項，民法645条など）であるが，具体的に何をどのように説明したらよいのかは，条文には示されていない．医師は，自らの裁量の範囲内で，患者ごとにICを工夫していくことになる．

　ICで最も重要なことは，緊急時を除き，患者および患者の家族に熟慮する機会を与えることだと筆者は考えている．もちろん，専門家ではない患者らに説明する際には，なるべく平易な言葉を使用し，必要に応じてイラストや模型で示しながら理解を得るように努力することはいうまでもない．

　医療は，通常，民法上の契約（準委任契約，656条）として扱われる．つまり，患者側と医療者側は，ともに「契約当事者」という，形式的には同等の立場ということになる．しかし，両者の間には医学専門的知識の量と理解のレベルに格段の差があるので，両者を同等の立場として扱うことは，現実的には無理があるだろう．この両者間の溝を埋める役割を果たすのが，ICなのである．

　一般的に，ICの具体的な内容は，診断結果とそれに対する治療法およびその危険性，複数の治療法がある場合には各々の利害得失と，そのまま経過観察した場合の利害得失について，それぞれ丁寧に説明することである．「利害得失」とは，利益と損害を強調した言葉で，患者にとってのメリット・デメリットと考えてよい．判例に，「医師は，‥‥診療契約に基づき，特別の事

情のない限り，患者に対し，当該疾患の診断（病名と病状），実施予定の手術の内容，手術に付随する危険性，他に選択可能な治療方法があれば，その内容と利害得失，予後などについて説明すべき義務がある」（最高裁平成 13 年 11 月 27 日判決）とあり，我々は，ここに示された説明義務の内容を肝に銘じる必要がある．

IC 後，原則，その場での即断は避けたほうがよい．なぜなら，患者側にとって，与えられた医学的情報を直ちに理解することは困難ではないかと考えられるからである．もちろん，緊急手術の場合にはやむを得ないが，そうでなければ，熟慮するための十分な時間を設けて精神的安定を図り，患者がインターネット等で情報を収集しながら自ら検討し，自らの意思で自己決定権（憲法 13 条）を行使できるような環境を整えることが重要である．セカンドオピニオンも，可能な限り勧めたほうがよい．

IC の最後に，筆者は必ず，患者側に質問の有無を確認することにしている．さらに，その場では質問が思い浮かばなくても，後にいつでも質問を申し出るように促している．患者らの中には，遠慮して，あるいは，その場の緊張した雰囲気にのまれて質問ができない者もいる．質問の有無を確認し，いつでも質問できるような環境を作ることで，患者側と医療者側との距離感が縮まり，両者の信頼関係の構築に役立っていると実感している．契約の最も重要な基礎が，当事者間の信頼関係なのである．

UCN の特殊性に配慮した IC

多くの UCN には，①無症状である，②破裂すると，くも膜下出血を起こす，③手術適応に専門的な判断を要する，④治療法として開頭クリッピング術と血管内コイル塞栓術があり，このまま経過観察をするという選択肢もある，⑤術後に高次脳機能障害を発症することがある，といった特徴がある．これらの特徴に配慮した IC が求められる．

具体的には，まず，無症状であるがゆえに，AN が疑われると告げられただけで，多くの患者が不安を感じるであろう．そのような不安は精神的ストレスとなり，AN に悪影響を及ぼす可能性は否定できない．うつ症状のため生活の質が低下することもあるという[3]．したがって，IC の冒頭で，AN が疑われるがむやみな心配は無用である旨を患者に優しく説明したほうがよいであろう．

次に，AN の自然歴について，科学的根拠に基づいたデータを提示しながら説明する．このとき，脳ドックや脳卒中のガイドラインの最新版を参考にするとよい．脳卒中診療に関する判例において，判決の理由中にガイドラインが引用された場合，おおむねガイドライン通りの認定がなされていたという[4]．日本未破裂脳動脈瘤悉皆調査（UCAS Japan）によれば，年間破裂率は 0.95％と報告されているが[5]，大きさや部位，形状によって異なるので，患者ごとに対応する必要がある．すなわち，骨組みとしては，「年間 100 人に 1 人の割合で破裂してくも膜下出血を起こすといわれているが，大きさや場所，形によって異なる．〇〇さんの場合は，△△なので，データによれば治療したほうがいい（経過観察してもよい）と私は思う」といった説明になるだろう．

治療法については，開頭術と血管内治療を対比しながら，それぞれの利害得失を説明する必要がある．このとき，内容が偏らないように注意すべきである．低侵襲であることのメリットを過度に強調するかのような説明は，患者が不幸な転帰をたどった場合に訴訟に結びつく恐れがある

と指摘されている[2]．もちろん，ケースに応じて，「自分はこう思う」と，主治医としての見解を述べることは重要である．なぜなら，患者は専門家の意見を望んで受診しているのであるから，主治医が説得力のある意見を述べれば患者はその欲求を満たされ，患者との信頼関係の構築につながると考えられるからである．

ここで，注意しなければならないのは，経過観察という選択肢の存在である．

我々は，手術に重きをおきやすく，経過観察という選択肢の説明を疎かにしてしまう可能性がある．手術の必要性が高かったとまではいえず，かえって合併症の危険がかなり高かったような場合は，手術の必要性に偏った説明とならないよう，十分な配慮が必要とされている[6]．もちろん，経過観察の利害得失も説明しなければならない．

治療の合併症に関して，術中破裂による生命のリスクや，脳梗塞などによる運動麻痺のほか，高次脳機能障害についても触れたほうがよい．とくに，前交通ANは，クリッピング術自体は問題なくても，脳ベラ操作などにより術後一時的に注意力低下，集中力低下，遂行機能の低下などの前頭葉症状が出現することがあり，開頭側の脳血流も一時的に低下することがあるので注意が必要である[7]．

最後に，ICの内容と，相手，同席者，要した時間などを診療録に速やかに記録する．法律上，我々は，診療に関する事項を診療録に遅滞なく記載する義務がある（診療録記載義務，医師法24条1項，同施行規則23条）．ICそのものを記録すべきという明文はないが，紛争化した場合には説明義務違反が問題になることが多いので，自分を守るためにも，記録を残しておく．口頭で手術の危険性を具体的に説明したのであれば，その旨を記録に残すのが合理的であるし，術後に術前の説明内容について書かれた記録は，客観性に疑問があると裁判所に判断されることがある[6]．

判例から学ぶ

患者に熟慮する機会を与える必要がある（最高裁平成18年10月27日判決）

60代の男性で，内頚動脈分岐部の長径約7.9mm大のUCNに対し，当初は開頭クリッピング術が予定されていたケースである．術前カンファレンスの結果，開頭術がかなり困難と判断されたため，まず血管内コイル塞栓術を施行し，うまくいかないときは開頭術を追加するという方針に変更された．同日夕方，患者に対しカンファレンスの経緯などを説明した上で，コイル塞栓術を提案し，その危険性も説明して承諾を得た．翌日午前，血管造影検査にてコイル塞栓術が可能と判断され，そのまま施行されたが，コイルの一部が瘤外に逸脱し動脈が閉塞するおそれが生じた．コイルを回収しようとしたが，結び目ができて回収できなかったため，開頭手術へ移行し，瘤内のコイルは回収できたものの，内頚動脈内に逸脱したコイルの一部は摘出できなかった．術後，左中大脳動脈領域に脳梗塞を生じ，患者の意識は回復せず，その2週間後に死亡した．

本ケースでは，主にコイル塞栓術の手技の過失と説明義務違反の有無が争われ，原審（控訴審；高等裁判所）ではいずれも否定されたが，最高裁で説明義務違反につき原審に差し戻された．

最高裁は，「医師が患者に予防的な療法（術式）を実施するに当たって，医療水準として確立した療法（術式）が複数存在する場合には，その中のある療法（術式）を受けるという選択肢と共に，いずれの療法（術式）も受けずに保存的に経過を見るという選択肢も存在し，そのいずれ

を選択するかは，患者自身の生き方や生活の質にもかかわるものでもあるし，また，上記選択をするための時間的な余裕もあることから，患者がいずれの選択肢を選択するかにつき熟慮の上判断することができるように，医師は各療法（術式）の違いや経過観察も含めた各選択肢の利害得失について分かりやすく説明することが求められるものというべきである.」と述べ，コイル塞栓術では脳梗塞を発生させる場合があるほか，AN が破裂した場合には救命が困難であるという問題もあり，このような場合にはいずれにせよ開頭術が必要になるという知見について，患者にわかりやすく説明する義務があり，また，術前カンファレンスで開頭術がかなり困難であることが新たに判明したという点も踏まえて，両術式の危険性を比較検討できるように，開頭術に伴う問題点について具体的に説明する義務があったとした．そして，そのような説明をした上で，開頭術，コイル塞栓術，保存的経過観察のいずれを選択するのかを熟慮する機会を改めて与える必要があったとした．

この判例から学ぶべきことは，説明する内容が重要であることはもちろん，患者に熟慮する機会を改めて与える必要があるとされた点である．すなわち，患者に時間的余裕を与えて，適切な時間をかけてよく考えてもらうということである．このことは，直ちに治療を開始しないと患者に障害が発生するような緊急時を除き，ほとんどの臨床の場面に当てはまるといってよい．もちろん，破裂リスクは残るが，患者との合意の上での合理的な熟慮期間は，無症状の UCN に対する予防的手術の場合には必須であろう．

近年の判例
【判例 1】コイル塞栓術のケース

50 代の女性で，2006（平成 18）年脳ドックで指摘された右中大脳 AN に対し，セカンドオピニオンを受けた病院で血管内治療を勧められ，コイル塞栓術を受けたが，術中，AN に穿孔し，くも膜下出血および出血性梗塞のため左半身麻痺などの後遺障害が残存したケースがある．入院前の説明では，血管内治療の利点は強調されたが，中大脳 AN に関して血管内治療は技術的に困難な症例が多く治療適応となることは少ないなどの説明がなく，術前日の夜に，血管内治療の内容とそのリスクについて初めて説明が行われた．裁判所は，当時，中大脳 AN に対しては血管内治療ではなく開頭術が一般に選択され，開頭術が血管内治療に比べて危険性が低いことは医学的知見であるとして，説明義務違反を認定した（名古屋高裁平成 25 年 11 月 22 日判決）．このケースに関しては，上記最高裁の判例で示された基準に照らして，「熟慮する機会」も不十分と言わざるを得ず，説明義務違反は明らかとする意見がある[8]．

【判例 2】開頭術のケース

60 代の男性で，2000（平成 12）年に嘔気と回転性のめまいで救急搬送され，精査の結果，左中大脳 AN（7〜8 mm 大）と左内頚 AN（5 mm 大）が発見されたケースがある[9]．左内頚動脈には約 50％の狭窄があり，言葉が思うように出ないなどの一過性脳虚血発作様の症状も認められたという．担当医は，抗血小板療法よりも先に AN に対する開頭術（ラッピングおよびコーティング術）を施行したが，術直後にてんかん重責発作が出現し，その後脳虚血のため遷延性意識障害となり，約 1 年半後に死亡した．裁判では，手術適応の有無，説明義務違反，術前・術中・術後の管理義務違反および因果関係がそれぞれ争点となった．手術適応について，開頭術を先に実施したことは違法な治療とはいえないが，一般的に是認された治療行為であるとま

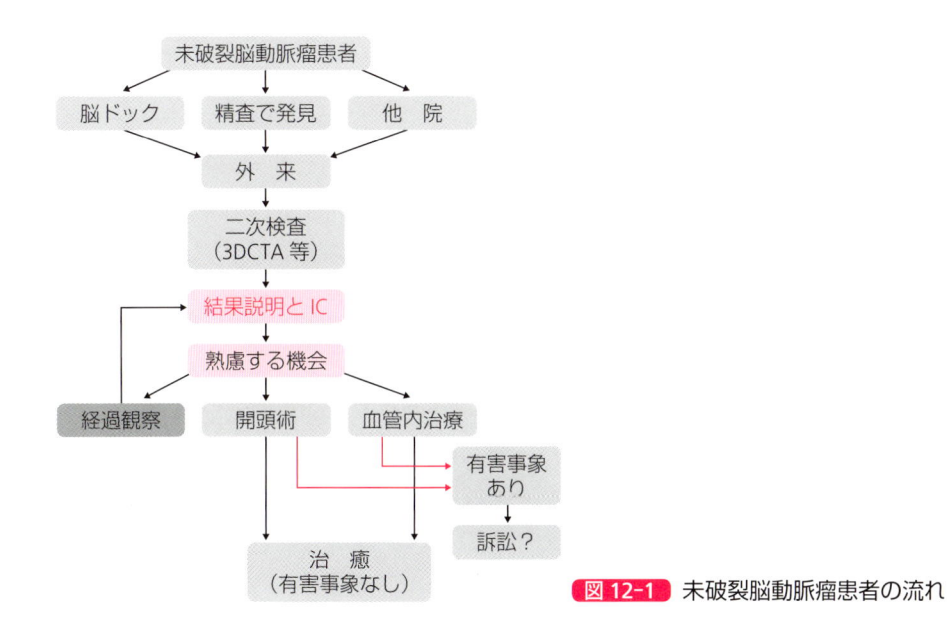

12 未破裂脳動脈瘤のインフォームドコンセントと訴訟リスク

図12-1 未破裂脳動脈瘤患者の流れ

でもいえず，そうであるならば，一般的な場合に比べて，より詳細かつ正確に，手術の必要性，有効性および危険性などについて説明すべき義務があると指摘された．本件では，AN の生涯破裂率について誤解を与える説明をしていること，本件手術の破裂予防効果はクリッピング術に比べると確実性が低い旨の説明をしていないこと，当面，特別な治療を行わず経過観察を続行するという選択肢があることやその利害得失について説明していないことなどから，説明義務違反が認められた（大阪地裁平成17年7月29日判決）．

いずれの判例も医療側には厳しい判決である．説明義務違反は，手術・検査手技の過失とならび争点として最も取り上げられやすく，かつ，裁判所に認容されやすい[10]．今後も裁判例の動向に注意する必要がある．UCN 患者の流れを図12-1に示す．

IC のポイント

まとめると，以下のようになる．
① 冒頭で，むやみな心配は無用であると告げる．
② ガイドラインに則り，具体的数値をあげる．
③ 各治療法と経過観察につき，それぞれの利害得失をバランスよく説明する．
④ 自分の意見を述べる．
⑤ 高次脳機能障害も含め，合併症とその可能性を説明する．
⑥ 可能であれば，セカンドオピニオンも勧める．
⑦ 熟慮する機会を与える．
⑧ 患者らに質問を促す．
⑨ IC の内容を速やかに記録する．

訴訟リスク

訴えられないためにはどうすればよいか？

　医師・患者間の医事紛争のうち，訴訟に進展するものは約10％といわれ[11]，医師一人ひとりが訴訟にまで至らないような具体的な予防策を講じることが重要である[12]．
　医師が訴えられる条件は，法律的には，①患者への損害の発生，②過失のある医療行為，③その医療行為と損害との因果関係，以上の3つが揃うことが原則として必要となる．損害賠償請求の構図を図12-2に示す．なお，後述するが，因果関係の証明がなくても，ケースによっては損害賠償請求の可能性があることに注意が必要である．
　以上のことから，訴えられないためには，過失のない医療行為を行うこと，すなわちミスをしないことが肝要となる．しかし，「To err is human」であるから，ミスを完全に失くすことは不可能である．ただ，ミスの中には，訴えられないミスと訴えられるミスがある．だとすれば，訴えられるミスとはどういうミスかを過去の事例をもとに研究する必要がある．訴えられるミスは，医師にとっての法的義務違反であり，より重要視すべき法的義務としては，善管注意義務，説明義務，転医義務，応招義務，療養指導義務，届出義務，問診義務，診療録記載義務，診断書交付義務，家族への説明義務，死因説明義務，管理義務，チーム医療における説明義務があげられる[12]．
　今回は，UCNに関する判例の中でしばしば争点となる手術適応，手術手技の過失，因果関係についてそれぞれ検討する．最後に，刑事裁判について触れる．

手術適応の有無

　UCNは，通常，術前無症状であるから，「そもそもなぜ手術をしなければならなかったのか？」という原告側の疑問が争点へと進展してしまうことがある[10]．

【判例3】多発ANに対するクリッピング術のケース
　1992（平成4）年，40代の女性が，異常言動の精査で偶然発見された多発AN（脳底AN：6 mm大，左内頸AN：3 mm大，右中大脳AN：6 mm大，右前大脳動脈遠位部AN：2 mm

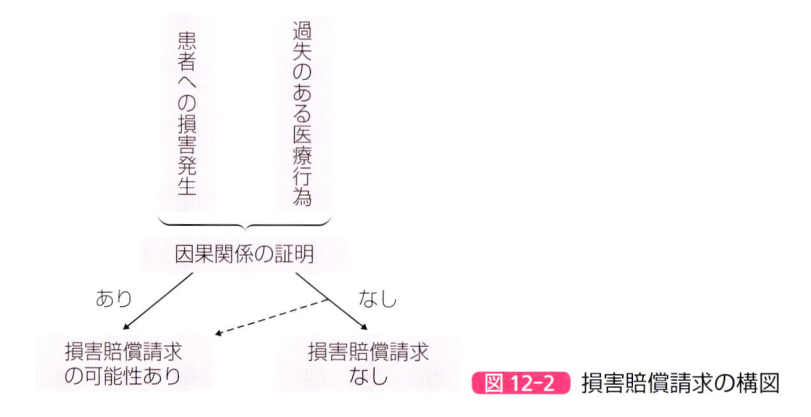

図12-2 損害賠償請求の構図

大）のうち脳底 AN と右側の AN に対し，開頭クリッピング術（右前側頭アプローチおよび半球間アプローチ）を受けたところ，右前大脳動脈遠位部 AN に対する半球間アプローチの際に 2 本の架橋静脈が切断されたために静脈性梗塞および脳ヘルニアが出現したというケースがある．左片麻痺はリハビリテーションにより回復したものの，左同名半盲と嗅覚脱失が後遺した．手術適応の有無，説明義務違反，手術手技の過失などが争われたが，裁判所は，AN が将来的に破裂する危険性は相当程度あったものの，他面，架橋静脈の切断を前提とした本件クリッピング術の危険性もまた高かったこと，そして，もともと本件手術は無症候性の UCN に対する予防的手術であったことを併せて考慮すれば，静脈性還流障害を引き起こす危険性を冒してまで架橋静脈の切断を伴う本件クリッピング術を緊急に実施すべき必要性はなかったといわざるをえないとし，本件では具体的な手術適応を欠いていたと判断した（東京地裁平成 12 年 5 月 31 日判決）．

報告によれば，「手術適応はなかった」という原告らの主張が実際に裁判所に認められる割合（認容率）は 20％ [10] と，比較的低い．なぜなら，手術適応という極めて専門的な判断事項は，医療側の裁量行為と判断されることが多いからである．本ケースのように，裁判所が手術適応についてここまで深く踏み込んだ事例は稀であるが，ガイドラインがまだ整備されていなかった当時としては，第三者の専門家の意見を聞きながら，このように判断するしかなかったようである．

手術適応の有無が争点とならないようにするためには，術前の IC が極めて重要である．前述のように，ガイドラインを参考にしながら情報提供を行い，経過観察という選択肢の存在と，熟慮する機会を与えることに配慮して，患者自らの意思決定を尊重するようにすべきである．

手術手技の過失の有無

手術手技の過失は，法的には善管注意義務違反（民法 644 条）に含まれる．

善管注意義務とは，（準）委任契約の受任者として善良に管理しなければならないという高度な注意義務であり，医師に当てはめるとその具体的内容は，「日常診療において自己の経験や技量の範囲内で最善の医療行為を心掛けるとともに，学会に参加するなどして新しい医学知識を習得し，科学的根拠に基づいた医療行為を行うこと」と考えられる [12]．手術手技の場合は，最新の知見を参考にしながら自らの技量を磨き，患者にとって可能な限り最善の手術を提供するということになるだろう．その際の過失の有無は，当時の医療水準（スタンダード）を基準として，医師の裁量の範囲内といえるかどうかで判断される．

UCN において手術手技の過失は，検査手技の過失と併せて，最も争点となりやすい法的義務違反の 1 つである．「手術・検査手技の過失」という原告（患者側）の主張の認容率をみると，破裂 AN は 17％ であったのに対し，UCN は 50％ と，約 3 倍高かった [10]．すなわち，UCN の場合，我々の技術ミスが比較的認められやすいということがわかる．実際，開頭クリッピング術直後に患者に脳梗塞等の症状がみられた場合，クリップ操作に起因すると認定される傾向にあり，クリップ操作の際には，穿通枝などの血流温存に最大限に注意する必要がある [13]．特に，ドップラー血流計による血流確認を怠り，患者に脳梗塞等の障害が生じた場合，医師の責任は免れないだろうという指摘もある [14]．

【判例4】開頭クリッピング術のケース

　2005（平成17）年，70代の女性が右内頚 AN（C2-C3部）に対し，開頭クリッピング術を受けたところ，内頚動脈の狭窄（閉塞）により右中大脳動脈領域の広範な脳梗塞を発症し，左上下肢麻痺と高次脳機能障害が後遺したケースがある．裁判では，クリップが右内頚動脈にかかってしまったために内頚動脈が狭窄（閉塞）し，事前に実施した浅側頭動脈・中大脳動脈バイパス術では血流が足らず，その結果，脳梗塞を発症したものと認定された．裁判所は，クリッピング後の状態を確認しドップラー血流計によって内頚動脈の状態を確認すべきであったのに，いずれも実施されなかったとして，血流を確認すべき注意義務に違反したと判断した（名古屋地裁平成23年2月18日判決）．

　手術手技の過失を認定されないようにするためには，もちろん自己研鑽が最も重要であるが，当該手術のスタンダードを再確認する必要がある．いわゆる手術書に記載された基本事項や注意すべきポイントなどは，過失認定の基準とされる可能性が高いので，押さえておくべきである．また，手術手技の過失がヒューマンエラーである以上，事故防止のためには，複数の専門家によるチェック機構が不可欠である．術前カンファレンスにおける確認はもちろん，術中も，術者と助手による相互確認を徹底させたほうがよい．

因果関係の有無

　因果関係は，もちろん医師の法的義務ではないが，裁判ではよく争点となる．なぜなら，原則として，医療側が損害賠償責任を負うためには，当該医療行為と患者側の損害との間に因果関係が必要だからである．裁判所は，まず医療行為の過失の有無を判断し，過失がなければ因果関係の有無を判断する必要がなくなり，過失が認められた場合に限り，続いて因果関係の有無について判断することとなる．

　ただ，ここでいう因果関係の証明とは，「一点の疑義も許されない自然科学的証明ではなく，経験則に照らして全証拠を総合検討し，特定の事実が特定の結果発生を招来した関係を是認しうる高度の蓋然性を証明することであり，その判定は，通常人が疑いを差し挟まない程度に真実性の確信をもちうるもの」（最高裁昭和50年10月24日判決）とされる．すなわち，医学的に完全に証明できるものである必要はなく，一般人が十分に納得できる程度のもので足りるとされている．我々医療側にとっては，証明のハードルが予想よりも低めであることに注意が必要である．

　さらに，最終的な死亡との因果関係が証明されなくても，適切な医療行為が施されていれば，患者の死亡の時点においてなお生存していた相当程度の可能性の存在が証明されるときには，医師は，診療契約上の債務不履行責任を負うとした判例もある（「スキルス胃癌内視鏡見逃し事件」最高裁平成16年1月15日判決）．

　以上のように，原則として，因果関係の証明は必要だが，その証明は完全である必要はなく，また，死亡との因果関係は証明されなくても，不適切な医療行為により死期を早めた可能性がある場合には，それに対する損害賠償責任を負うということになる．

【判例5】説明義務違反との因果関係が認められたケース

　2002（平成14）年，50代の女性が両側の中大脳 AN（右10 mm大，左2～3 mm大）に対

し，開頭クリッピング術を受けたところ，術後に脳梗塞を発症し，右片麻痺などの後遺障害を負ったというケースがある．左脳梗塞の機序や，一期的手術の手術適応の有無，手術手技の過失，説明義務違反，因果関係などが争点となった．裁判所は，前述の最高裁平成13年11月27日判決を引用し，本件手術に関する説明にあたり，本件手術の必要性，有効性および安全性（左側ANの生涯破裂率や本件左側手術および一期的手術に伴う後遺症出現の可能性を含む）について，患者に対して詳細かつ丁寧に説明すべき義務があったとし，本件では，左側ANの破裂の危険性が高まるとか，一期的手術のメリットのみを説明したことなどから，そのような義務に違反したと判断した．そして，因果関係の有無について，患者が脳血管撮影についても危険性があるため回避していたこと，手術の必要性等について説明を受けた後も2週間程度決断できずにいたことなどから，患者は脳に対する外科的侵襲に対しては慎重な態度であり，AN破裂の危険性の高さ等が手術を受けるという判断に大きな影響を与えていたことが推認できるとし，手術に伴う後遺症出現の可能性について適切な説明を受けていれば，本件左側手術の実施に同意しなかったと判断して，因果関係の存在を認めた（岐阜地裁平成21年11月4日判決）．

【判例6】説明義務違反との因果関係が認められなかったケース

50代の女性が，頭部外傷の精査で偶然見つかった両側のAN（右：4~6 mm大，左：4~5 mm大）に対し，まず左側のANのコイル塞栓術を受け，その4日後に右側ANのコイル塞栓術を受けたところ，脳出血（出血性梗塞）を発症したため開頭血腫除去術が施行され，左上下肢機能障害が後遺したケースがある．裁判では，手術適応の有無，注意義務違反（手術手技，手術間隔の設定，術後の経過観察），説明義務違反，因果関係がそれぞれ争点となった．裁判所は，前述の最高裁平成18年10月27日判決を引用し，本件では，右側ANに対して経過観察を行うという選択肢の存在や，その選択をした場合の利害得失（特にコイル塞栓術に伴う合併症の具体的内容）についてわかりやすく説明したとは認め難いなどとして説明義務違反を認めた．しかし，患者が術後の死亡リスクを聞いた上でもなお病院を受診していることから，ANを放置する意思はなく，むしろ自然経過に伴う破裂リスクを強く恐れていたと認められるから，経過観察という選択肢の存在を説明されたとしても，本件手術を受けた可能性が高いと認定し，説明義務違反と後遺症との間の因果関係は存在しないと判断した．なお，説明義務違反に対する慰謝料（400万円）が認められた（仙台地裁平成25年1月17日判決）．

刑事裁判

UCNに対する医療行為で刑事裁判に巻き込まれることは，通常考えられないが，例外的に刑事責任を問われる可能性があるので，簡単に触れておく．

医療行為は，「正当業務」（刑法35条）の1つなので，原則，罰せられない．しかし，過失により患者に損害を発生させた場合には，業務上過失致死傷罪（同211条）に問われる可能性がある．すなわち，UCNの患者に対し，過失のある医療行為により何らかの損害を発生させた場合には，民事責任ばかりでなく，刑事責任を問われる可能性がある．ただ，刑法の場合，なるべく刑事責任は最後の手段にするという「謙抑性の原則」があるので，刑事上の過失は，その程度が著しい場合に限り認められるのが通常である．

UCNに対する医療行為において，過失の程度が著しい場合とはどのような場合をさすのかは

具体的には不明瞭であるが，我々医師は，前述のような民事上の法的義務を確認し，遵守するように日々研鑽を積んでいくことが重要である．

おわりに

　UCN は，予防的治療のため，脳神経外科領域の他の疾患と比べ IC の意義が大きいといえる．患者とその家族に対し，医療行為の不確実性や限界についても触れつつ，十分な医療情報を提供し，最終的には患者の意思を尊重して治療方針を決定していくこととなる．その際，このまま経過観察するという選択肢の存在と，患者らに合理的な熟慮する機会を与えることをとくに意識する必要がある．訴えられないためには，我々に課された法的義務を認識することが重要である．

◆文献

1) 福永篤志, 古川俊治, 大平貴之, 他. 脳神経外科領域における医療過誤―下級裁主要判例の検討―. No Shinkei Geka. 2006; 34: 85-94.
2) 桑原博道, 墨岡 亮, 新井 一, 他. 脳神経外科領域における医療訴訟の解析. 脳外誌. 2011; 20: 278-88.
3) Yamashiro S, Nishi T, Koga K, et al. Improvement of quality of life in patients surgically treated for asymptomatic unruptured intracranial aneurysms. J Neurol Neurosurg Psychiatry. 2007; 78: 497-500.
4) 大平雅之, 桑原博道, 小原克行. 脳卒中診療が争点となった医療訴訟における診療ガイドラインの取扱い. 脳卒中. 2014; 36: 10-5.
5) Morita A, Kirino T, Hashi K, et al. The natural course of unruptured cerebral aneurysms in a Japanese cohort. N Engl J Med. 2012; 366: 2474-82.
6) 稲葉一人. 説明義務違反を指摘した判決から"説明"において注意すべき点を学ぶ. Nursing BUSINESS. 2013; 7: 68-71.
7) Fukunaga A, Uchida K, Hashimoto J, et al. Neuropsychological evaluation and cerebral blood flow study of 30 patients with unruptured cerebral aneurysms before and after surgery. Surg Neurol. 1999: 51: 132-9.
8) 柴田義朗. 医療トラブル ER 事例 70 未破裂脳動脈瘤に対し，血管内治療が行われ後遺障害が残存した事例. 保険診療. 2014; 69: 98-9.
9) 桑原博道, 本多ゆみえ, 蒔田 覚, 他. 未破裂動脈瘤の予防的治療として開頭術を施行しその合併症で患者が死亡した事例. 日外会誌. 2010; 111: 246-7.
10) 福永篤志, 古川俊治, 大平貴之, 他. 脳動脈瘤治療に関する医療過誤訴訟. No Shinkei Geka. 2007; 35: 193-200.
11) 中村勝巳. 医療裁判の現状と課題―法律家の視点から―. 日集中医誌. 2008; 15: 497-502.
12) 福永篤志. 医療訴訟予防論. No Shinkei Geka. 2010; 38: 891-901.
13) 柴田義朗. 医療トラブル ER 事例 40 未破裂脳動脈瘤に対するクリッピング術後に脳梗塞を発症し, 左上下肢麻痺・高次脳機能障害が残存した事例. 保険診療. 2011; 66: 80-1.
14) 柴田義朗. 医療トラブル ER 事例 76 未破裂脳動脈瘤の予防手術を受けた患者に後遺障害が発生した事例. 保険診療. 2014; 69: 92-3.

〈福永篤志〉

13 未破裂脳動脈瘤と医療倫理

はじめに（医の倫理とは）

　医の倫理の原点は，「ヒポクラテスの誓い」である．医の倫理とは，医師が行う医療の意図が患者の望む回復をもたらすための医師の心掛けともいえる．この誓いのなかで述べられていることは，医師同士の関係，医師・患者関係が主であり，医術については自殺幇助や堕胎には与しないことが述べられている．医師同士においては医術の伝達・共有を，医師・患者関係においては最善の治療を患者に分け隔てなく行うことなどが記されている．

　医の倫理の考え方が大きく変わる契機となったが，20世紀前半の世界大戦中における人体実験・医学犯罪の暴露であり，これはヒポクラテスの誓いの崩壊を表していた．この状況を直視したのが1947年の「ニュールンベルグ綱領」であり，新たな医の倫理の模索の端緒となった．そして1948年の「ジュネーブ宣言」で「ヒポクラテスの誓い」の再確認を行い，1964年の「ヘルシンキ宣言」へと続く．「ヘルシンキ宣言」では，臨床研究に携わる医師に対する勧告が行われるとともに，"個人の尊重"と"個人の自己決定権"を基盤とした内容となっており，1981年のリスボンで"インフォームド・コンセント"の概念が宣言され，今日に至っている．

　しかし近年，医療技術の発展に伴い，「ヒポクラテスの誓い」や「ヘルシンキ宣言」に代表される医の倫理のみでは解決できない問題が生じてきている．その代表が，終末期医療・生殖医療・高度先進医療などである．終末期医療・生殖医療については未破裂脳動脈瘤と関わりがないが，高度先進医療については通常の治療で治療困難な一部の未破裂脳動脈瘤に対する治療として関連はある．

　本項目では，未破裂脳動脈瘤治療と医の倫理について関連が深いと思われる以下の6項目，1）インフォームドコンセント，2）医療安全・リスクマネジメント，3）外科治療におけるevidence-based medicine（EBM），4）臨床研究と個人情報，5）教育，6）基礎研究，について順に記載する．

インフォームドコンセント

　インフォームドコンセント（informed consent）はICとも略され，患者の権利を擁護する医療倫理の基本である．ICは前段の第12章に詳しく述べられるため，ここでは簡単に述べるにとどめるが，①説明を受ける，②理解する，③治療法を選択する，④その医療行為をする医師と合意する，という4段階があり，重要なことはいずれの段階も主体は患者自身であるという

ことである．患者の自由意思を尊重することを目的としており，医師を法的に防御することを目的とした概念ではないことに留意すべきである．

　未破裂脳動脈瘤に対するICを考えてみよう．そもそも未破裂脳動脈瘤の約90％は脳ドックや頭痛・めまいなどを主訴とするスクリーニング検査で発見されるが，患者の立場で考えると，「病気を見つけて欲しい」から検査を受けたわけでなく，「病気がない」と診断されたいために検査を受けている人が大半であるため，病気が発見されて説明を受けている場面では，すでに抑うつ傾向に陥っている人が多いといわれている[1,2]．また，がんと違い，そのまま放置しても破れなければ無症状で一生を終える可能性もあり，予防的外科治療を行う場合には十分な，そして患者の心理状況に配慮したICが必要である．患者は，自然歴と治療の安全性と鑑みて，経過観察を含めた治療法の選択を行うこととなるが，時間的には余裕があるため結論を急ぐ必要はなく，セカンドオピニオンも患者が希望する場合には対応しなくてはならない．

　予防的外科治療におけるICの困難さは，たとえ数％に神経学的後遺症が起こりうることに同意していても，実際に合併症が起きるか起きないか，本人には0％か100％でしかない点である．術前無症状であった患者が治療後に後遺症が起きた場合は，諦めきれない合併症となることが，予防的外科治療におけるICの難しい点である．

　また，その施設や術者が文献的なエビデンスを実施する技術能力があるか立証可能なのか，新しい治療法の場合はその有効性に関するエビデンスが確立していないこともあり（血管内治療における新しいデバイスを用いた治療など），予防的外科治療の選択肢を提示する際の限界点といえる．そのほかには，患者の理解能力の限界や，日本人は自己決定権という考えに疎い，などの問題点もある．しかしこれらの限界点を言い訳にはせず，可能な範囲で最大限の詳細でわかりやすい情報を患者側に説明し理解を得た上で治療方法を選択することを厳密に実践することが，未破裂脳動脈瘤に対する予防医療において，倫理的な最重要課題であり，最初の一歩であるといえる．

医療安全・リスクマネジメント

　十分なICのもとに，患者が治療を希望された場合，我々医師には最善の結果を出すべく，最大限の努力を行い，また合併症の発生に注意を払う義務がある．予定通りに行われた手術においてすら必ずしも期待通りの効果が得られないこともあり（医療の不確実性），医療行為には必ずリスクが伴うものであるが，医療の質の確保と向上に努めてリスクを回避する最大限の努力を行うことは，ジュネーブ宣言における「患者の健康を最優先のこととする」という記載を確認するまでもなく，医療倫理の基本といえる．未破裂脳動脈瘤において，合併症を出さずに治療を行うことをどの医師も目指しているであろうが，問題はそのリスクを回避するために最大限の努力を行っているかどうかである．またその努力を個人として，または組織としてどこまで行えているのか，十分な体制が整わないままに治療を行った場合は倫理的な問題になりうる．

　脳神経外科における医療安全・リスクマネジメントについては成書があるが[3]，合併症・インシデンス，アクシデント，医療事故（医療過誤）の定義すら定まっておらず，明確な線引きが難しい現状がある（図13-1，表13-1）．合併症の詳細は割愛するが，脳神経外科では他科に比べ

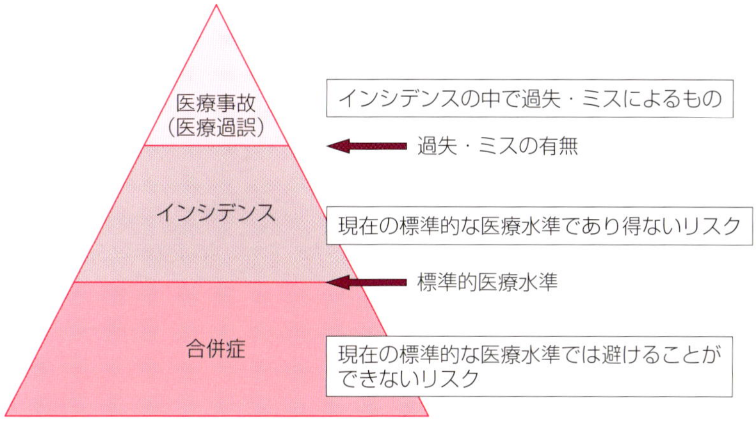

13 未破裂脳動脈瘤と医療倫理

図 13-1 合併症・インシデンス・医療事故の関係

ピラミッド図：
- 医療事故（医療過誤）：インシデンスの中で過失・ミスによるもの ← 過失・ミスの有無
- インシデンス：現在の標準的な医療水準であり得ないリスク ← 標準的医療水準
- 合併症：現在の標準的な医療水準では避けることができないリスク

表 13-1 リスクマネジメントに関する用語の混乱

1.	合併症	現在の標準的な医療水準では避けることができないリスク
2.	インシデンス	最も混乱の多い用語（便利な用語）
		何らかのミスや事故と考えられるイベント
		現在の標準的な医療水準で避けられるべきイベント
3.	アクシデント-オカレンス？	インシデンスの中で，3b 以上のものとすることが多い
4.	医療事故	インシデンスの中で，過失・ミスによるイベントの総称？
5.	医療過誤	医療事故と同じ
6.	罹病率＝Morbidity	すべての健康障害率
7.	死亡率＝Mortality	30日以内の死亡

て後遺症がはっきり出やすいのが特徴といえる．手術中のことのみならず，病棟での転倒やドレナージ管理などによる合併症も多く，医師のみの問題ではなく，院内体制の整備が重要である．また，医療の質改善のために月に1回の頻度でMorbidity and Mortality Conference（M & M conference）を定期的に開催することは[4]，リスクマネジメントの基本といわれている．実際に好ましくない結果となった症例について，その結果が予防可能なことであったのか，予防可能であったとするのならどのような具体策を立てればよかったかなどを中心に，個人を名指しして非難するようなことなしに，質疑応答・討論をするカンファレンスであり，このような活動を定期的に行うことで実際に医療の安全性や質が高まるという報告もある[5,6]．

脳神経外科治療における evidence-based medicine（EBM）

　無作為臨床試験を外科領域で取り入れることには，薬物療法と異なりかなりの困難を伴う．外科治療においてどのような疾患や病態に無作為臨床試験が本当に必要であるのか，それを医療倫理に反さないように行うにはどうすべきか，などについて吟味することが重要となってきており，近年の医療情勢から避けては通れない大きな問題の一つとなっている[7]．逆にいうと，外科治療のすべてにこのような無作為臨床試験が必要とは思えないし，まして医療倫理に反してまで

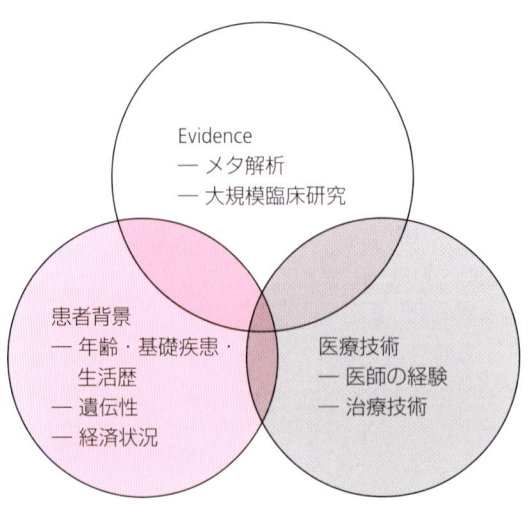

図 13-2 Evidence と患者背景と医療技術の関係性

無作為臨床試験を行う必要はないともいえる．未破裂脳動脈瘤に対する外科的治療の無作為臨床試験は存在しないし，今後もおそらく行われることはないであろう．それでは未破裂脳動脈瘤治療の EBM は存在しないのであろうか？

　EBM という言葉が一人歩きしている感もあるが，この実践には注意が必要である．Sackett のいう EBM の考え方[8]を図として表したものを図 13-2 に示すが，無作為臨床試験などの evidence level の高い大規模臨床研究やそれらをまとめたメタ解析した結果を evidence と呼ぶにしても，目の前の患者の背景や医師の技量，これらをすべて考慮に入れて各々の患者を診療することが EBM の意味するところである．つまり，evidence level の高い臨床論文の結果は一つの evidence ではあっても，それだけで EBM のすべてが語られるものではない．外科診療に EBM をもち込むことは好ましいことではあるが，逆にそれによってその患者の特性が忘れられたり，執刀する外科医の技量が軽視されたりするべきではない．つまり，evidence level の高い論文を引用して治療方針を決定しても，患者の特性の吟味や医療を行う側の診療レベルの確認が行われていなければ，その医療は EBM とはいえない．また，実際に無作為臨床試験が倫理的に行われないよう病態，比較的稀な疾患，新しい治療方法については，今ある最良のデータがたとえ"EBM"における evidence level が低いとされても，それが best evidence であるともいえる．

　現在の日本における未破裂脳動脈瘤における最も信頼のおけるデータは，いうまでもなく UCAS Japan のデータであろう[9]．これにより動脈瘤の部位や大きさ，患者背景などから年間破裂率が推定可能である．これに対して治療を行う際の合併症のリスクを見積もり（患者背景・自験例での合併症率も含め），患者に十分な IC のもとに治療を進めることは未破裂脳動脈瘤における EBM である．多くの未破裂動脈瘤ではこの手法で EBM の実践が可能であろう．ただし，特殊な形態・部位の動脈瘤，巨大動脈瘤，部分血栓化を伴った動脈瘤などでは，個々の動脈瘤の自然歴を UCAS Japan から見積もるのが困難であり，治療リスクの推定も難しい．ステントなどの新しい医療器具を導入して行う最新の血管内治療を実践する場合も同様であろう．これ

らにおいては，evidence level の低い臨床成績に基づいて診療を行うしかないが，今ある最良のデータに基づいて患者とその病態（未破裂動脈瘤）に向き合い，その実践にベストを尽くすことが，脳神経外科医の倫理として求められている．

しかし，実際に EBM を実践することの困難さを示す，興味深い論文がある[10]．実際に医療を実践する側のバイアスから，自然歴も治療リスクも比較的低い 5 mm 以下の動脈瘤では積極的に治療に介入する傾向があり，自然歴が高くても治療リスクも高くなる大型の動脈瘤で保存的に経過観察をする傾向があることが判明している．未破裂脳動脈瘤の治療方針は，基本的にはガイドラインを順守しつつ，医師と患者の十分な情報交換の末に決定されるはずであるが，脳神経外科医側がガイドラインに常には従ってはいないことを示しており，リスクの高い治療を避けたい医師側の心理状況が強く反映されていると思われる．脳神経外科医も一人の人間であり，データをもとに医療を実践する困難さを示している一例であるが，この現実を真摯に受け止め，誠実に患者側の立場に立って最善の医療を尽くす努力を怠ってはいけないと再確認する必要がある．

臨床研究と個人情報

現在，未破裂脳動脈瘤に対する無作為外科治療介入試験は存在しないが，現在進行形の臨床試験は多数存在する．医師主導型多施設共同臨床試験である SUAVe-PEGASUS 研究では，スタチンが小型脳動脈瘤の増大や破裂を抑制するか調査されているが，当然，各実施施設ではそれぞれの院内の倫理委員会の審査を通して行われたものである．そのような日本を代表する大規模臨床研究はもとより，それぞれの病院で考案された臨床研究においても，介入試験のみならず観察研究であっても，例外なく，院内の倫理委員会において倫理的・科学的妥当性が審査されなければならないのが現在の状況である．患者に不利益が及ばず，そしてこの研究結果が科学的に意味のあるものになるのかが吟味され，そうではないと判断された場合には，臨床研究を行うことすらできない．

ヒポクラテスの誓い・ジュネーブ宣言においても，患者の秘密を厳守することが記載されており，臨床研究などにおける個人情報の流出について最大限の注意を払うことは医療倫理の基本である．管理すべき個人情報は，患者の姓名・年齢・病歴・手術日などの一般的な情報のほかに，血液データや遺伝子情報など，非常に多岐にわたる．現在，個人情報保護ガイドラインなどが作成されている病院が多いが，それぞれの compliance を遵守した上で患者データベースなどを用いた臨床研究を行うことが現代の医療では求められている．

教育

教育と医療の関係も倫理の大きな問題を抱えている．未破裂脳動脈瘤クリッピング術は若い術者が初めての顕微鏡下手術として行うこともある術式である．定期手術のため術前に十分な手術計画が立てられること，くも膜下出血に比べて脳表の視認性が高いため術中に指導しやすいこと，などが理由としてあげられる．しかし，医療安全が厳しく求められている時代でもあり，また未破裂脳動脈瘤患者は術前無症状であるため，後遺症を残すことなく治療するという大きな重

責もあり，手術トレーニングということに関しては社会の目も厳しくなってきている．未破裂脳動脈瘤の患者は，外来で説明をした医師（主に上級医であることが多い）との契約のもとに治療を承諾したのであって，経験の少ない若い術者に身を任せようとしたわけではないことを考えると，ビギナーに手術を行わせることは倫理に反するということになる．「自分が中心となり責任をもって手術を行うが，手術は一人で行うものではなく，若手の先生も含めて一緒に手術を行うこと」を十分説明せずに，若い術者に手術を行わせた場合は，厳密にいうと契約違反でもある．しかし，現在，脳神経外科施設数・専門医数の増加による症例の分散，血管内治療の普及などで，脳神経外科医が経験できる動脈瘤手術症例数は減少してきており[11]，長期的な視野で脳神経外科医の未破裂脳動脈瘤クリッピング術の安全性を維持することを考えると，若手の教育を行わないことは脳神経外科医療全般の観点からは倫理的ではない．いかにして各患者に対する倫理を守りつつ，脳神経外科全般の倫理を考え，教育を効果的に遂行できるかが問われており，議論がさかんになってきている．教育方法の詳細は本項の主旨ではないので割愛し，論文を紹介するに留めるが[12-14]，コイル塞栓術はクリッピング術に比べて一人前になるために必要とする症例数が少なく，off the job training のできる部分が多いこと，破裂・未破裂の差があまりないことから，未破裂脳動脈瘤治療におけるトレーニングという点では，よりクリッピング術のほうが難しいといえる．

　また最近考えさせられるトピックの一つにライブ手術があげられる．脳神経外科における各種学会などで，クリッピング術やコイル塞栓術をライブとして放映される場面に時々出くわす．熟練者が大勢の聴講生に対して中継を行い，手術中に質疑応答を交えたりする場合もあるが，これは倫理的にはどうであろうか？　臨場感のある技術指導と術者の判断をリアルタイムで学べるという教育的意義は確かにあるが，ライブ手術が潜在的に有している危険（術者のストレス，集中力の維持，撮影方法など）を考えると，少なくても患者側からのメリットはほとんどないと言わざるを得ないのも事実であり，倫理的な問題を包括していることを認識する必要がある．

基礎研究

　基礎研究においても医師として生命倫理に関する十分な知識と配慮が必要であることはいうまでもない．近年，未破裂脳動脈瘤の発生・増大・破裂機序などの解明のため，多数の動物実験が行われているが，各施設における動物実験の倫理規定に基づくものでなければならないのは当然である．霊長類はもちろんマウス・ラットなどの小動物の生命を尊重せずに行われた研究は，生命倫理を遵守すべき医療者のあるべき姿ではないことを肝に命じるべきである．

◆文献

1) 山城重雄，穴井茂雄，吉田顕正，他．受診者の Quality of Life からみた脳ドックの意義．脳神外ジャーナル．2010; 19: 335-40.
2) 大瀧雅文，鰐淵昌彦，金 相年，他．無症候性未破裂脳動脈瘤手術患者における抑うつ症状の推移と高次脳機能に及ぼす影響．脳卒中．2009; 31: 453-7.
3) 寶金清博．脳神経外科リスクマネジメント．東京: 中外医学社; 2005.
4) Houkin K, Baba T, Minamida Y, et al. Quantitative analysis of adverse events in neurosurgery.

Neurosurgery. 2009; 65: 587-94; discussion 94.
5) Deis JN, Smith KM, Warren MD, et al. Transforming the morbidity and mortality conference into an instrument for systemwide improvement. In: Henniksen K, Battles JB, Keyes MA, et al, eds. Advances in patient safety: new directions and alternative approaches (vol.2: Culture and Redesign). Agency for Healthcare Research and Quality; 2008.
6) Pelieu I, Djadi-Prat J, Consoli SM, et al. Impact of organizational culture on preventability assessment of selected adverse events in the ICU: evaluation of morbidity and mortality conferences. Intensive Care Med. 2013; 39: 1214-20.
7) 篠原幸人．外科治療における無作為臨床試験と医療倫理．脳神外ジャーナル．2001; 10: 453-7.
8) Sackett DL, Rosenberg WM, Gray JA, et al. Evidence based medicine: what it is and what it isn't. BMJ. 1996; 312: 71-2.
9) UCAS Japan Investigators; Morita A, Kirino T, Hashi K, et al. The natural course of unruptured cerebral aneurysms in a Japanese cohort. N Engl J Med. 2012; 366: 2474-82.
10) Akiyama Y, Houkin K, Nozaki K, et al. Practical decision-making in the treatment of unruptured cerebral aneurysm in Japan: the U-CARE study. Cerebrovasc Dis. 2010; 30: 491-9.
11) 貞友義典．リピーター医師，なぜミスを繰り返すのか？ 東京：光文社．2005.
12) 石川達哉，数又研，中山若樹，他．脳動脈瘤手術の expert を育てる教育はどのようにするか．脳卒中の外科．2007; 35: 364-9.
13) 入江恵子，中居康展，中原一郎，他．脳動脈瘤コイル塞栓術におけるコンピューターシュミレーター（VIST）を用いた技能分析．JNET. 2012; 6: 252-7.
14) 本郷一博，田中雄一郎，小山淳一，他．若手医師に対するクリッピングのトレーニングについて．脳神外ジャーナル．2006; 15: 827-32.

〈穂刈正昭，寳金清博〉

14 未破裂脳動脈瘤の数値流体力学(CFD)

はじめに

「計算科学は理論科学と実験・観測科学を補間する科学の第3の形態」であるため，得られた解析結果の検証と妥当性（verification & validation）は重要である．計算科学の一つである数値流体力学（computational fluid dynamics：CFD）を脳動脈瘤に応用するときにもこの概念は認識しておくべきである．つまりCFDはシミュレーションであり，得られた結果は不確かさを伴う．一般的には精度を高め真実の値を追求することが重要視されがちだが，我々は不確かさを理解した上で，臨床現場における検証を行い治療戦略に役立つ技術にしたいと考えている．

CFDに用いられる脳動脈瘤の患者固有形状データは，動脈瘤壁を含まない血流領域を造影剤で置き換えたものである．このため破裂状態，撮影装置，造影剤注入方法や撮影条件などは，得られる血管形状に影響を及ぼす．一般に使用される形状データを正確に獲得できれば解析結果は実験で確認できるが，脳動脈瘤の発生と増大，破裂リスク，動脈瘤壁性状などに関する臨床経過の妥当性検証では多くの制約がある．また血流に関する正確な患者固有データの獲得には限界があるため，血流の数値モデリングは平均化された血流波形をもとに生理学的血流量で設定されることが多い．

一方，血行力学の基本となるのはせん断応力（WSS）であり，この応力は血流領域最外層で接面方向に働き，血管内皮細胞に作用し生理学的応答に影響を及ぼすと考えられている．しかし脳動脈瘤という病的な状態における血管内皮細胞が基礎研究で証明された生理学的活性を有することは証明されていない．

このような限界があるにもかかわらず，CFDを用いた脳動脈瘤の研究報告は増えており，血行力学を用いて脳動脈瘤を理解すれば，新たな知見に基づいたより確実で安全な治療戦略が可能となる．そこで本稿では，CFDを用いた脳動脈瘤に関する主な血行力学的パラメータについて整理し，これらを用いた現時点における臨床応用について解説する．

血行力学的パラメータ

せん断応力（wall shear stress：WSS）

血行力学的ストレス（hemodynamic stress）とは"血管壁にかかる応力"であり，血流によって生じる応力と血流と関係しない応力に分類される（図14-1）．血流により生じる応力は血

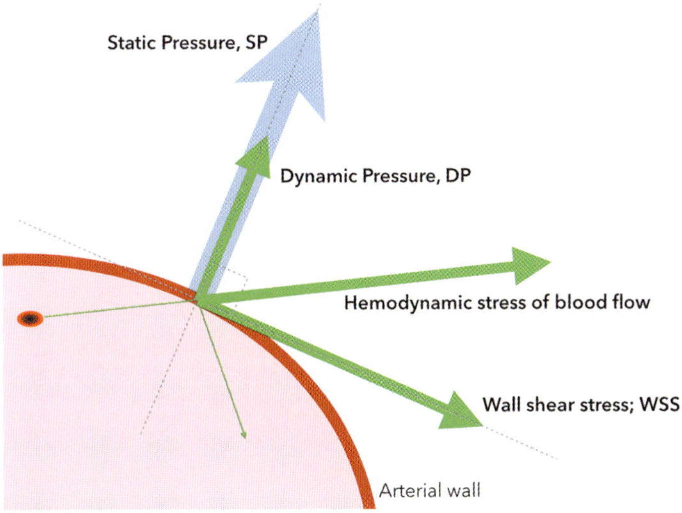

14 未破裂脳動脈瘤の数値流体力学（CFD）

図 14-1 血行力学的ストレスの模式図

血流の構成する1個の赤血球に注目すると，赤血球はその質量と速度に基づく運動エネルギーをもち壁に衝突したときに応力が発生する．これが血流によって発生する応力（hemodynamic stress of blood flow）となる．この応力ベクトルを接面方向と断面法線方向に分解すると，接面方向の応力がせん断応力（wall shear stress：WSS），断面法線方向の応力が動圧（dynamic pressure：DP）に分類される．これらの応力をエネルギーとして考えると，動圧は単位面積当たりの運動エネルギーであるのに対し，単位面積当たりの圧縮エネルギーが静圧（static pressure：SP）と定義され，静圧は断面法線方向に働く．また流体に関するエネルギー保存則はベヌルーイの定理と呼ばれ，動圧，静圧，位置エネルギーの総和が一定となる．

流が衝突した点を基準とし，接面に平行方向の応力と断面法線方向の応力に分類され，接面に平行な応力がせん断応力（wall shear stress：WSS），断面法線に平行な応力が動圧（dynamic pressure：DP）となる．一方血流と関係しない応力は静圧（static pressure：SP）である．これらの血行力学的ストレスのうち，WSSは血流領域最外層に存在する血管内皮細胞にかかる応力と理解され，多くの生理学的応答が証明されている[1]．WSSが低くなりoscillatory shear index（OSI）が高くなると，炎症細胞の浸透や活性酸素は増加し，平滑筋は増殖され，血栓形成が促進される．一方，高いWSSとWSS gradient（WSSG）では，血管内皮細胞損傷，細胞外マトリックスの分解を担うmatrix metalloproteinaseの産生や壁細胞アポトーシスなどが観察される[2]．

脳動脈瘤に対するCFDの非定常解析において，WSSの大きさは次式で示される時間積分平均WSSで計算されることが多い．

$$WSS = \frac{1}{T}\int_0^T wss_i \, dt$$

where wss_i is the instantaneous WSS vector and T is the duration of the cycle.

時間積分平均WSS以外では，最大WSS，最小WSS，関心領域のWSS（親血管など）を基

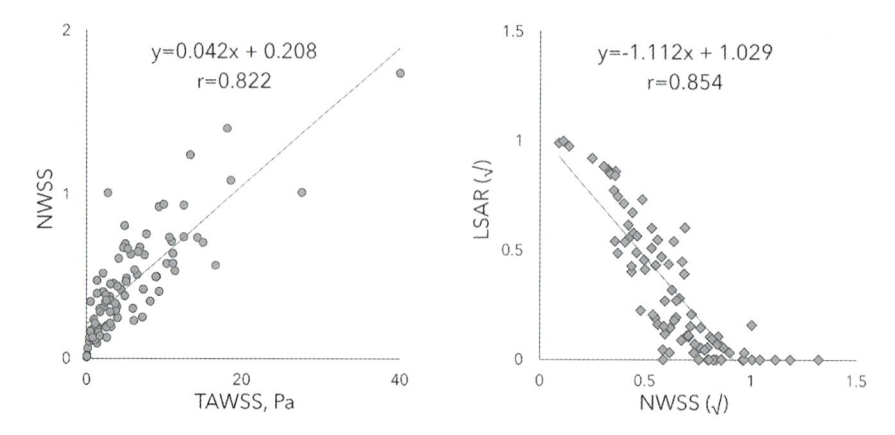

図 14-2 Time averaged WSS, NWSS, LSAR の回帰分析

脳動脈瘤 90 個（破裂 50 個，未破裂 40 個）で CFD 非定常解析を行い，動脈瘤の WSS を時間積分 WSS（time averaged WSS：TAWSS），NWSS，LSAR で評価し，回帰分析を行った．TAWSS と NWSS（A），NWSS と LSAR（B）ともに強い相関関係が示された．非定常解析における WSS の大きさの評価方法には様々な方法があるが，いずれの方法で計算しても原則同じ傾向となる．

準とした normalized WSS（NWSS），さらに低い WSS の占める面積が動脈瘤表面面積に占める割合を評価した low shear area ratio（LSAR）などが用いられている[3]．動脈瘤 90 個の自験例でこれらのパラメータ間の関係を検討するために，脳動脈瘤の時間積分 WSS，NWSS，LSAR 間の回帰分析を行うと，いずれのパラメータ間にも強い相関関係が認められた（図 14-2）．また非定常解析で計算された時間積分平均 WSS は，定常解析による WSS の大きさとも強く相関する．これらの結果を考慮すると，WSS の大きさのみを評価するのであれば定常解析の結果を用いればよいと考えられる．さらに定常解析は短時間で計算可能であるため，くも膜下出血急性期の術前 CFD 解析においても有用である．

振動せん断指数（oscillatory shear index：OSI）

WSS をベクトル成分で評価すると，非定常解析では心拍に伴うベクトルのゆらぎを観察できる．OSI は「1 心拍中の WSS ベクトル時間平均方向を基準とし，時間積分平均 WSS に対する逆転する WSS ベクトルの積分平均値」と定義される（図 14-3）．頸部頸動脈における血管内膜肥厚との関係について初めて検討され，高い OSI では血管内膜肥厚が強かった[4]．CFD 解析で初めて OSI が評価されたのは，腹部大動脈と動脈硬化の関連について調べた Taylor らの報告で，次式で計算される[5]．

$$OSI = \frac{1}{2}\left(1 - \frac{\left|\int_0^T wss_i\, dt\right|}{\int_0^T |wss_i|\, dt}\right)$$

where wss_i is the instantaneous WSS vector and T is the duration of the cycle.

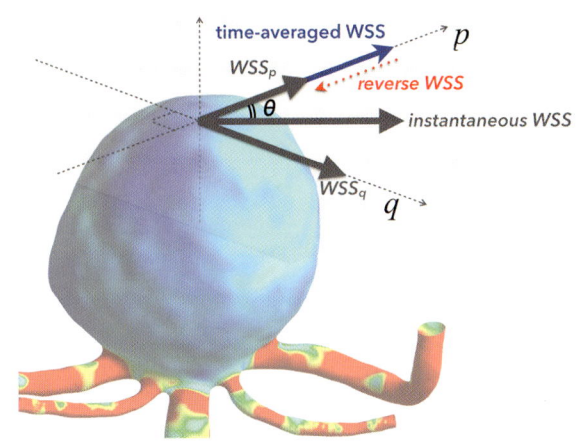

図 14-3 時間積分平均 WSS ベクトル

1 心拍中の WSS ベクトルのゆらぎを評価するためには，時間積分平均 WSS（timeaveraged WSS）ベクトルが基準とされる．このベクトルを p 軸，p 軸に垂直な方向を q 軸とすると，ある瞬間における WSS（instantaneous WSS）は，p 軸方向の WSSp と q 軸方向の WSSq に分解される．時間積分平均 WSS の大きさを基準としたとき，WSSp の大きさは逆転する WSS（reverse WSS）が作用したものである．OSI はこの time-averaged WSS に対する時間積分平均された reverse WSS 大きさの割合である．一方，AFI は time averaged WSS と収縮中期における instantaneous WSS が作る角度（θ）としたときの cos（θ）である．

せん断応力勾配（wall shear stress gradient: WSSG）

WSS ベクトル方向における WSS の空間勾配を評価するために，WSSG が計算される．WSSG が高い部位では WSS 分布が大きく変化する．CFD においては，接面方向の WSS ベクトルを接面で時間積分平均 WSS ベクトルの方向（p）とそれに垂直な方向（q）に分解したとき，次式で計算される．

$$WSSG = \sqrt{\left(\frac{\partial \tau_{w,p}}{\partial p}\right)^2 + \left(\frac{\partial \tau_{w,q}}{\partial q}\right)^2}$$

where τ_w is the WSS vector, the p-direction corresponds to the time-averaged direction of the WSS and the q-direction is perpendicular to p.

CFD 解析で WSSG ベクトルを可視化すると，WSS の大きさの変化が大きい部位に一致して WSSG は高く，変化が小さい部位では WSSG は低い．これまでに報告された基礎研究では WSSG の大きさは乱流の程度と相関し，WSSG の高い乱流条件で培養された血管内皮細胞は，均一な流れで培養された場合よりも，nuclear factor-κB（NF-κB）や early growth response-1（Egr-1）などの活性が高くなり，動脈硬化と関連することが知られている[6]．また動脈瘤の発生部位は，WSSG が高いことが示されている[7]．

gradient oscillatory number (GON)

GONはWSSGベクトルのゆらぎを評価し，WSSベクトルとOSIの関係に類似しており次式で計算される．

$$GON = 1 - \frac{\left|\int_0^T wssg_i\,dt\right|}{\int_0^T |wssg_i|\,dt}$$

where $wssg_i$ is the instantaneous WSS gradient vector and T is the duration of the cycle.

GONは脳動脈瘤発生を説明するために開発され，高い部位で脳動脈瘤が発生することが示されているが，これまで基礎実験は行われていないため血管内皮細胞における生理学的活性などとの関わりは不明である[8]．

aneurysm formation indicator (AFI)

AFIはその他のWSS関連血行力学的パラメータと異なり時間積分平均値ではなく，収縮中期減速 (midsystolic deceleration) 間のある時間におけるWSSベクトルと時間平均WSSベクトルの角度 (θ) で定義されたパラメータで次式で計算される．

$$AFI = \frac{wss_i \cdot wss}{|wss_i| * |wss|}$$

where wss_i is an instantaneous WSS vector and wss is an time-averaged WSS.

OSIは逆転するベクトルの大きさの積分時間を計算するのに対して，AFIはある瞬間の角度でWSSベクトルのゆらぎを評価する（図14-3）．AFIの分布を可視化するとOSIと類似しており（図14-5Cを参照），低い部位はflow stagnationと関連する．3例の内頚動脈切除モデルによる検討では，脳動脈瘤発生部位では低いAFIが観察されている[9]．

relative residence time (RRT)

RRTは動脈硬化性病変と関連するとされるアルブミンの血管内皮透過性をブタ iliac arteryで評価し，CFD解析結果との比較から開発されたパラメータである[10]．WSSとOSIから計算される．

$$RRT = \frac{1}{(1-2\times OSI)\times WSS} = \frac{1}{\frac{1}{T}\left|\int_0^T wss_i\,dt\right|}$$

where wss_i is the instantaneous WSS vector and T is the duration of the cycle.

RRTは"低く振動する"WSSを定量し，乱流と一致するとされている．

血流領域関連パラメータ (fluid domain related parameters)

WSSは血流領域の最外層にかかるパラメータであるのに対し，血流領域のパラメータも検討される．血流領域における基本となるパラメータは血流速度（flow velocity：FV）で，WSSと同様に大きさと方向が評価される．

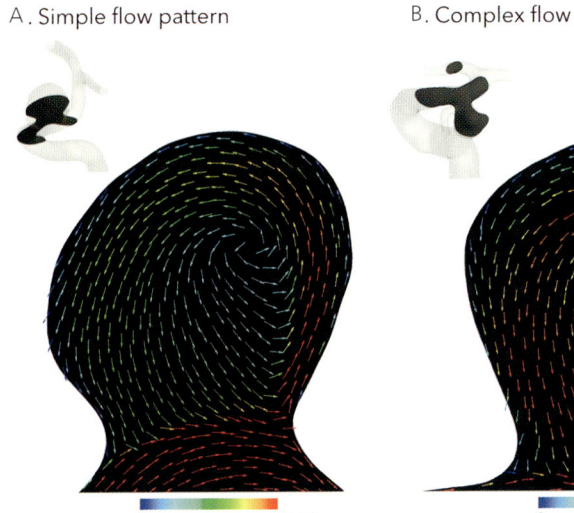

14 未破裂脳動脈瘤の数値流体力学(CFD)

A. Simple flow pattern　　**B. Complex flow pattern**

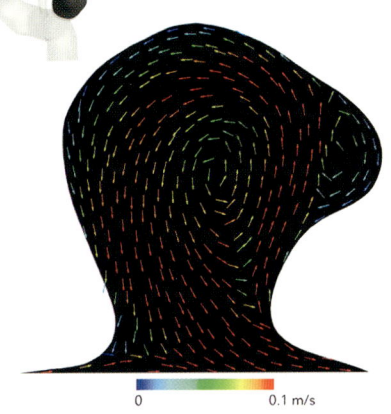

図 14-4 動脈瘤任意断面における血流速度ベクトルの可視化
A) 未破裂内頚動脈眼動脈分岐部動脈瘤症例：可視化された速度ベクトルが構成する vortex は 1 個であり，simple flow pattern に分類される．
B) 破裂内頚動脈後交通動脈分岐部動脈瘤症例：ドーム内の 1 個の vortex に加え，ブレブにおいても 1 個の vortex が観察され，complex flow pattern に分類される．

　流線（streamlines）とは，ある瞬間に流体の微小部分がもつ速度ベクトルを重ね合わせたものである．非定常解析においては，WSS と同じように時間積分平均の速度ベクトル，収縮期，拡張期など関心となる時間において流線は観察できる．
　動脈瘤の任意断面において速度ベクトルを可視化すると，動脈瘤内の血流複雑性（flow complexity）が評価できる．vortex が 1 個のみの simple flow pattern と vortex が 2 個以上もしくは flow separation を認める complex flow pattern に分類される（図 14-4）．また flow pattern が 1 心拍中で変化するかどうかは，血流安定性（flow stability）として定性評価される．観察者間変動解析を行うと，κ 値は高く観察者が異なっても stable flow pattern と unstable flow pattern の分類評価はほぼ一致する[11]．
　流体におけるエネルギー保存則はベルヌーイの法則とよばれ，動圧と静圧および位置エネルギーから計算される．このエネルギー保存則をもとに血流の粘性摩擦によるエネルギー損失に着目したパラメータも開発されており，破裂前の未破裂脳動脈瘤では，部位と大きさをマッチさせたコントロール群と比較し圧力損失係数が低かったと報告されている[12]．

CFD の脳動脈瘤臨床応用

破裂状態の診断

　一般に破裂脳動脈瘤は未破裂脳動脈瘤よりもサイズが大きいため，同じ血流条件であれば瘤内血流速度は低下し，血流はうっ滞する．このため破裂脳動脈瘤では WSS は小さくなると考えら

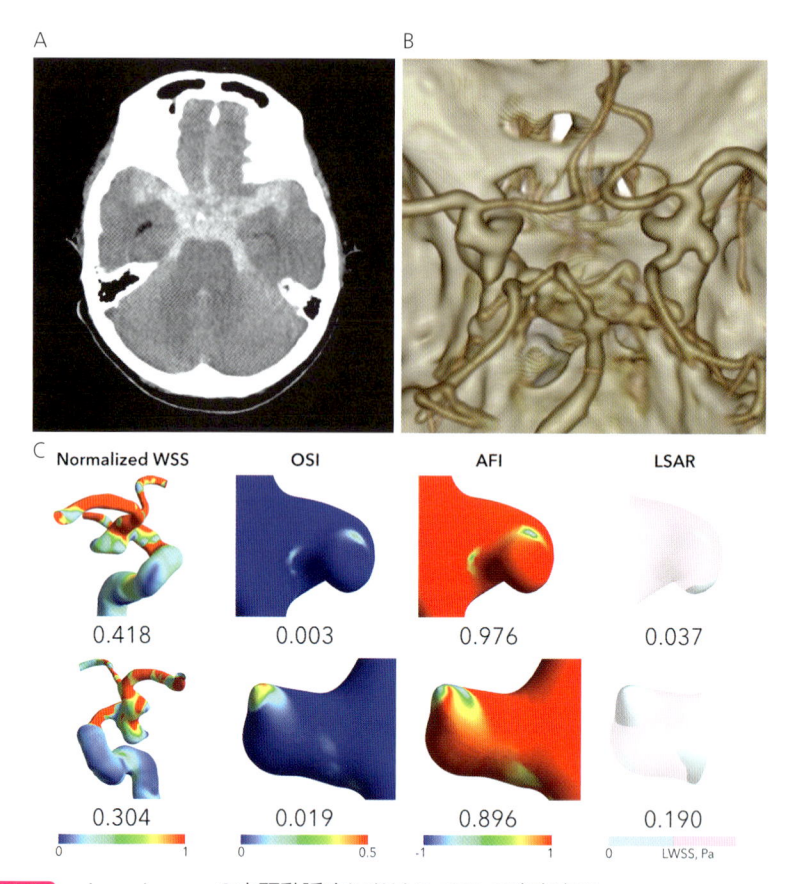

図14-5 mirror image の内頚動脈瘤における CFD の臨床応用

A）発症時頭部 CT：左右対称的なくも膜下出血の分布．
B）3D-CT angiography：ほぼ同じサイズの両側内頚動脈後交通動脈分岐部動脈瘤．
C）非定常解析による血行力学的パラメータの可視化：上段は右内頚動脈瘤，下段は左内頚動脈瘤の血行力学的パラメータの可視化．low WSS は親血管 WSS の 10％で計算し，ドーム表面積に占める low WSS 面積を low shear area ratio（LSAR）と定義し青色で可視化した．左側では右側よりも，低い NWSS と AFI，高い OSI と LSAR が観察され，破裂脳動脈瘤の可能性が高いと予測した．左前頭側頭開頭を行い，左内頚動脈瘤をクリッピングした際に，破裂動脈瘤であることを確認した．局在や大きさ，形態学的指標などでは判断が困難な症例では，CFD による破裂側の予測が有用なことがある．

れ，破裂状態の研究でも破裂脳動脈瘤は未破裂脳動脈瘤と比較すると，低い WSS，NWSS や高い LSAR を認めている．さらに破裂脳動脈瘤では，高い OSI，低い WSSG，AFI，RRT や complex flow pattern, unstable flow pattern が多いことが報告されている[3,11,13,14]．

　3D-CT angiography などで獲得される破裂脳動脈瘤の形状は，止血血栓形成，血腫による圧迫，頭蓋内圧亢進，脳血管攣縮などの影響で破裂前の未破裂脳動脈瘤の形状とは異なるため，これらの血行力学的特徴が破裂リスクになるとはいえないが，少なくとも破裂状態の補助診断として臨床応用は可能である．例えば，mirror image の多発性脳動脈瘤の CFD 解析では，くも膜下出血の原因となった破裂脳動脈瘤は，対側の未破裂脳動脈瘤と比較し有意に低い WSS と高

いLSARが観察されている（図14-5）[15]．臨床応用には，標準化された解析技術による脳動脈瘤の部位や大きさごとの各パラメータの平均値が必要であるが，今後もくも膜下出血の分布や形態学的指標などから破裂脳動脈瘤の推定が困難な症例においてCFDによる血行力学的特徴が有用な補助診断となりうる．

破裂部の予測

脳動脈瘤の破裂部は，血栓形成によって止血された脆弱な状態である．開頭術では安全で確実な閉塞には頸部や分岐血管を含めた全周性の剝離が理想であるが，破裂部の観察はリスクを伴うため，一般的には親血管の一時的な遮断後または動脈瘤クリッピング後に評価される．一方，コイル塞栓術においても，破裂部を予測しながら塞栓状態を意識することが望ましい．

典型的な破裂部は脳動脈瘤の先端であるが，不整な動脈瘤ではその推定が困難な場合も多い．そこでCFD解析を用いた破裂部局所血行力学が検討されている．破裂後に撮影した中大脳動脈瘤の形状データを用いて，破裂部を面や点でsegmentationしCFD解析を行い，破裂部が同定された術中所見と比較すると，破裂部ではドームの中でも低いWSSが観察されている[16,17]．開頭術でもコイル塞栓術でも，術者が術前から破裂部（低いWSS）を認識することで，より安全な治療になることが期待される．

肥厚性リモデリングの評価

動脈硬化を分子基盤から説明する傷害反応説では，炎症が重要な役割を果たし，血行力学はその発現に影響を及ぼすことが証明されている[18]．低いWSS，高いOSIは血管内皮細胞において接着分子を発現させ，マクロファージ浸潤，血管新生などを引き起こす．

脳動脈瘤壁は不均一であることも多く，これらの特徴はリモデリングの結果によって引き起こされると推測されている．赤く薄い壁が破壊性リモデリング（destructive remodeling）であるのに対し，動脈硬化性変化は肥厚性リモデリング（hyperplastic remodeling）とされる．動脈瘤内の血管内皮細胞の生理学的応答が，冠動脈や頸部頸動脈と同様であることは示されていないが，CFDで動脈瘤の肥厚性リモデリングを評価すると，延長したRRTや高いOSIが局所の動脈硬化と関連すると報告されている[19,20]．これらの血行力学的特徴により動脈硬化性病変の存在を術前から考慮した治療計画が可能となる（図14-6）．

コイル塞栓術の再発予測

脳動脈瘤コイル塞栓術後の再発率は11〜36％と高く，クリッピング術と比較すると根治性に劣る．再発には脳動脈瘤の大きさや頸部径などの形態学的指標，体積塞栓率（volume embolization ratio：VER）などが影響するが，近年では，3D-DSAによるコイル塞栓術後の形状でCFD解析を行い，血行力学と再発との関連が報告された．subtotal occlusionされた11例で検討すると，再発群は安定群と比較し残存動脈瘤部分において高いWSSと血流速度を認めている[21]．

治療前の脳動脈瘤形状を用いたCFD解析による再発リスクの評価も行われている．脳動脈瘤塞栓状態を多孔質媒体（porous media）によりモデル化しCFD解析を行った報告では，術後

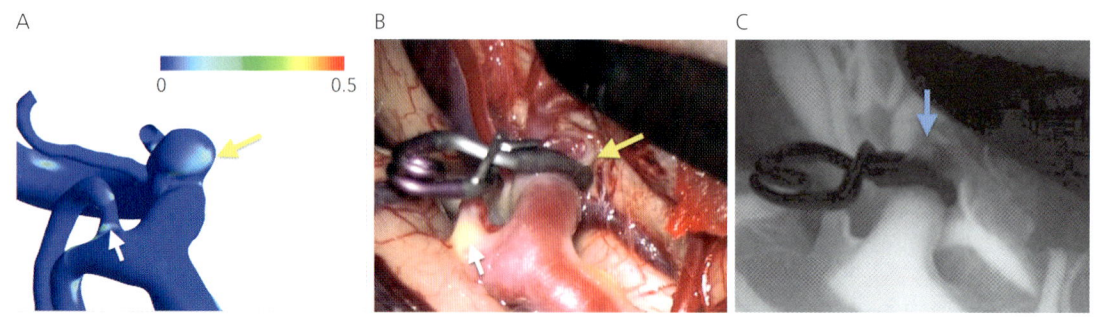

図 14-6 CFD が有用であった未破裂中大脳動脈瘤症例における肥厚性リモデリングの1例
A）高いOSIが分岐血管（白矢印）とドーム（黄矢印）に観察された．
B）術中所見では同部に動脈硬化が同定された．
C）クリップ閉塞後のICG videoangiographyで，クリップブレード近傍におけるpulsatile flow（青矢印）が観察され不完全閉塞と診断された．不完全閉塞の原因は，OSIで予測された動脈硬化による不均一な壁構造と考えられた．

6〜12カ月後の塞栓状態は，脳動脈瘤流内の瘤内残存血流体積（residual flow volume：RFV）が高く，ROC解析で84％の診断率であった[22]．現在我々は，脳動脈瘤の術前評価として全例RFVを計算し，再発リスクを参考にし治療方針を検討している．

コイル塞栓術後の形状ではコイルによるアーチファクトが計算結果に影響する可能性があること，多孔質媒体モデリングはコイル分布が均一であり現実の塞栓状態を再現できていないことなどの課題はあるものの，血行力学はコイル塞栓術後の再発に重要な役割を果たすと考えられ，より高い治療成績を達成するために今後応用範囲が広がるものと予測される．

おわりに

脳動脈瘤に対するCFDには，患者固有形状モデル作成，数値モデリング，解析結果の評価方法の検討や標準化などの課題が残されている．しかし市販で利用できるソフトやコンピュータを用いた解析による血行力学的特徴は，いくつかの臨床現場において有用な情報となっており，近い将来には未破裂脳動脈瘤のスタンダードな評価方法となりうる．このため血行力学による未破裂脳動脈瘤の新たな理解が必要で，臨床現場における解の妥当性を様々なかたちで確認していくことが望ましい．

文献

1) Malek AM, Alper SL, Izumo S. Hemodynamic shear stress and its role in atherosclerosis. JAMA. 1999; 282: 2035-42.
2) Meng H, Tutino VM, Xiang J, et al. High WSS or low WSS? Complex interactions of hemodynamics with intracranial aneurysm initiation, growth, and rupture: toward a unifying hypothesis. AJNR Am J Neuroradiol. 2014; 35: 1254-62.
3) Jou L-D, Lee DH, Morsi H, et al. Wall shear stress on ruptured and unruptured intracranial aneurysms at the internal carotid artery. AJNR Am J Neuroradiol. 2008; 29: 1761-7.
4) Ku DN, Giddens DP, Zarins CK, et al. Pulsatile flow and atherosclerosis in the human carotid

bifurcation. Positive correlation between plaque location and low oscillating shear stress. Arteriosclerosis. 1985; 5: 293-302.

5) Taylor C, Hughes TJ, Zarins CK. Finite element modeling of three-dimensional pulsatile flow in the abdominal aorta: relevance to atherosclerosis. Ann Biomed Eng. 1998; 26: 975-87.

6) Nagel T, Resnick N, Dewey CF, et al. Vascular endothelial cells respond to spatial gradients in fluid shear stress by enhanced activation of transcription factors. Arterioscler Thromb Vasc Biol. 1999; 19: 1825-34.

7) Meng H, Wang Z, Hoi Y, et al. Complex hemodynamics at the apex of an arterial bifurcation induces vascular remodeling resembling cerebral aneurysm initiation. Stroke. 2007; 38: 1924-31.

8) Shimogonya Y, Ishikawa T, Imai Y, et al. Can temporal fluctuation in spatial wall shear stress gradient initiate a cerebral aneurysm? A proposed novel hemodynamic index, the gradient oscillatory number (GON). J Biomech. 2009; 42: 550-4.

9) Mantha A, Karmonik C, Benndorf G, et al. Hemodynamics in a cerebral artery before and after the formation of an aneurysm. AJNR Am J Neuroradiol. 2006; 27: 1113-8.

10) Himburg HA, Grzybowski DM, Hazel AL, et al. Spatial comparison between wall shear stress measures and porcine arterial endothelial permeability. Am J Physiol Heart Circ Physiol. 2004; 286: H1916-22.

11) Cebral JR, Mut F, Weir J, et al. Association of hemodynamic characteristics and cerebral aneurysm rupture. AJNR Am J Neuroradiol. 2011; 32: 264-70.

12) Takao H, Murayama Y, Otsuka S, et al. Hemodynamic differences between unruptured and ruptured intracranial aneurysms during observation. Stroke. 2012; 43: 1436-9.

13) Xiang J, Natarajan SK, Tremmel M, et al. Hemodynamic-morphologic discriminants for intracranial aneurysm rupture. Stroke. 2011; 42: 144-52.

14) Miura Y, Ishida F, Umeda Y, et al. Low wall shear stress is independently associated with the rupture status of middle cerebral artery aneurysms. Stroke. 2013; 44: 519-21.

15) Lu G, Huang L, Zhang XL, et al. Influence of hemodynamic factors on rupture of intracranial aneurysms: Patientspecific 3D mirror aneurysms model computational fluid dynamics simulation. AJNR Am J Neuroradiol. 2011; 32: 1255-61.

16) Omodaka S, Sugiyama S, Inoue T, et al. Local hemodynamics at the rupture point of cerebral aneurysms determined by computational fluid dynamics analysis. Cerebrovasc Dis. 2012; 34: 121-9.

17) Fukazawa K, Ishida F, Umeda Y, et al. Using computational fluid dynamics analysis to characterize local hemodynamic features of middle cerebral artery aneurysm rupture points. World Neurosurg. 2015; 83: 80-6.

18) Ross R. Atherosclerosis — an inflammatory disease. N Engl J Med. 1999; 340: 1929.

19) Sugiyama S, Niizuma K, Nakayama T, et al. Relative residence time prolongation in intracranial aneurysms: A possible association with atherosclerosis. Neurosurgery. 2013; 73: 767-76.

20) Furukawa K, Ishida F, Miura Y, et al. Evaluation of hyperplastic remodeling in cerebral aneurysmal wall with computational fluid dynamics (CFD) analysis. Progress in Computed Imaging. 2015; 36: 73-7.

21) Luo B, Yang X, Wang S, et al. High shear stress and flow velocity in partially occluded aneurysms prone to recanalization. Stroke. 2011; 42: 745-53.

22) Umeda Y, Ishida F, Tsuji M, et al. Computational fluid dynamics (CFD) analysis using porous media modeling predicts angiographic occlusion status after coiling of unruptured cerebral aneurysms — Preliminary study. JNET. 2015; 9: 69-77.

〈石田藤麿,鈴木秀謙〉

未破裂脳動脈瘤の画像フォローと評価

Unruptured Cerebral Aneurysm　15　JAPAN STANDARD

　未破裂脳動脈瘤の画像評価は，治療方針等に大きな影響を与える．外科的治療を施さずに，外来で経過観察を施行する場合は，未破裂脳動脈瘤の増大や変化を経時的かつ的確に評価する必要がある．脳動脈瘤の評価において論点となるのが，画像検査機器の選択と観察の間隔である．それぞれに特徴を有しているので目的に応じて使い分け，その利点に関する理解を深める必要がある．本稿では未破裂脳動脈瘤の画像フォローと評価に関し解説する．

MRAかCTAか？

　まず議論の対象となるのは脳動脈瘤をmagnetic resonance angiography（MRA）で評価するのか，computed tomography angiogram（CTA）（図15-1）で評価するのかということである．どちらも外来診療で評価可能であるため，使用される頻度が多い機器である．多くの場合，screeningはMRAで行われることが多い．本邦独自のシステムである「脳ドック」でも多くの医療機関でMRAを用いている．では，どのくらいの大きさであればMRAで脳動脈瘤と診断可能であるのか？

　1.5 tesla（T）のMRAでは3 mm以上の動脈瘤が検出可能であるといわれている．以上より通常の外来診療で，他機関，他施設から未破裂脳動脈瘤疑いで紹介受診する場合，3 mm未満の

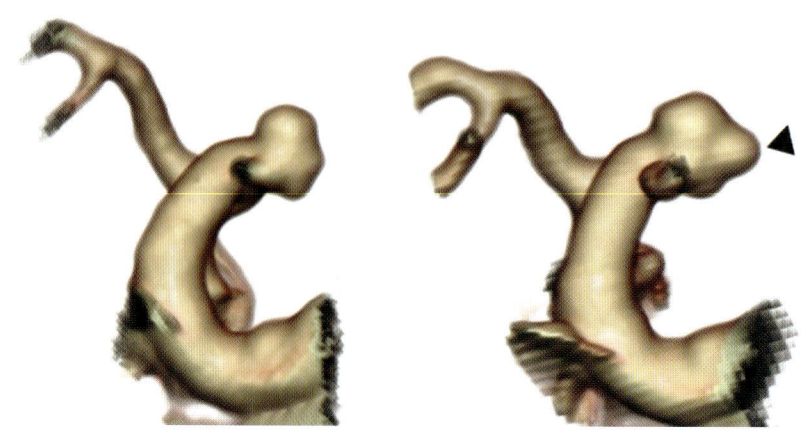

図15-1 CTA像：経過観察中に増大した未破裂脳動脈瘤
増大前（左図）に比べ，動脈瘤の先端が突出している（右図，矢頭）．

動脈瘤という診断である場合は，追加検査が必要である．3 mm 未満の動脈瘤の検出は CTA の方が優れているといわれる．一方，3 mm 以上の動脈瘤の検出に関しては CTA（96%），MRA（94%）でほぼ同等である[1]．以上から 3 mm 未満の脳動脈瘤の評価をより正確にするのであれば，CTA もしくは golden standard である DSA を行う必要がある．

近年では 3T の MRA の有用性が評価されてきている．1.5T に比べ S/N 比が倍になっているため脳動脈瘤の検出に有用であると考えられている．田岡ら[2] は 3T MRA が最も有用であるのは脳動脈瘤の検出であると評している．3T MRA は高い磁場による T1 緩和時間の延長を認め，血流 TOF 効果が増大し背景組織の信号抑制効果も相まって，血管描出効果が大きくなる．また撮像時間が短いことから，1.5T と同じ撮像時間で撮像範囲を広げることが可能であり，遠位部脳動脈瘤も描出範囲に含めることができる．さらに穿通枝レベルの描出能力に優れていることも特徴の一つであると評している．

Hiratsuka ら[3] は 3T TOF-MRA（time of flight）と 64 列 CTA での動脈瘤の評価の検討を行い，3T MRA と 64 列 CTA ではほぼ同等であると報告している．大きさに関しては 3 mm 以上の動脈瘤において検出率が上がり，部位別でみると ICA サイフォンより近位部の動脈瘤の検出率が，MRA，CTA ともに検出率が劣る．とくに 3T MRA では，CTA，DSA に比べ，より細かい信号不整を描出しやすい．そのため内頚動脈の湾曲の部分などの小さい動脈瘤の検出に関しては偽陰性になりやすいといわれている．また MRA と CTA で動脈瘤の表面の不整を評価することは十分であるが，わずかな変形を見極めることには向いていないと評価している．

7T MRA のもつ可能性

7T TOF-MRA は理論上，1.5T に比べ S/N 比は 4〜5 倍に上昇するため，より脳動脈瘤の診断に適しているはずである．Mönninghoff C[4] らの検討では動脈瘤の dome と neck の評価に関しては 1.5T より有用であったと報告している．

Wrede[5] らは 7T TOF-MRA と 1.5T MRA および 7T MPRAGE の脳動脈瘤検出の比較を行っている．それによると，7T MPRAGE は明らかに，7T TOF や 1.5T に比べ描出力に優れていたと報告している．

MRA 造影剤の使用について

Cirillo ら[6] 3T MRI での TOF-MRA と 3D CE MRA の間での動脈瘤の検出に関する報告を行っている．29 名 41 瘤の検討で，部位と parent artery の検出に関して差異は認めなかった．瘤の不整形の評価に関しては TOF-MRA で劣っていた．さらに sac / neck ratio の計算では，CE MRA は全例 DSA と同様の計算が可能であったが，TOF-MRA では 70% 程度の症例のみしか DSA の結果と合致しなかった．また分岐血管の描出に関しても TOF-MRA は CE MRA の 80% の症例のみであった．以上の結果から CE MRA は，TOF-MRA に比べ瘤の形状，neck の評価，分岐血管の描出において有利であると結論づけている．さらに大型の動脈瘤の評価において問題となるのは，turbulent flow や slow flow の存在による動脈瘤描出の問題である．こういった場合には造影剤使用のメリットが大きくなる．彼らの検討では 13 mm 以上の脳動脈瘤の評価には，CE MRA の方が有用であったと報告している．また最近では，3T MRA を

用いて，4D time resolved MRA with keyhole といった方法での動脈瘤評価の有用性が報告されている．

画像評価の間隔について

Kubo ら[7]は4カ月毎に，Matsubara らは3～12カ月毎に観察を行っている．Burns らは12カ月に少なくとも2回の観察を行っている．増大と変化を見極めるための，正しい観察間隔に関する検討は今までないが，少なくとも6～12カ月に1度は評価を行うべきであると考える．

増大の可能性に関する考察

Burns ら[8]は1.5Tと3T MRAを用い，未破裂脳動脈瘤の増大の検討を行った．2mm以上の動脈瘤を対象とし，165名191動脈瘤を検討している．平均47カ月の観察で，10%（20動脈瘤）の動脈瘤が増大をきたしている．増大の定義は5mm未満の動脈瘤は1mm以上の変化を増大と定義し，5mm以上の動脈瘤は2mm以上の変化を増大と定義した．結果として8mm未満の動脈瘤の6.9%，8～12mmの25%，13mm以上の83%に増大を認めた．8mm以上の動脈瘤は増大をきたしやすく，多発動脈瘤において増大しやすい傾向があった．部位別にみると，海綿静脈洞部の動脈瘤は30%に増大を認め，次いで脳底動脈瘤の25%に増大を認めた．

Matsubara ら[9]はCTAを用い，脳動脈瘤の観察を行い，成長と破裂のリスクを研究した．166動脈瘤を平均17.7カ月観察し，6.4%（10動脈瘤）に成長を認めている．3～12カ月毎の観察を行っている．その結果，観察中の動脈瘤の増大は2～4mmの動脈瘤は2.4%，5～9mmの動脈瘤は9.1%，10～20mmの動脈瘤は50%に成長を認めた．部位別には脳底動脈瘤と内頚動脈瘤に多く認め，年間の増大は2.5%であった．

Kubo ら[10]による無症候性未破裂脳動脈瘤の増大に関する検討では，98動脈瘤中8動脈瘤で増大を認めた．MRAで2mm以上を増大と判断し，75歳以上，女性，内頚動脈瘤や中大脳動脈瘤に多いと報告している．

経過観察中の de novo 脳動脈瘤

経過観察中の画像評価で重要な点は de novo 動脈瘤を見逃さないことである．対象動脈瘤のサイズや形状の評価のみに注意が払われているため，新たな動脈瘤の形成に関して見落としがちである．未破裂脳動脈瘤の手術後に新規動脈瘤の出現を認めるのは年間2%と報告されている[11-13]．特に破裂脳動脈瘤に付随する未破裂脳動脈瘤を有する場合は，de novo 動脈瘤に注意が必要である．van der Schaaf IC[14]，Wermer[15]らの報告によると，くも膜下出血の既往歴がある場合の de novo 脳動脈瘤は8～9年間の観察中で16～18%であり，これらの2/3は発症時に見逃されていた可能性があるが，1/3は新たに出現していると報告している．Lai ら[16]によると脳動脈瘤手術後患者の観察の中で de novo 脳動脈瘤は6.9%であった．彼らは de novo 脳動脈瘤のリスクとして喫煙をあげ，多発性や家族性に相関は認めなかった．これらの報告からも，脳動脈瘤の画像評価を行っていく上で de novo 脳動脈瘤の評価も行うことが必要である．

未破裂脳動脈瘤の外来診療

　未破裂脳動脈瘤の診療では，手術以外の外来診療も非常に大切である．未破裂脳動脈瘤は無症候性疾患であることがほとんどであるため，自覚症状がないにもかかわらず発症時には重篤になりうるという，治療指針の判断に困窮する疾患である．患者自身は，未来の予測や破裂予測を求めているのではなく，現状でわかりうる正しい情報を求めていることが多い．診療する医師側は，破裂のリスクや破裂頻度，手術の情報のみ強調するような診療は控えるべきであり，経過観察した場合の様々な可能性に関して，現在わかっていることを説明した方がよい．こういった姿勢が，患者のもつ不安を解消し，正しい診療と治療方針につながると考えている．

◆文献

1) White PM, Wardlaw JM. Unruptured intracranial aneurysms. J Neuroradiol. 2003; 30: 336-50.
2) 田岡俊昭, Marta Varela, 坂本雅彦, 他. 特集 Step up MRI 2010―再び, 3T である理由― I 領域別に検証する3T MRIである理由 1. 頭部領域インナービジョン. 2010; 25: 7-9.
3) Hiratsuka Y, Miki H, Kiriyama I, et al. Diagnosis of unruptured intracranial aneurysms: 3T MR angiography versus 64-channel multi-detector row CT angiography. Magn Reson Med Sci. 2008; 7: 169-78.
4) Mönninghoff C, Maderwald S, Theysohn JM, et al. Evaluation of intracranial aneurysms with 7 T versus 1.5 T time-of-flight MR angiography - initial experience. RöFo. 2009; 181: 16-23.
5) Wrede KH, Dammann P, Mönninghoff C, et al. Non-enhanced MR imaging of cerebral aneurysms: 7 Tesla versus 1.5 Tesla. PLoS ONE. 2014; 9: e84562-10.
6) Cirillo M, Scomazzoni F, Cirillo L, et al. Comparison of 3D TOF-MRA and 3D CE-MRA at 3T for imaging of intracranial aneurysms. Eur J Radiol. 2013; 82: e853-9.
7) Kubo Y, Koji T, Kashimura H, et al. Female sex as a risk factor for the growth of asymptomatic unruptured cerebral saccular aneurysms in elderly patients. J Neurosurg. 2014; 121: 599-604.
8) Burns JD, Huston J, Layton KF, et al. Intracranial aneurysm enlargement on serial magnetic resonance angiography: frequency and risk factors. Stroke. 2009; 40: 406-11.
9) Matsubara S, Hadeishi H, Suzuki A, et al. Incidence and risk factors for the growth of unruptured cerebral aneurysms: observation using serial computerized tomography angiography. J Neurosurg. 2004; 101: 908-14.
10) Kubo Y, Koji T, Kashimura H, et al. Female sex as a risk factor for the growth of asymptomatic unruptured cerebral saccular aneurysms in elderly patients. J Neurosurg. 2014; 121: 599-604.
11) Akyuz M, Tuncer R, Yilmaz S, et al. Angiographic follow-up after surgical treatment of intracranial aneurysms. Acta Neurochir. 2004; 146: 245-50. discussion 250.
12) David CA, Vishteh AG, Spetzler RF, et al. Late angiographic follow-up review of surgically treated aneurysms. J Neurosurg. 1999; 91: 396-401.
13) Ferns SP, Sprengers ME, van Rooij WJ, et al. De novo aneurysm formation and growth of untreated aneurysms: a 5-year MRA follow-up in a large cohort of patients with coiled aneurysms and review of the literature. Stroke. 2011; 42: 313-18.
14) van der Schaaf IC, Velthuis BK, Wermer MJ, et al. New detected aneurysms on follow-up screening in

patients with previously clipped intracranial aneurysms: comparison with DSA or CTA at the time of SAH. Stroke. 2005; 36: 1753-58.
15) Wermer MJ, van der Schaaf IC, Velthuis BK, et al. Follow-up screening after subarachnoid haemorrhage: frequency and determinants of new aneurysms and enlargement of existing aneurysms. Brain. 2005; 128: 2421-9.
16) Lai LT, Morgan MK, Patel NJ. Smoking increases the risk of de novo intracranial aneurysms. World Neurosurg. 2014; 82: e195-201.

〈石橋敏寛,村山雄一〉

16 未破裂脳動脈瘤の推移と統計データ解析

はじめに

　近年，未破裂脳動脈瘤（UCA）に関する報告[1-3]が増加し，その破裂危険因子については徐々に解明されつつあるもののいまだ十分とはいえない．そこで本稿では，今後のUCA研究に寄与すべく，本邦のUCAとくも膜下出血（SAH）の数の推移，SAHの予防，今後の予測などについて考察し解説した．

未破裂脳動脈瘤の保有率

　以前より脳動脈瘤が脳血管撮影により偶然に発見される頻度は約5％程度と報告[4,5]されているが，近年の画像技術の進歩や脳ドックの普及によりUCAの頻度は0.65％[6]から中国のMRAデータの7％[7]と幅広く報告されている．Nakagawaら[8]の報告では健常者に行った脳ドック500例で6％に認め，女性に多く，年齢とともに上昇し60歳代女性では9％に認めた．Iwamotoら[9]は，Hisayama studyで1,230例の剖検で57例（4.6％）に73個の脳動脈瘤を認め，2.2％が未破裂脳動脈であった．男性2.9％，女性7.1％で部位別では中大脳動脈（MCA）が31.5％で最多であった．UCAが認められる頻度は母集団により異なり，Vlackら[10]は68研究94,912人から1,450脳動脈瘤患者をまとめ，脳動脈関連疾患のない患者で平均年齢50歳で頻度3.2％とした．合併疾患のある集団では常染色体優性多発性嚢胞腎で6.9倍，SAHまたは動脈瘤家族歴で3.4倍，脳腫瘍で3.6倍，下垂体腺腫で2倍，動脈硬化性病変で1.7倍であった．女性は1.7倍，50歳以上で2.2倍，SAHの頻度の高い日本，フィンランドを含め国別には有意差を認めなかった．部位は内頚動脈（ICA）47％，中大脳動脈（MCA）35％，前交通動脈（AComA）18％，椎骨脳底動脈（VBA）5％，大きさ5mm未満66％，5〜9mmが27％，10mm以上が7％であった．

　欧米のUCA研究であるISUIA[11]と本邦のUCAS Japan[12]を比較すると様々な差が認められた（表16-1）．ISUIAで女性に多く，年齢はUCAS Japanで約10歳高齢で，多発動脈瘤はISUIAで35％とかなり高かった．動脈瘤の大きさはISUIAでは98％以上は5mm以上であるが，UCAS Japanは47％が5mm未満で，7mm未満の割合は47％と75％で，ISUIAの方が動脈瘤サイズが大きな集団といえる．部位はUCAS Japanで内頚動脈後交通動脈（IC-PCom）と前交通動脈（ACom）が多い傾向であった．家族性，SAHの既往，症候性，喫煙，多発性嚢胞腎などの割合はISUIAで高く，全体的にISUIAの方が破裂しやすい集団といえる．

表16-1 未破裂脳動脈瘤の分布：ISUIA と UCAS Japan の比較

	ISUIA (2003)	UCAS Japan (2012)
症例数	4,060 Pt, 6,221 An	5,720 Pt, 6,697 An
女性：男性	3,068：992 (3：1)	3,805：1,915 (2：1)
平均年齢	53.2	mean 62.5
多発瘤	35.0%	13.9%
サイズ		
〜4 mm	---	47%
5〜6 mm	47% (2〜6 mm)	27.7%：{74.7% (3〜6 mm)}
7〜9 mm	31% (7〜12 mm)	15.2%
10〜24 mm	16% (13〜24 mm)	9.9%
25 mm〜	4.7%	0.5%
部位		
ICA	30%	18.6%
IC-PCom	8.5%	15.5%
IC-Cav	8%	-
MCA	29%	36.2%
ACom	12%	15.5%
ACA		-
BA	7%	6.6%
VA	5%	1.8%
患者毎の既往歴・習慣		
familial	18%	12.9%
SAH	24%	3.8%
symptomatic	16%	3.0%
smoking	43%	16.8%
hypertension	41%	43.4%
polycystic kidney disease	1.7%	0.3%

［部位］MCA: middle cerebral artery; ACA: anterior cerebral artery excluding anterior communicating artery; AComA: anterior communicating artery; ICA: internal carotid artery excluding posterior communicating and cavernous portions, including internal carotid artery paraclinoid location, so-called internal carotid artery dorsal curvature location, internal carotid artery bifurcation and internal carotid-anterior choroidal artery; IC-PComA: internal carotid-posterior communicating artery; BA: basilar tip and basilar-superior cerebellar artery; VA: vertebral artery-posterior inferior cerebellar artery and vertebrobasilar junction

にもかかわらず，オーバーオールの年間破裂率はISUIA（0.78％）よりUCAS Japan（0.95％）の方が高く，欧米に比較して日本のUCAがかなり破裂しやすいことがわかる．欧米では何らかの基礎疾患に伴う検査で発見されることが多いのに対し，日本では脳ドックが発展しており無症候性の小さなUCAが多く発見されるためと考えられた．純粋に無症候性UCAの大規模な長期追跡調査は日本でのみ可能であるのかもしれない．

日本の未破裂脳動脈瘤の推移と今後（人口変化）

2001〜2013年の日本脳神経外科学会のUCAの治療数調査[13]と厚生労働省の人口動態調査を検討した．図16-1はUCAとSAHの治療数の推移であるが，2013年にはその差はほとんどなくなり，ほぼ同数となった．表16-2は厚生労働省の人口動態調査から日本の人口，15歳以上の人口，UCAの保有率が3％と5％の場合の推定UCA患者数，推定UCA治療率を計算した．日本の人口は2008年の128,084,000人をピークに徐々に減少しているが，15歳以上の人口は2010年の111,219,000人をピークに減少していた．UCAの保有率が3％と5％の場合の推定UCA患者数を計算すると，保有率が3％で327〜336万人，5％で545〜556万人であった．日本脳神経外科学会のUCA治療数は年1万〜1万5千件強と報告されているが，推定UCA治療率の推移を計算すると，保有率が3％で0.3〜0.5％程度，5％だと0.2〜0.3％となっ

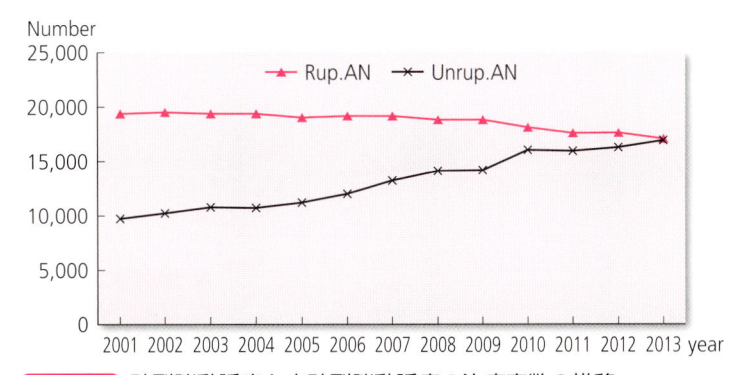

図 16-1 破裂脳動脈瘤と未破裂脳動脈瘤の治療実数の推移
Rup.AN：破裂脳動脈瘤，Unrup.AN：未破裂脳動脈瘤

表 16-2 日本の人口と推定未破裂脳動脈瘤数

年	×1000 人口	×1000 15歳以上人口	×1000 推定UCA患者数（保有率3％）	×1000 推定UCA患者数（保有率5％）	UCA治療数	% 推定UCA治療率（保有率3％）	% 推定UCA治療率（保有率5％）
2001	127,291	109,008	3,270	5,450	9,628	0.3	0.2
2002	127,486	109,334	3,280	5,467	10,177	0.3	0.2
2003	127,694	109,715	3,291	5,486	10,666	0.3	0.2
2004	127,787	109,953	3,299	5,498	10,607	0.3	0.2
2005	127,768	110,183	3,305	5,509	11,132	0.3	0.2
2006	127,901	110,326	3,310	5,516	11,892	0.4	0.2
2007	128,033	110,456	3,314	5,523	13,165	0.4	0.2
2008	128,084	110,545	3,316	5,527	14,025	0.4	0.3
2009	128,032	110,631	3,319	5,532	14,135	0.4	0.3
2010	128,057	111,219	3,337	5,561	16,008	0.5	0.3
2011	127,799	111,067	3,332	5,553	15,830	0.5	0.3
2012	127,515	111,004	3,330	5,550	16,198	0.5	0.3
2013	125,704	109,453	3,284	5,473	16,840	0.5	0.3

UCA：未破裂脳動脈瘤

た．UCA 治療数は増加傾向ではあるものの，その推定患者全体の 0.5％にも満たない症例しか治療を行っていないこととなる．一方，UCA の年間破裂率が 1％とすると，UCA 1 例の破裂を予防するためには年間 100 例の UCA 治療が必要となり，治療を 1 万件行えば 100 件の UCA 破裂を予防できることとなる．この 12 年間で実際は約 1,000 件以上の SAH が減少しており，かなり破裂率の高い集団のみを治療した場合を除けば，UCA 治療数のみから SAH 件数の減少を説明することは困難と考えられた．そのほかの原因として，破裂の危険因子が減少している可能性もあり，今後調査を行う必要があろう．

SAH の予防について

SAH を未然に予防するためには破裂リスクの高い UCA をいかに選択的に治療していくかが重要で，近年 UCA の因子によるスコアリングのリスク評価が報告されている[1,14]．日本からの 3 つの前向き登録も含まれる PHASES score[14] と日本の登録のみからの報告[1] がある．PHASES score では，人種（日本人が 3 点，フィンランド人は 5 点），高血圧，年齢が 70 歳以上，動脈瘤のサイズ，SAH の既往，部位〔MCA が 2 点，前大脳動脈（ACA），IC-PCom，椎骨脳底動脈（BV）が 4 点〕がリスク因子となり（表 16-3），後者では年齢が 70 歳以上，女性，高血圧，動脈瘤のサイズ，部位〔ACA，椎骨動脈（VA）が 1 点，MCA，脳底動脈（BA）が 2

表 16-3 PHASES score

PHASES aneurysm risk score	Points
（P）Population	
North American, European（other than Finnish）	0
Japanese	3
Finnish	5
（H）Hypertension	
No	0
Yes	1
（A）Age	
＜70 Years	0
≧70 Years	1
（S）Size of aneurysm	
＜7.0 mm	0
7.0〜9.9 mm	3
10.0〜19.9 mm	6
≧20 mm	10
（E）Earlier SAH form another aneurysm	
No	0
Yes	1
（S）Site of aneurysm	
ICA	0
MCA	2
MCA/PCom/posterior	4

表 16-4 日本の破裂リスクスコア

Risk Factor	Score
Age, yr	
＜70	0
≧70	1
Sex	
Male	0
Female	1
Hypertension	
No	0
Yes	1
Size, mm	
3≦size＜7	0
7≦size＜10	2
10≦size＜20	5
20≦size	8
Location	
ICA	0
ACA or VA	1
MCA or BA	2
ACom or IC-PCom	3
Daughter sac	
No	0
Yes	1

表 16-5 日本人未破裂脳動脈瘤の部位・サイズ別破裂リスク（UCAS Japan より）

部位	脳動脈瘤年間破裂率%（95%信頼区間） サイズ				
	3〜4 mm	5〜6 mm	7〜9 mm	10〜24 mm	≧25 mm
MCA	0.23 (0.09-0.54)	0.31 (0.10-0.96)	1.56 (0.74-3.26)	4.11 (2.22-7.66)	16.87 (23.8-119.77)
AComA	0.90 (0.45-1.80)	0.75 (0.28-2.02)	1.97 (0.82-4.76)	5.24 (1.97-13.95)	39.77 (9.95-159.00)
ICA	0.14 (0.04-0.57)	0.00 (-)	1.19 (0.30-4.77)	1.07 (0.27-4.28)	10.61 (1.49-75.3)
IC-PComA	0.41 (0.15-1.10)	1.00 (0.37-2.66)	3.19 (1.66-6.12)	6.12 (1.66-6.13)	126.97 (40.95-393.68)
BA	0.23 (0.03-1.61)	0.46 (0.06-3.27)	0.97 (0.24-3.89)	6.94 (3.74-12.90)	117.82 (16.60-836.43)
VA	- (-)	- (-)	- (-)	3.49 (0.87-13.94)	- (-)
Other	0.78 (0.25-2.43)	1.37 (0.34-5.50)	- (-)	2.81 (0.40-19.99)	- (-)
Total	0.36 (0.23-0.54)	0.50 (0.29-0.84)	1.69 (1.13-5.93)	4.37 (3.22-5.93)	33.40 (16.60-66.79)

注）部位の略語は表 16-1 を参照．
(UCAS Japan Investigators, et al. N Engl J Med. 2012; 366: 2474-82) [12]

点，ACom，IC-PCom が 3 点]，形（Daughter sac）があげられた（表 16-4）．両方に共通する因子として，高血圧，年齢が 70 歳以上，動脈瘤のサイズ，部位（MCA, ACA, PCom, BV）があげられた．一方，小さな UCA についての前向き研究の報告が日本[15]とドイツ[16]からされており，日本の SUAVe では 5 mm 未満の 374 例 448 動脈瘤を平均 41 カ月フォローし，年間破裂率は 0.54％で，危険因子として 50 歳未満，4 mm 以上，高血圧，多発動脈瘤があげられた．ドイツの前向き研究では 7 mm 未満の 384 動脈瘤を平均 48.5 カ月フォローし，年間破裂率は 0.2％であった．その危険因子は 50 歳未満，高血圧があげられた．やはり小さな UCA に関しても日本では 5〜6 mm が入っていないにもかかわらず，日本の方が約 2.7 倍破裂しやすかった．

以上を比較すると，高血圧はすべての報告で危険因子であった．一方，年齢は UCA 全体では 70 歳以上が危険因子であるが，小さな UCA では 50 歳未満が危険因子であり，年齢による差が認められた．動脈瘤ができて比較的早期に破裂するタイプと時間をかけながら大きく成長し破裂するタイプとは，年齢による差がある可能性が考えられた．表 16-5 は UCAS Japan での部位別大きさ別年間破裂率を示したが，大きさが大きくなるにつれ破裂率も増加するが，ACom の 3〜4 mm は 0.9％と大きさの割に高く，50 歳未満の症例では慎重に対応する必要が考えられた．

一方，脳動脈瘤の成因として心理的ストレスの影響も指摘されている[17]が，これまでその評価方法が困難であり，その研究は十分とはいえない．近年，仕事や職業生活に関して強い不安，悩みまたはストレスを感じている労働者が 5 割を超える状況にあり，メンタルヘルスケアの実施が促進されている．平成 26（2014）年 6 月 25 日に公布された「労働安全衛生法の一部を改正する法律」（平成 26 年法律第 82 号）においては，心理的な負担の程度を把握するための検査（ストレスチェック）の実施などを内容としたストレスチェック制度が新たに創設され，平成 27（2015）年 12 月 1 日より実施予定となった．国が推奨するストレスチェックシート（表 16-6）

表 16-6 職業性ストレス簡易調査票（厚生労働省ホームページ．http://www.mhlw.go.jp/bunya/roudoukijun/anzeneisei12/ より）

は法に基づき，①仕事のストレス要因，②心身のストレス反応，③周囲のサポートの 3 領域を網羅している．今後はこれをもとに，UCA 保有率や破裂率との相関検証などが望まれる．

また，たとえ脳動脈瘤の治療後でも動脈瘤新生[2] 増大[18,19] のリスクもある．よって脳動脈瘤関連基礎疾患のある群のみならず通常群でさえ，破裂リスクは皆無とはならない．日本ではこまめにフォローできる環境にあるため，長期フォローすることで新たなエビデンスが生じる可能性もある．

今後の検討事項

最近，Juvela らはフィンランドでは UCA 長期フォローの報告[3,20,21] をし，142 例 181 動脈瘤を平均 21 年間追跡した．その結果，年間破裂率は 1.1％で，喫煙，前交通動脈，低年齢，大きさ 7 mm 以上が危険因子であったが，注目に値するのは発見から 25 年以上経って破裂した症例はなかったことである（図 16-2）．また長期死亡調査を行い[3]，年間死亡率は 3.2％で死因は動脈瘤破裂死 19 例（17％），破裂関連死 6 例（5％），不定くも膜下出血死 2 例（2％）で，多変量解析では加齢，男性，飲酒過多，喫煙が危険因子であった．やはり注目すべき点は，86 例

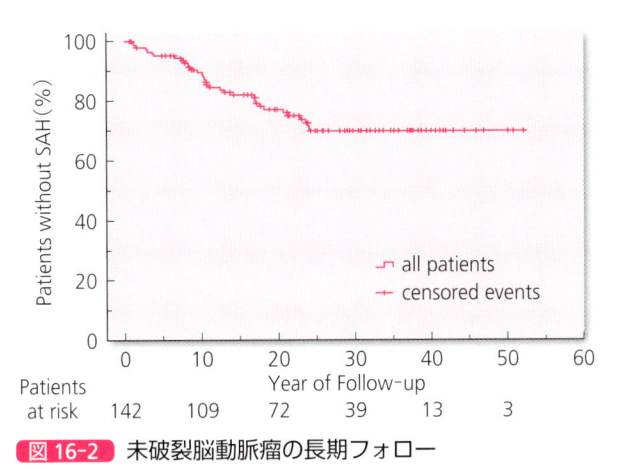

図 16-2 未破裂脳動脈瘤の長期フォロー
(Juvela S, et al. Stroke. 2013; 44: 2414-21 より)[20]

（76％）は動脈瘤と無関係の死亡であった点にある．UCA を保有する群は，脳血管リスクや死亡率が一般人よりも高いとされ[22]，UCA の破裂予防治療もさることながらその発見によって生活習慣を改善することにも意義がある．

　本邦で脳ドックを受診する群は比較的健康意識が高い群と考えられ，今後は SAH の危険性が高いと考えられる患者群を対象とした脳ドックなどハイリスク群をピックアップできるシステムづくりが必要と考えられた．一般的に脳卒中の危険因子である高血圧や喫煙の是正はもとより，脳動脈瘤は炎症性疾患であるという見方もあり[23]，歯の健康増進，腸炎や，痔，水虫などを含めた慢性炎症性疾患の治療が必要と思われる．

　以上に示したことをもとに，今後はこれらのエビデンスを作ることが日本の使命と考えられる[24]．

謝辞
　脳動脈瘤の総数，治療内容の統計データに関しては，一般社団法人 日本脳神経外科学会より提供を受けた．

◆文献
1) Tominari S, Morita A, Ishibashi T, et al. Prediction model for 3-year rupture risk of unruptured cerebral aneurysms in Japanese patients. Ann Neurol. 2015; 77: 1050-9.
2) Wang JY, Smith R, Ye X, et al. Serial imaging surveillance for patients with a history of intracranial aneurysm: risk of de novo aneurysm formation. Neurosurgery. 2015; 77: 32-43.
3) Juvela S, Lehto H. Risk factors for all-cause death after diagnosis of unruptured intracranial aneurysms. Neurology. 2015; 84: 456-63.
4) Baker HL Jr. Medical and surgical care of stroke. Roentgenologic aspects. Circulation. 1965; 32: 559-62.
5) Silverstein A. Arteriography of stroke. I. Incidence of mass lesions in patients with clinical diagnosis of occlusive cerebrovascular disease. Arch Neurol. 1965; 12: 387-9.
6) Winn HR, Almaani WS, Berga SL, et al. The long-term outcome in patients with multiple aneurysms.

Incidence of late hemorrhage and implications for treatment of incidental aneurysms. J Neurosurg. 1983; 59: 642-51.
7) Li MH, Chen SW, Li YD, et al. Prevalence of unruptured cerebral aneurysms in Chinese adults aged 35 to 75 years: a cross-sectional study. Ann Intern Med. 2013; 159: 514-21.
8) Nakagawa T, Hashi K. The incidence and treatment of asymptomatic, unruptured cerebral aneurysms. J Neurosurg. 1994; 80: 217-23.
9) Iwamoto H, Kiyohara Y, Fujishima M, et al. Prevalence of intracranial saccular aneurysms in a Japanese community based on a consecutive autopsy series during a 30-year observation period. The Hisayama study. Stroke. 1999; 30: 1390-5.
10) Vlak MH, Algra A, Brandenburg R, et al. Prevalence of unruptured intracranial aneurysms, with emphasis on sex, age, comorbidity, country, and time period: a systematic review and meta-analysis. Lancet Neurol. 2011; 10: 626-36.
11) Wiebers DO, Whisnant JP, Huston J 3rd, et al. Unruptured intracranial aneurysms: natural history, clinical outcome, and risks of surgical and endovascular treatment. Lancet. 2003; 362: 103-10.
12) UCAS Japan Investigators; Morita A, Kirino T, Hashi K, et al. The natural course of unruptured cerebral aneurysms in a Japanese cohort. N Engl J Med. 2012; 366; 2474-82.
13) 井川房夫, 日高敏和, 黒川泰玄, 他. 本邦の脳動脈瘤治療の現状―当院, 脳卒中データバンク, (社) 日本脳神経外科学会調査より―. 脳卒中の外科. 2015; 43: 262-6.
14) Greving JB, Wermer MJH, Brown RD Jr, et al. Predicting risk of rupture of intracranial aneurysms: development of the PHASES score with pooled data from six prospective cohort studies. Lancet Neurol. 2014; 13: 59-66.
15) Sonobe M, Yamazaki T, Yonekura M, et al. Small unruptured intracranial aneurysm verification study: SUAVe study, Japan. Stroke. 2010; 41: 1969-77.
16) Güresir E, Vatter H, Schuss P, et al. Natural history of small unruptured anterior circulation aneurysms. A prospective cohort study. Stroke. 2013; 44: 3027-31.
17) Geurts M, Timmers C, Greebe P, et al. Patients with unruptured intracranial aneurysms at the waiting list for intervention: risk of rupture. J Neurol. 2014; 261: 575-8.
18) Kubo Y, Koji T, Kashimura H, et al. Female sex as a risk factor for the growth of asymptomatic unruptured cerebral saccular aneurysms in elderly patients. J Neurosurg. 2014; 121: 599-604.
19) Juvela S, Poussa K, Porras M. Factors affecting formation and growth of intracranial aneurysms: a long-term follow-up study. Stroke. 2001; 32: 485-91.
20) Juvela S, Poussa K, Lehto H, et al. Natural history of unruptured intracranial aneurysms. A long-term follow-up study. Stroke. 2013; 44: 2414-21.
21) Korja M, Lehto H, Juvela S. Lifelong rupture risk of intracranial aneurysms depends on risk factors. A prospective finnish cohort study. Stroke. 2014; 45: 1958-63.
22) Pyysalo L, Luostarinen T, Keski-Nisula L. Long-term excess mortality of patients with treated and untreated unruptured intracranial aneurysms. J Neurol Neurosurg Psychiatry. 2013; 84: 888-92.
23) Aoki T, Nishimura M. Targeting chronic inflammation in cerebral aneurysms: focusing on NF-kappaB as a putative target of medical therapy. Expert Opin Ther Targets. 2010; 14: 265-73.
24) Ikawa F, Ohbayashi N, Imada Y, et al. Analysis of subarachnoid hemorrhage according to the Japanese Standard Stroke Registry Study—incidence, outcome, and comparison with the International Subarachnoid Aneurysm Trial. Neurol Med Chir (Tokyo). 2004; 44: 275-6.

〈井川房夫, 森田明夫〉

17 未破裂脳動脈瘤の治療（手術）

はじめに

　未破裂脳動脈瘤は30歳以上の成人の約3％に発見され[1]，脳ドックや頭部MRIが普及した今日では，日常診療で遭遇することは稀でない．その破裂率は，部位，大きさ，形状などで異なるものの1％程度とそれほど高くはないが[2]，一度破裂すると，くも膜下出血をきたし，半数以上が死亡か社会復帰不可能な障害を呈してしまう．このため，治療方針や治療方法は画一的ではなく，患者の年齢，状態，動脈瘤の部位，形状や治療の難易度などを総合的に吟味し，患者に最大の恩恵を提供できる選択肢を提示しなければならない．

　現在，確立された未破裂脳動脈瘤の治療には開頭クリッピング術と脳血管内コイル塞栓術がある．近年では，血管内治療の進歩と普及により，コイル塞栓術が増加しているが，広頸のものや，複雑な形状の動脈瘤をはじめ，クリッピング術が適する症例もあり，開頭術の重要性は依然として揺るぎない．

　そこで本稿では，未破裂脳動脈瘤におけるクリッピング術の現状を概説し，代表的部位の未破裂脳動脈瘤クリッピング術のポイントを説明する．

手術適応

　「脳ドックガイドライン2014」では，サイズが5〜7 mm以上のもの，もしくは，これ以下のサイズであっても，1）症候性脳動脈瘤，2）前交通動脈や内頸動脈後交通動脈分岐部などの部位に存在する動脈瘤，3）aspect比（動脈瘤ドームに対するネックサイズの比）やsize比（母血管に対する動脈瘤サイズの比）の大きいもの，不整形やブレブを有するなどの形態的特徴をもつものは，破裂の危険性が高い群に属し，治療等を含めた慎重な検討をすることが推奨されている．また，経過観察中に瘤の増大や変形，もしくは症状の変化が明らかとなった場合には，治療に関する検討を再考することが望まれる[3]．

　動脈瘤のサイズや形状のみならず，患者の全身状態も治療適応の重要な判断基準となる．日本未破裂脳動脈瘤悉皆調査（UCAS Japan）の症例コホートでは，死因はくも膜下出血よりも他の原因によるものが多かったと報告されている[2]．未破裂脳動脈瘤を有する患者は元来様々な血管リスクファクターを有しており，手術適応の決定に際しては，全身状態も十分に検討し，考慮する必要がある．

治療法の選択

　上述のごとく，未破裂脳動脈瘤の確立された治療としてクリッピング術とコイル塞栓術があり，いずれも困難な場合には，親動脈ごと動脈瘤を閉塞し，その遠位部血管に浅側頭動脈などの外頚動脈を直接あるいは大伏在静脈や橈骨動脈のグラフトを用いて吻合し，血行再建を行う方法が考慮される．一般に，中大脳動脈瘤などの表在性動脈瘤はクリッピング術，椎骨脳底動脈瘤などの深在性動脈瘤はコイル塞栓術が施行される傾向にあるが，未破裂脳動脈瘤においては両治療法の無作為比較試験はいまだなされておらず，開頭手術と血管内治療のそれぞれの立場から患者と脳動脈瘤の所見を総合的に検討した上で，十分なインフォームドコンセントを行い，患者の希望に沿った治療を行う．

クリッピング術前神経放射線学的診断

　診断の golden standard は digital subtraction angiography (DSA) であり，最も高い精度を有しているが，侵襲的検査であるため，近年では非侵襲的な MRA と 3 dimensional computed tomographic angiography (3D-CTA) の所見により必要に応じて行われることも多い．

　MRA は，脳ドックにおける未破裂脳動脈瘤のスクリーニングとして汎用されるが，血流速度により血管径が修飾されるため，正確性が劣る．fast imaging employing steady state acquisition (FIESTA) 画像などの MR 脳槽撮影は，脳槽内の脳神経や小血管の描出に優れており，動脈瘤周囲の解剖構造の把握に有用である．

　3D-CTA は，DSA と遜色のない診断精度を有する上，周囲の頭蓋構造や脳静脈を描出し，3次元画像として観察が可能であり，外科手術を行う上での有益な情報が得られる．また，ワークステーション上で開頭範囲を作成し，動脈相と静脈相を重畳表示することで，術前のアプローチやクリッピングのシミュレーションも可能である．

　DSA では，高い解像度の画質が得られる上，実際の血流動態も描出できる．また，近年，3D rotational angiography も行われており，精度に加えて術前のシミュレーションに役立つ．

　これらの検査を参照し，未破裂脳動脈瘤の術前には，動脈瘤を中心とした血管構造の詳細な把握を行う．具体的な検討事項として，①動脈瘤の形状，大きさ，局在と発育方向，②動脈瘤の血栓化や動脈壁の石灰化の有無，③周囲静脈の発達程度，④動脈瘤と穿通枝との位置関係，⑤血流動態，⑥動脈瘤と頭蓋骨，脳，脳神経などの周囲解剖構造との位置関係，などがあげられる．

手術戦略

　未破裂脳動脈瘤の手術においても，くも膜下腔の開放に続く親血管の確保，動脈瘤へのアプローチとネック周囲の剥離，ドーム剥離後の動脈瘤閉塞という一連の手技は，破裂脳動脈瘤と変わりはない．ただし，顕微鏡手術による愛護的操作下では，動脈瘤の術中破裂をきたすことは稀であり，上述の手順を適宜前後させることもある．また，動脈瘤全体を完全に露出し，ネック閉

塞の自由度を高めた状態でのクリッピングが，手術合併症リスクの軽減につながる．

未破裂脳動脈瘤に対する治療はあくまでその破裂を予防することである．予防的治療ゆえに，術後患者の日常生活に支障を生じる事態は避けなければならず，症例によっては完璧なネッククリッピングより不完全なネック処理を選択することや，瘤の処置そのものの断念も考慮する．挑戦的な手術戦略はその適応から慎重に検討されるべきであり，周到な準備を行うことが重要である．

開頭方法

開頭方法は，破裂動脈瘤を含めた一般的なものと変わりはないが，未破裂脳動脈瘤においては早期に退院する場合がほとんどのため，美容的な問題は大きく，無剃毛もしくは部分剃毛で手術を行う．前頭側頭開頭においては，pterional key hole の骨欠損部をチタンプレートなどで補充し，術後の陥没を防ぐ必要がある．

小開頭で手術を行う施設もあるが，術野の展開が狭まり，使用するクリップや器材も限られたものとなる可能性があるため，その適応には十分な検討が必要である．

術中モニタリング

術後合併症予防のために，種々の術中モニタリングを用いて手術を行うことが推奨されており，電気生理学的方法，蛍光血管造影，神経内視鏡などが使用されている．

電気生理学的モニタリング

脳血流不全に伴う脳梗塞の発生を予防するために，種々の電気生理学的モニタリングが術中に用いられ，代表的なものとして運動誘発電位（motor evoked potential：MEP），体性感覚誘発電位（somatosensory evoked potential：SEP），視覚誘発電位（visual evoked potential：VEP）があげられる．

MEP は前脈絡叢動脈，レンズ核線条体動脈，中大脳動脈の血流不全，下肢 SEP は前大脳動脈の血流不全，VEP は後大脳動脈の血流不全に加えて視神経交叉の血流不全および直接損傷のモニタリングとして使用される[4]．

マイクロドップラー血流計

マイクロドップラー血流計は，現在は 1 mm 程度の細動脈の血流音もとらえることが可能である．クリッピング術中の，親血管および近傍の穿通枝に生じた血流異常や動脈瘤内の残存血流の有無をリアルタイムに確認することができる．

蛍光血管造影

蛍光血管撮影は，血中に投与された fluorescein や indocyanine green などの蛍光色素に特定の波長の光を照射し，これより発する蛍光を，フィルターを介して観察し，血流を確認する手

法である．クリッピング術中の動脈瘤の完全閉塞および親血管や穿通枝の温存の確認目的で広く使用されている[5,6]．

蛍光色素は静脈内投与されることが多いが，術中DSA用に留置したカテーテルから色素を注入する動注法では，コントラストに優れた蛍光造影が短時間で繰り返し可能となる[7,8]．

神経内視鏡

神経内視鏡は顕微鏡視野死角を描出し，クリッピング術においては，頭蓋底構造物や母血管の背後に存在する動脈瘤や穿通枝の観察に威力を発揮する．さらに，内視鏡支持装置の使用により，顕微鏡と内視鏡の双方の情報を統合しながら手術操作を行い，動脈瘤の全貌をリアルタイムな観察下にクリッピングすることができる[9]．また，通常の神経内視鏡では血流を確認できないが，神経内視鏡下蛍光血管撮影により，顕微鏡死角に存在する血管のリアルタイムな血流情報を得ることも近年可能となっている[10,11]．

治療成績

1998年に発表されたメタアナリシスでは，未破裂脳動脈瘤クリッピング術の手術死亡率は2.6％，手術合併症率（術後の新規神経症状の出現）は10.9％とされている[12]．巨大動脈瘤（25 mm以上）と後方循環動脈瘤での治療成績が悪く，前方循環の非巨大動脈瘤の手術死亡率と合併症率がそれぞれ0.8％と1.9％だったのに対し，後方循環巨大動脈瘤のそれらは9.6％と37.9％であった．一方，前向き研究であるInternational Study of Unruptured Intracranial Aneurysms（ISUIA）での開頭術後1カ月の時点における死亡率は1.5％，合併症率［modified Rankin scale 3以上，Mini-Mental State Examination（MMSE）24未満］は12％と報告されている．治療成績を悪化させる因子として動脈瘤の大きさ（12 mm以上），後方循環動脈瘤，症候性脳虚血の既往，症候性動脈瘤があげられている[13]．また，日本での前向き研究であるUCAS II 558例の中間解析では，modified Rankin scaleが2ポイント以上悪化する例は4.5％，高次脳機能低下（MMSE 24点以下）も加えた合併症率は5.3％であり，多変量解析は実施されていないものの，大型巨大動脈瘤，後方循環動脈瘤やくも膜下出血発症動脈瘤での治療成績が不良だった[14]．

開頭手術により治療された未破裂脳動脈瘤例の長期成績に関する報告は少ないが，治療した脳動脈瘤の再発や新生した動脈瘤の破裂などによるくも膜下出血の発生率は10年で1.4％，20年で12.4％であったと報告されており[15]，たとえクリッピングが完全でも，長期の経過観察が必要である．

代表的部位の動脈瘤クリッピング術

傍床突起部内頚動脈瘤

傍床突起部内頚動脈瘤は，発育方向や眼動脈との位置関係などから種々の分類がなされている

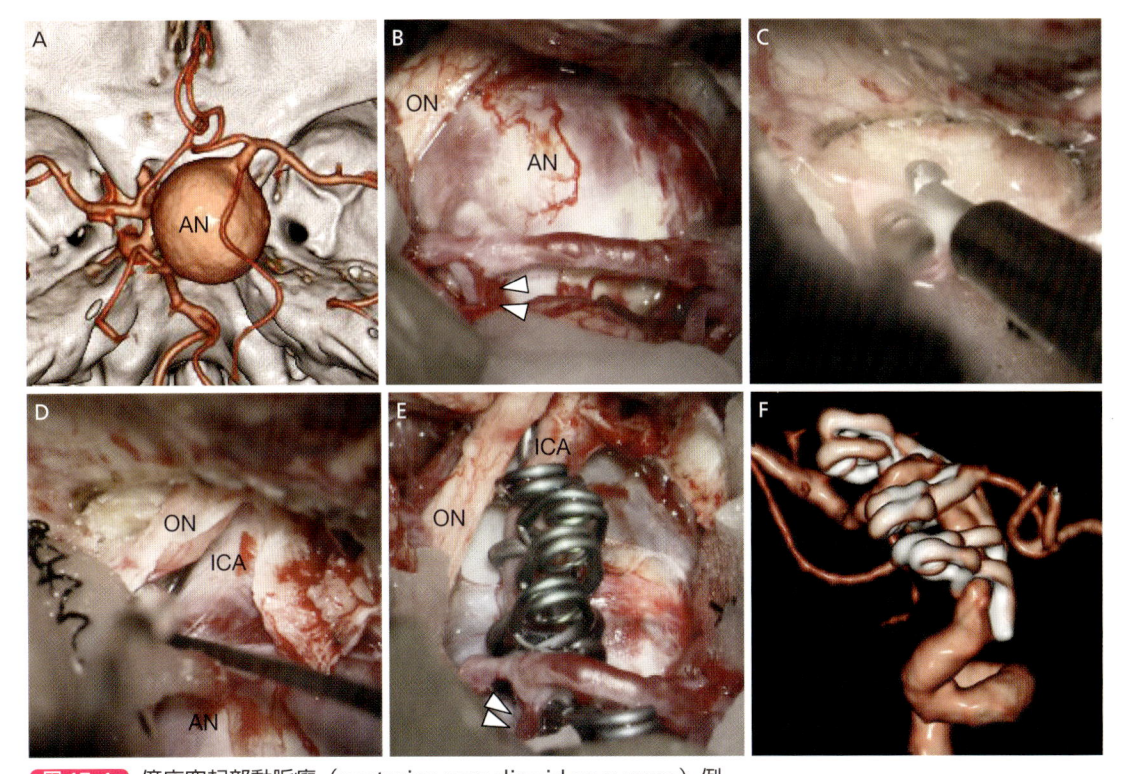

図 17-1 傍床突起部動脈瘤（posterior paraclinoid aneurysm）例

A）3D-CTA（上方より）．B）クリッピング前．ドームへ癒着した後交通動脈（矢頭）が確認できる．C）Sonopetによる前床突起削除．D）前床突起を削除後，視神経と内頸動脈に可動性が生じている．E）直角有窓クリップをタンデムに組み合わせ動脈瘤を閉塞させた．F）術後 3D-CTA（前方より）．動脈瘤は消失している．AN: 動脈瘤，ICA: 内頸動脈，ON: 視神経

が，我々は，① anterior paraclinoid aneurysm，② ophthalmic aneurysm，③ posterior paraclinoid aneurysm，④ carotid cave aneurysm，⑤ subclinoid aneurysm，⑥ intracavernous aneurysm に分類している[16]．このうち④～⑥は血管内治療が第一選択となることが多いが，①～③に対しては，その根治性の高さからクリッピング術が選択されることも少なくない．

本動脈瘤の手術では，術前に動脈瘤の存在部位（硬膜内あるいは硬膜外）を診断することが重要であり，これは 3D-CTA の元画像での optic strut と動脈瘤ネックの位置関係よりおおよその推定が可能である．

クリッピング術の安全な施行には，頸部内頸動脈の確保に加え，骨構造の削除（前床突起，視神経管，optic strut）や視神経鞘および硬膜輪の切開などの頭蓋底手技により，視神経や内頸動脈の可動性を広げることが必要となる．超音波骨メス（Sonopet）の使用は，綿の巻き込みの危険を軽減し，従来のドリルに比べてより安全な前床突起の削除を可能とする（図 17-1）．また，この部の動脈瘤は内頸動脈や視神経に視野が遮られるが，この死角の観察には内視鏡が有用となる[17]．

遠位部内頸動脈瘤

　内頸動脈後交通動脈分岐部動脈瘤と内頸動脈前脈絡叢動脈分岐部動脈瘤に代表される遠位部内頸動脈瘤は，内頸動脈の後方から分岐する穿通枝の起始部に発生するため，多くは内頸動脈の背外側部に位置し，分岐血管が近位側ネックからドームの後面を走行している．

　前脈絡叢動脈の閉塞は Monakow（Abbie）症候群をきたすことがよく知られているが，後交通動脈の閉塞も，ここから分岐する tuberothalamic artery，polar artery あるいは premamillary artery の閉塞により永続性の短期記憶障害を生じる可能性がある．このため，この部位の動脈瘤クリッピング術においては，これら穿通枝の温存に細心の注意を払う必要がある（図 17-2）．特に前脈絡叢動脈はすべてが穿通枝であり，かつ脆弱性が高いため，ブレードで直接挟まなくとも血管壁の牽引によって容易に血管腔が閉塞し，脳梗塞に至る．本部位のクリッピング術では種々の術中モニタリングを駆使するとともに，動脈瘤ネックと前脈絡叢動脈の間にブレードを挿入するときは，決して前脈絡叢動脈壁に緊張を与えないような余裕をもたせ，やや甘めにクリッピングするようにする．

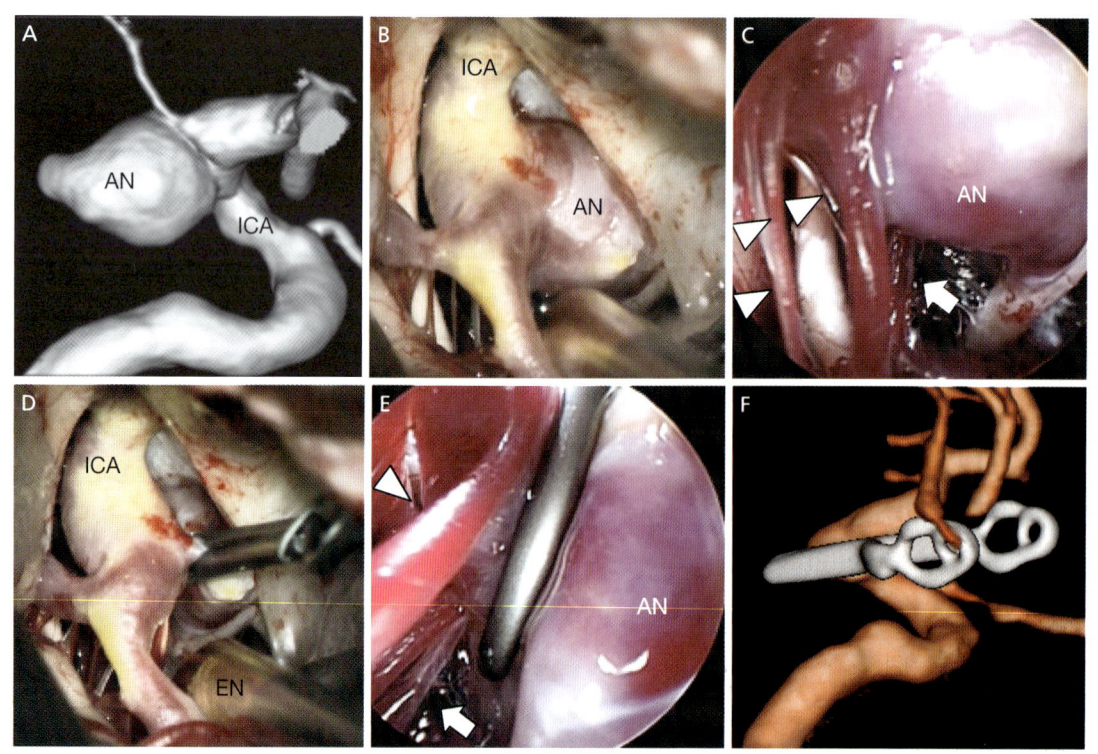

図 17-2 右内頸動脈後交通動脈分岐部動脈瘤例
A）右内頸動脈 3D-DSA（右方より）．B）クリッピング前．動脈瘤は大型で後方へ突出し，顕微鏡では後交通動脈の観察が困難だった．C）術中神経内視鏡写真．動脈瘤の内側に後交通動脈が確認された．D）ストレートクリップを用い動脈瘤を閉塞した．E）術中神経内視鏡写真．後交通動脈と前脈絡叢動脈の温存が確認できる．F）術後 3D-CTA（右方より）．動脈瘤は消失している．矢印：後交通動脈，矢頭：前脈絡叢動脈，AN：動脈瘤，EN：内視鏡，ICA：内頸動脈

17 未破裂脳動脈瘤の治療（手術）

前交通動脈瘤

　前交通動脈瘤のクリッピング術では，hypothalamic arteryの温存が最大のポイントとなる．前交通動脈瘤は，ドームの向きにより，①下方向き，②前方向き，③上方向き，④後方向きに分類され，hypothalamic arteryの視認，温存の観点からは，①や②は容易であり，④が最も困難となる．手術到達法には，pterional approachとinterhemispheric approachがあるが，一般的に，大型もしくは高位の動脈瘤はinterhemispheric approachで，それ以外はpterional approachで対処することが多い．

　interhemispheric approachの利点は，動脈瘤周辺の確実な観察が可能なことと，大型もしくは複雑な形態の動脈瘤に対し種々のクリップが選択できることである（図17-3）．欠点としては，嗅神経損傷や前頭洞開放に伴う術後感染の可能性などがあげられる．

　pterional approachには上述のinterhemispheric approachの欠点がなく，また，このアプローチが脳神経外科で最も頻繁に用いられる方法のため手慣れていることが利点である（図17-4）．アプローチの進入側については，①非優位大脳半球，②A1の優位側，③A1-A2 junctionの前後位置，④動脈瘤の向き，⑤合併する動脈瘤などを考慮して決定する．一般に，

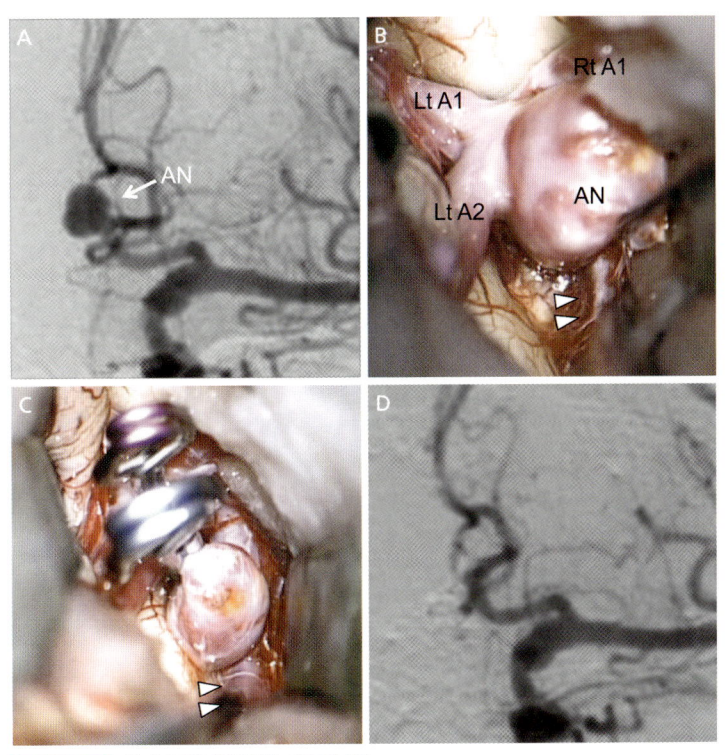

図 17-3 前交通動脈瘤例（高位例）
A) 左内頸動脈撮影正面像．B) 動脈瘤は高位に存在し，interhemispheric approachで手術を施行した．C) クリッピング後．hypothalamic artery（矢頭）が温存されている．D) 術後左内頸動脈撮影正面像．動脈瘤は消失している．AN：動脈瘤

139

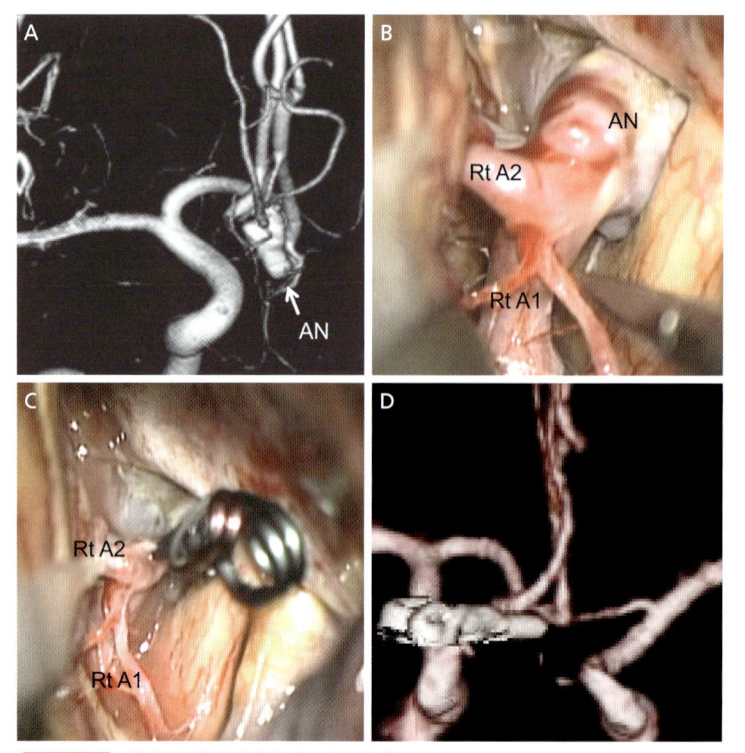

図 17-4 前交通動脈瘤例（下向き例）
A）右内頚動脈撮影正面像．B）A1 の優位側である右 pterional approach で手術を施行した．C）クリッピング後．D）術後 3D-CTA．動脈瘤は消失している．AN：動脈瘤

　動脈瘤の向きが下方向きでは A1 の優位側，前方および上方向きでは，左右の A2 と動脈瘤の視認性が良好な A1-A2 junction が後方である側から進入する．後方向きでは，左右の A2 の背側での剥離操作が可能で，hypothalamic artery の確認が可能な A1-A2 junction が前方である側からの進入を検討する．

中大脳動脈瘤

　中大脳動脈瘤は，クリッピング術が施行される未破裂脳動脈瘤の部位で最も多いものの一つである．術野が浅く，動脈瘤へのアプローチが容易である反面，ネックの広いものや複雑な形状を示すものが比較的多いことがこの部位の動脈瘤の特徴である（図 17-5）．クリップの選択やかけ方に工夫を要する症例も多く，十分な視野を展開することが望ましい．ネックが広い場合には，その伸展方向に応じて，クリップを母動脈に平行，もしくは垂直にクリップをかける．また，複雑な形状のものでは，複数のクリップを用いて動脈瘤を閉塞させる必要がある．

　M1 が短い症例や，近位部で M1 上壁に発生した動脈瘤では，近位ネック近傍より外側レンズ核線条体動脈が分岐するため，この温存に最大限の注意を要する．

17 未破裂脳動脈瘤の治療（手術）

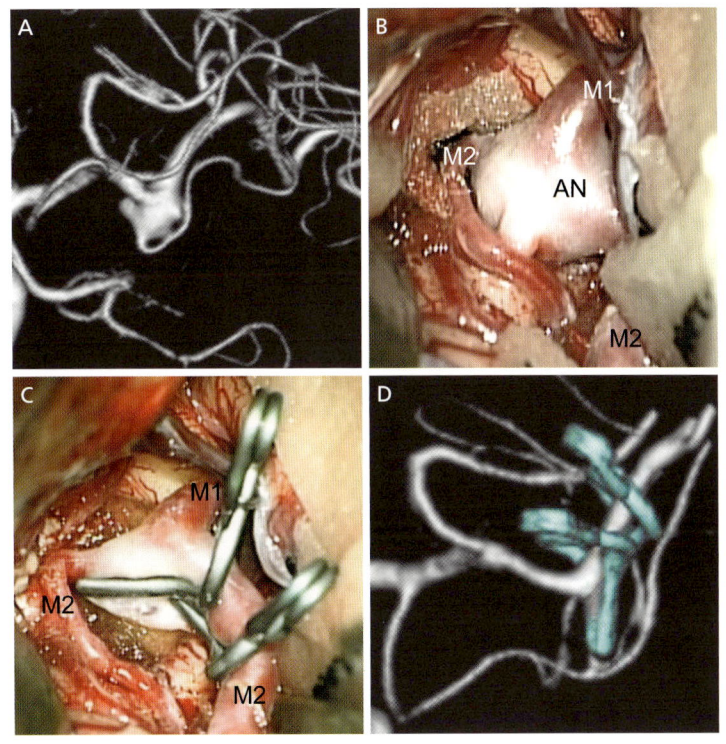

図 17-5 左中大脳動脈分岐部動脈瘤例
A）左内頸動脈 3D-DSA（正面より）．動脈瘤は不整形を示し，ドームの先端から血管が分岐している．B）クリッピング前．C）2 本の直角有窓クリップで，血管形成的にクリッピングを行った．D）左内頸動脈 3D-DSA（前方より）．動脈瘤は消失し，分岐血管が温存されている．AN：動脈瘤

脳底動脈遠位部動脈瘤

　脳底動脈先端部や上小脳動脈分岐部に発生する脳底動脈遠位部動脈瘤は，病変が深部となるため，近年では，血管内治療が施行されることが多くなり，開頭術の機会が減少している．しかし，動脈瘤ネックが広く，両側後大脳動脈や上小脳動脈がドームから分岐する場合にはクリッピング術が考慮される．

　脳底動脈遠位部動脈瘤の手術は，pterional, anterior temporal, subtemporal approach が基本となる．後方向きの大型動脈瘤や，サイズが小さくとも脳底動脈先端部の後壁から発生した動脈瘤では，subtemporal approach が適する．動脈瘤の位置が低位のものでは subtemporal transtentorial approach，高位のものでは transzygomatic approach などが選択される（図 17-6）．しばしば，巨大化した瘤に遭遇することもあるが，直達術の困難さから，バイパスを併用した脳底動脈の近位部閉塞も考慮する．

　動脈瘤後方から分岐する穿通枝の温存には細心の注意が必要となる．術前に 3D rotational angiography を含めた DSA により動脈瘤周囲の穿通枝の走行を詳細に検討しておく．動脈瘤が低位の場合の方が，高位の場合よりも穿通枝が動脈瘤に癒着していることが多く，特に注意が

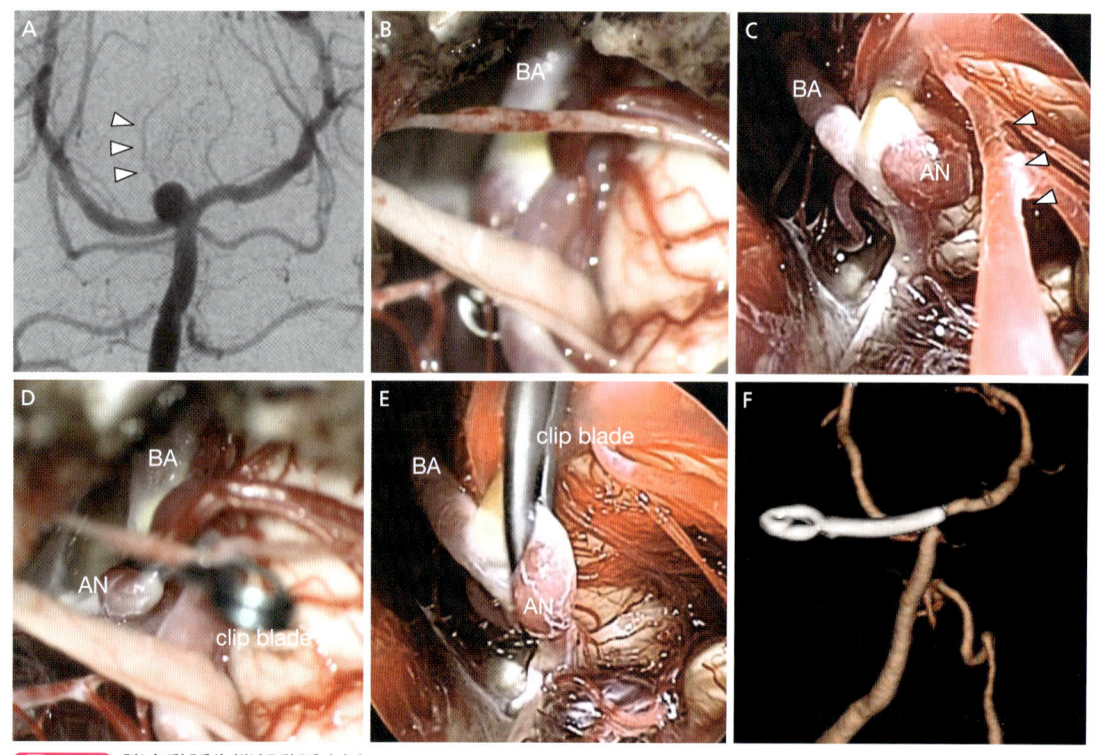

図17-6 脳底動脈先端部動脈瘤例

A）右椎骨動脈撮影正面像．右 P1 からの穿通枝（矢頭）が動脈瘤の外側を走行している．B）右 subtemporal transtentorial approach で手術を施行した．C）術中神経内視鏡写真．右 P1 からの穿通枝が動脈瘤の外側を走行する．D）弱弯のクリップを用いて動脈瘤を閉塞させた．E）術中神経内視鏡写真．母動脈や穿通枝の温存が確認できる．F）術後 CTA（前方より）．動脈瘤は消失している．AN: 動脈瘤，BA: 脳底動脈

必要である．

椎骨動脈後下小脳動脈瘤

　椎骨動脈後下小脳動脈瘤は比較的浅い術野に存在することも多く，広頚のものや，後下小脳動脈が動脈瘤ネックもしくはドームから分岐する症例では，クリッピング術が選択される．本動脈瘤は，比較的容易に処置できるものも多いが，血管の variation や動脈硬化による蛇行により動脈瘤の位置が一定しないことが特徴の一つであり，高位のものや正中に近い症例では手術の難易度が上がる．通常の椎骨動脈後下小脳動脈瘤は，lateral suboccipital approach で手術を行うが，正中に近い動脈瘤に対しては transcondylar approach が選択される．最大の問題は周辺に走行する下位脳神経の存在であり，これの間隙から動脈瘤を剥離し，クリッピングする必要がある（図 17-7）．大型巨大動脈瘤でネックが広頚なものでは，動脈瘤トラッピング術や椎骨動脈近位閉塞術を行う場合もある．

17 未破裂脳動脈瘤の治療（手術）

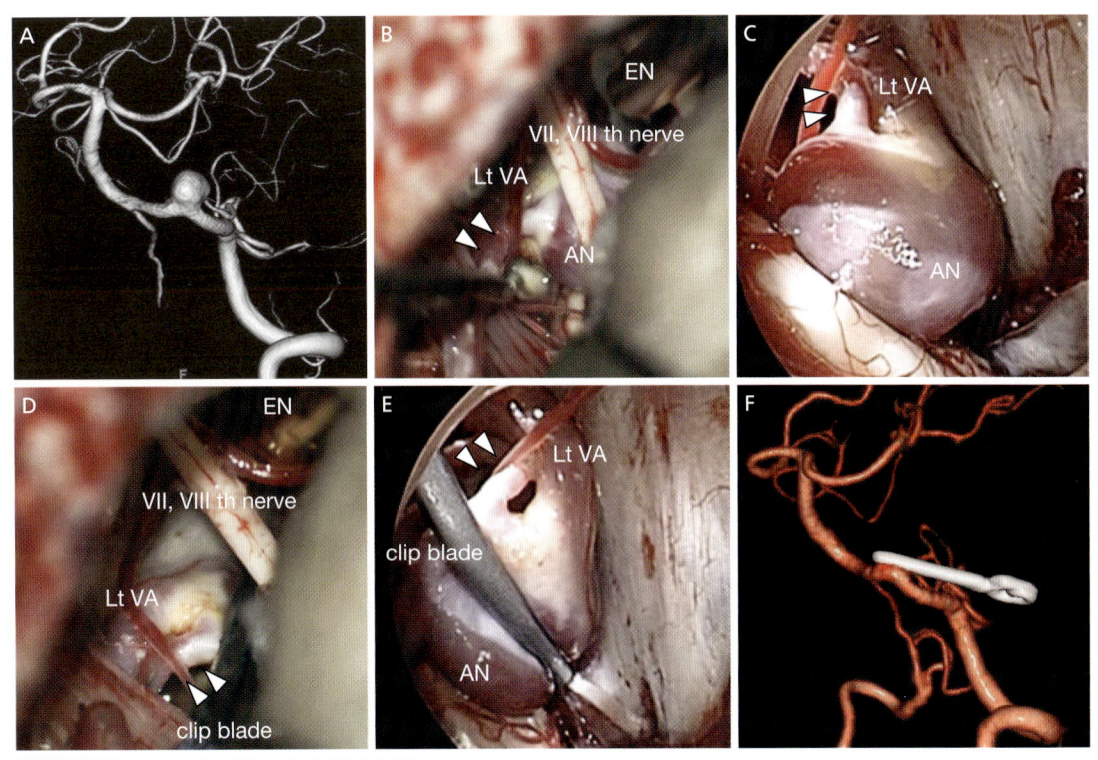

図 17-7 左椎骨動脈後下小脳動脈瘤例
A）左椎骨動脈 3D-DSA（左前方より）. B）左 lateral suboccipital approach で手術を施行した. C）術中神経内視鏡写真. 動脈瘤と左 PICA（矢頭）の位置関係がよく確認できる. D）ストレートクリップで動脈瘤を閉塞した. E）術中神経内視鏡写真. 動脈瘤の閉塞と左 PICA の温存が確認できる. F）術後 CTA（左前方より）. 動脈瘤は消失し, PICA が温存されている. AN：動脈瘤, EN：内視鏡, PICA：後下小脳動脈, VA：椎骨動脈, VII th, VIII th nerve：顔面神経, 聴神経

おわりに

　デバイスの進歩に伴い血管内手術で治療される未破裂脳動脈瘤が増えてはいるものの，クリッピング術は依然として必須の手技である．各種モニタリングを用い，安全確実なクリッピングを行うことが肝要である．

◆文献

1) Vlak MH, Algra A, Brandenburg R, et al. Prevalence of unruptured intracranial aneurysms, with emphasis on sex, age, comorbidity, country, and time period: a systematic review and meta-analysis. Lancet Neurol. 2011; 10: 626-36.
2) UCAS Japan Investigators; Morita A, Kirino T, Hashi K, et al. The natural course of unruptured cerebral aneurysms in a Japanese cohort. N Engl J Med. 2012; 366: 2474-82.
3) 日本脳ドック学会. 未破裂脳動脈瘤の対応. In: 脳ドックの新ガイドライン作成委員会, 編. 脳ドックのガイドライン 2014. 札幌: 響文社; 2014. p.71-84.
4) 佐々木達也, 昆 博之, 斉藤敦志, 他. 脳動脈瘤手術における術中支援—電気生理学的モニタリング

の役割について―. 脳神外ジャーナル. 2014; 23: 716-20.
5) Raabe A, Nakaji P, Beck J, et al. Prospective evaluation of surgical microscope-integrated intraoperative near-infrared indocyanine green videoangiography during aneurysm surgery. J Neurosurg. 2005; 103: 982-9.
6) Suzuki K, Kodama N, Sasaki T, et al. Confirmation of blood flow in perforating arteries using fluorescein cerebral angiography during aneurysm surgery. J Neurosurg. 2007; 107: 68-73.
7) Kuroda K, Kinouchi H, Kanemaru K, et al. Intra-arterial injection fluorescein videoangiography in aneurysm surgery. Neurosurgery. 2013; 72 (ONS suppl 2): ons141-50.
8) Yoshioka H, Kinouchi H, Nishiyama Y, et al. Advantage of microscope integrated for both indocyanine green and fluorescein videoangiography on aneurysmal surgery: case report. Neurol Med Chir (Tokyo). 2014; 54: 192-5.
9) Kinouchi H, Yanagisawa T, Suzuki A, et al. Simultaneous microscopic and endoscopic monitoring during surgery for internal carotid artery aneurysms. J Neurosurg. 2004; 101: 989-95.
10) Nishiyama Y, Kinouchi H, Senbokuya N, et al. Endoscopic indocyanine green video angiography in aneurysm surgery: an innovative method for intraoperative assessment of blood flow in vasculature hidden from microscopic view. J Neurosurg. 2012; 117: 302-8.
11) 吉岡秀幸, 西山義久, 金丸和也, 他. 脳動脈瘤手術における内視鏡下蛍光血管造影の有用性. 脳卒中の外科. 2014; 42: 31-6.
12) Raaymakers TW, Rinkel GJ, Limburg M, et al. Mortality and morbidity of surgery for unruptured intracranial aneurysms: a meta-analysis. Stroke. 1998; 29: 1531-8.
13) Wiebers DO, Whisnant JP, Huston J, et al. Unruptured intracranial aneurysms: natural history, clinical outcome, and risks of surgical and endovascular treatment. Lancet. 2003; 362: 103-10.
14) 森田明夫, UCAS II 研究者グループ. UCAS II における未破裂脳動脈瘤治療成績: 中間報告―日本における未破裂脳動脈瘤治療の現況とスタンダードの追求―. 脳神外ジャーナル. 2011; 20: 484-90.
15) Tsutsumi K, Ueki K, Usui M, et al. Risk of subarachnoid hemorrhage after surgical treatment of unruptured cerebral aneurysms. Stroke. 1999; 30: 1181-4.
16) 西山義久, 木内博之, 堀越 徹. 傍床突起内頚動脈瘤の手術. In: 冨永悌二, 編. ビジュアル脳神経外科 5. 前頭蓋底 1 前頭蓋窩・眼窩・中頭蓋窩. 東京: メジカルビュー社; 2012. p.190-204.
17) Kinouchi H, Futawatari K, Mizoi K, et al. Endoscope-assisted clipping of a superior hypophyseal artery aneurysm without removal of the anterior clinoid process. Case report. J Neurosurg. 2002; 96: 788-91.

〈吉岡秀幸, 木内博之〉

18 未破裂脳動脈瘤に対する血管内治療

はじめに

　脳動脈瘤に対する血管内治療は，離脱型コイルの開発により飛躍的な発展を遂げ，わが国ではGuglielmi detachable coil（GDC）[1]が1997年に承認されたことにより本格的な脳動脈瘤塞栓術が始まった．脳動脈瘤に対する根治術の主目的は再破裂または破裂を防止することであり，コイル塞栓術の中長期成績が確認されるまでは，開頭クリッピング術が困難なもの，良好な成績が期待できないもの，を適応としたのは当然のことである．破裂脳動脈瘤に関しては，2002年のInternational Subarachnoid Aneurysm Trial（ISAT）報告[2]により，それまで開頭手術により良好な結果を得ると考えられてきた前方循環（内頚動脈と前大脳動脈が83％），中等症まで（Grade 1〜3が96％），小型（10 mm未満が92％）の破裂脳動脈瘤に対するコイル塞栓術の成績が開頭術に勝るという結果が報告され，破裂脳動脈瘤の治療方針は大きく変化した．欧米では血管内治療を半数以上の症例に選択するようになり，開頭手術を優先して治療を選択するというそれまでの常識が覆った．わが国でも血管内治療に積極的に取り組んできた研究グループ（Retrospective Subarachnoid Aneurysm Trial: RESAT）が，ISAT報告以前は開頭手術を優先する治療方針が一般的であり，後方循環（約44％），重症例（Grade IV以上31％），高齢者（70歳以上33％）を扱うことが多かったにもかかわらず，過去の国内の外科手術やISATの成績に劣らない治療成績（生活自立以上73％）を上げていることを2003年の日本脳卒中の外科学会で示し，その後も調査を続け，わが国の破裂脳動脈瘤に対する血管内治療の成績は，over allでmRS2以下が約70％，Grade I〜IIIなら80〜85％と，治療成績が非常に安定していることを示した[3]．日本脳神経外科学会の調べによると，2001年に17,491件行われていた破裂脳動脈瘤に対するクリッピング術は，2013年には11,936件に減り，血管内治療は1,825件から5,104件に増加した．これにより破裂脳動脈瘤の治療のうち血管内治療は9.4％から30.0％となった．まだまだ欧米には及ばないが，血管内治療医の増加，成績の安定により増加傾向が続くことは間違いないと思われる．

　一方，未破裂脳動脈瘤に関しては，そもそも開頭クリッピング術でさえ自然歴と比較して根治的治療が優るというクリニカルエビデンスは存在しない．また血圧の厳密な管理やスタチンなどの薬物介入，定期的画像診断が有用かどうかも不明である．しかし，脳動脈瘤が破裂すると生命機能予後はきわめて不良であるため，一定以上の確実性と安全性が期待でき，破裂の危険が無視できないと考えられる場合は，根治的治療を行うことが勧められている．わが国の脳卒中ガイドラインおよび脳ドックガイドラインでは，最大径5 mm以上，5 mm未満でも前交通動脈瘤，

後交通動脈，後方循環にあるもの，形状，家族歴などを参考に，根治的治療を考慮する．日本脳神経外科学会の調べで，未破裂脳動脈瘤に対する 2001 年のクリッピング術は 8,050 件，2011 年は 10,653 件と増加しており，血管内治療も 1,578 件から 6,187 件に増加している．GDC が開発されてすでに四半世紀が経ち，バルーン，ステントなどの様々な機器の開発と改良，抗血小板療法の導入などにより，血管内治療の根治性と安全性は飛躍的に向上した．本稿では，未破裂脳動脈瘤に対する血管内治療の現状と今後について解説する．

用いる機器と治療方法

アクセスシステム

ガイディングシステム

開頭手術と同様，脳動脈瘤を根治させるためには，脳動脈瘤にアクセスしなければ治療ができない．血管内治療の大半は，鼠径部の大腿動脈からアプローチする．頭蓋内，それも破裂する危険のある脳動脈瘤に直接アクセスするのは，細くて（径 3 Fr＝1 mm 以下），長く（長さ 150 cm 以上），軟らかいマイクロカテーテルなので，それを支えるガイディングシステムを用いる．マイクロカテーテル 1 本だけ用いる simple method なら 5 Fr のガイディングカテーテルでよいが，複数のマイクロカテーテルやバルーン，ステントなどを補助手段（adjunctive method）として用いるときは 6 Fr 以上のガイディングカテーテル（5 Fr 以上のガイディングシース）を要する．また，大腿動脈からアクセスできない症例では上腕動脈（または橈骨動脈）からアプローチしたり，頸部動脈の直接穿刺を行ったりすることもある．

マイクロカテーテル

現在の脳動脈瘤の根治的血管内治療では，離脱型コイルをできるだけ密に脳動脈瘤内に充填することが理想とされており，そのためには脳動脈瘤内に離脱型コイルを留置するためマイクロカテーテルを脳動脈瘤内に誘導しなければならない．このステップは脳動脈瘤の血管内治療の中で術者が最も気を使う場面でもある．マイクロカテーテルのサイズは用いる可能性のある離脱型コイルに合わせるが，大きく分けて内腔が 0.0165〜0.017 インチの 10 タイプと呼ばれる Excelsior SL10（Stryker），Headway（Microvention），Echeron（Covidien）と 0.019〜0.021 の 18 タイプと呼ばれる Excelsir1018（Stryker），Prowler Select Plus（Codman）がある．またコイル径が大きい Penumbra400 用の PX SLIM（Penumbra）もある．

アシストシステム

大きな動脈瘤や，ネックが広い動脈瘤，不規則な形状をもつ動脈瘤では，十分な量のコイルを脳動脈瘤内に充填することができないため，再開通が生じやすい[4,5]．このような場合は balloon assisted technique[6]（図 18-1，図 18-2），stent assisted technique[7]（図 18-3），double（multiple）catheter technique[8]（図 18-4）などの adjunctive technique（アドバンストテクニック）が必要となる．

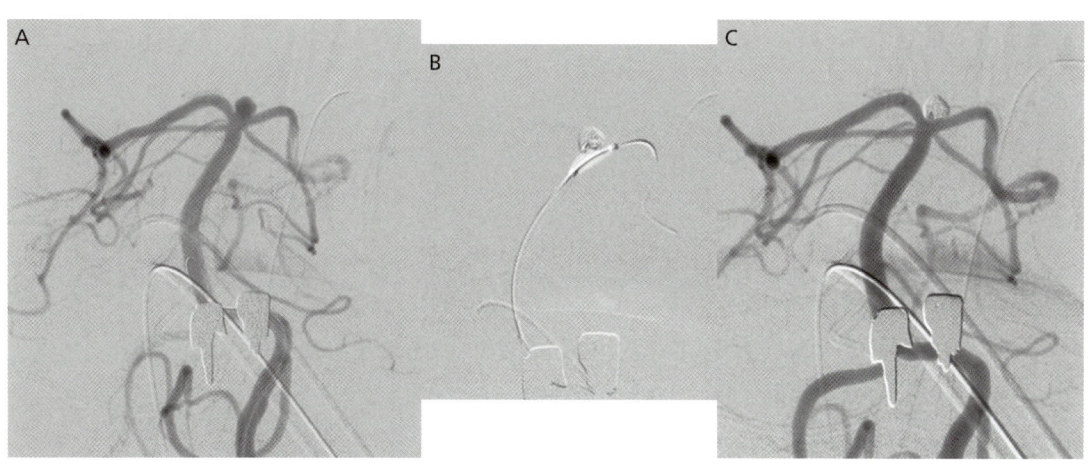

18 未破裂脳動脈瘤に対する血管内治療

図 18-1 balloon assist 法で治療した BA top aneurysm

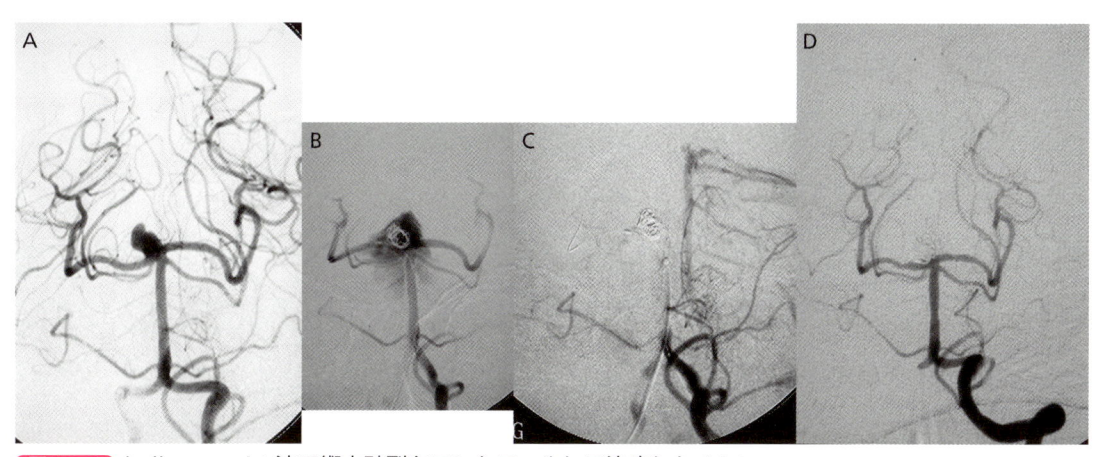

図 18-2 balloon assist 法で術中破裂をコントロールして治療した BA top aneurysm

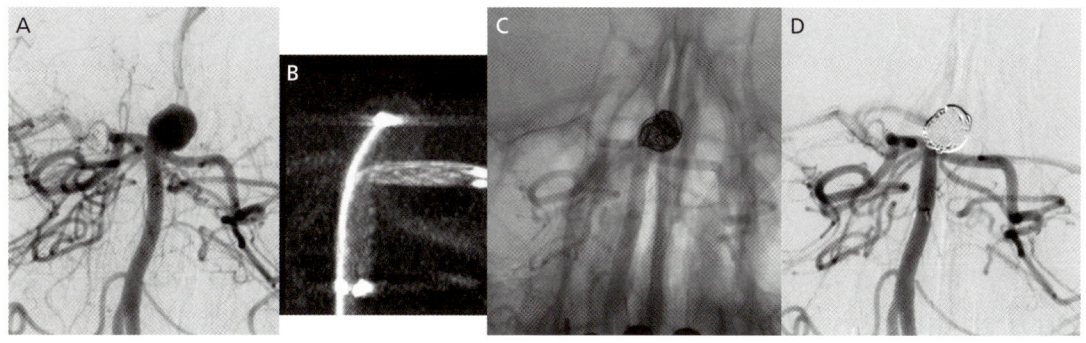

図 18-3 stent assist 法で治療した BA top aneurysm

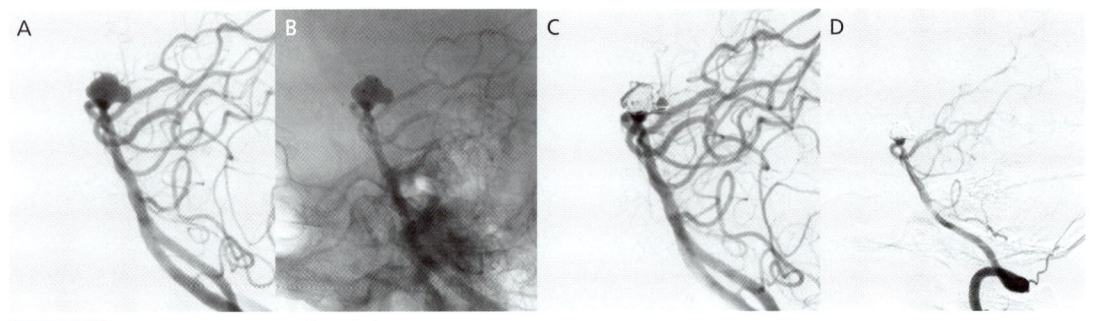

図 18-4 double catheter 法で治療した BA top aneurysm

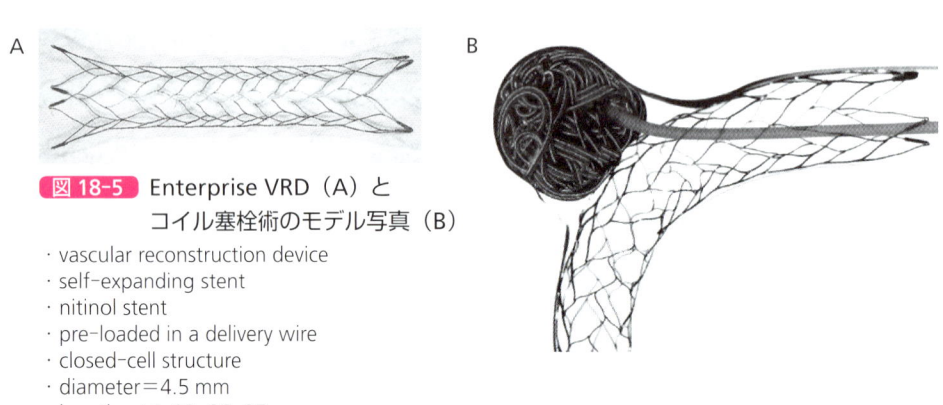

図 18-5 Enterprise VRD（A）と
コイル塞栓術のモデル写真（B）

- vascular reconstruction device
- self-expanding stent
- nitinol stent
- pre-loaded in a delivery wire
- closed-cell structure
- diameter＝4.5 mm
- length＝14, 22, 28, 37 mm
- radiopaque tantalum markers on 4 struts at either end
- proprietary coating to facilitate microcatheter tracking
- recommended delivery＝PROWLER® SELECT™ Plus ID＝0.021″
- Recapturable, may be re-captured up to two times during trial

バルーン

　動脈瘤の基部の母血管にバルーンカテーテルを誘導し，コイルが母血管に逸脱しないように適宜バルーンを膨らませたり縮めたりしながらコイルを脳動脈瘤内に充填する．頭蓋内動脈，それも破裂の危険のある脳動脈瘤のネック部で膨らますバルーンは軟らかくなければならないが，1990 年代の後半に先端部をガイドワイヤーで塞いでその直下のバルーンを膨らませるシングルルーメン構造を有する柔軟なバルーンカテーテルが開発された[9,10]．その後，ダブルルーメンのバルーンカテーテルも開発され，現在使用されているのはシングルルーメンの Transform (Stryker)，Hyperglide/Hyperform (Covidien)，ダブルルーメンの Scepter C, XC (Microvention) である．バルーン径は 4 mm で，バルーン長は 10〜20 mm の俵状と，径が 4〜7 mm に膨み非常に軟らかいシーパーコンプライアントバルーンが開発されている．バルーンはコイルの母血管への逸脱を防ぐために用いるが，一時的に頭蓋内動脈の血行を閉塞することができるため脳動脈瘤破裂時の対応に非常に有用である．そのため破裂脳動脈瘤や術中破裂が心配な未破裂脳動脈瘤では，血栓形成の危険に留意した上で，あえてバルーンを動脈瘤ネック部や近位に誘導しておくことや，体内に誘導しなくてもあらかじめいつでも使えるようにテーブル上

に準備しておくことがある．

ステント

動脈瘤頸部の母血管にステントを留置し，コイルが母血管に逸脱しないようにしながら脳動脈瘤を塞栓する方法．わが国では2010年にEnterprise VRD（Codman）が頭蓋内血管再建機器（vascular reconstruction device：VRD）として承認され，本格的なステント時代が幕を開けた（図18-5）．頭蓋内動脈用に専用に開発された自己拡張型ステントで，非常に薄いナイチノールのチューブをレーザーカットし，3 Fr程度の細いデリバリーシステムに収められている[11]．ステントのストラットが血管への密着性を重視して一部で離れているオープンセルタイプ（Neuroform）と，管腔構造を維持することを重視ステントしたクローズドセルタイプ（Enterprise）がある．また細い金属線を編んだ構造（braided stent）をもつLVIS（Microvention）が2015年に承認された．コイルを使わずに脳動脈瘤を治療するステント（neck occlusion stentまたはflow diverter）と区別するためneck bridge stentとも呼ぶ．Balloon assisted techniqueとは異なり，正常血管内にステントを留置し，常に頭蓋内動脈の血行に金属異物がさらされることになるため，血栓塞栓症の予防と管理がより重要となる．

離脱型コイル

動脈瘤に対する血管内治療がGuglielmi detachable coil（GDC）の開発[1]により飛躍的な発展を遂げたことは周知のことで，わが国では1993年からGDCの治験が行われ，1997年に薬事承認された．GDCに続いて2004年にTrufill-DCSが承認されたが，その後も続々と新しいコイルがわが国に導入され，bare platinum coilは世界で使われている製品がわが国にも導入されている（表18-1）．large/giant aneurysm, wide neck aneurysm, fusiform aneurysmなどは，そもそも血管内治療が困難で，多くの種類のコイルやバルーン支援塞栓術などが開発されたが，コイル塞栓術を行っても高い確率で再開通が生じる．コイルそのものに再開通を防ぐ機能を付加しようという試みが早くから行われてきた．1つは，MATRIX 2（Stryker）で，polyglycolic-polylactic acid（PGLA）やpolyglycolic acid（PGA）などの吸収性生体活性物質をプラチナコイルに組み合わせ，その炎症作用により線維化やネック部分の内皮新生を促進して，治療後の動脈瘤の再開通を予防することを意図したものである．残念ながら再開通行防止効果は示されていないというreview article[12]もあり，ほとんど使われなくなった．一方，

表18-1 国内に導入されている離脱型コイル

離脱機構 mechanism	電気離脱 electrical	水圧離脱 hydrolic	機械離脱 mechanical
承認済 lauched	GDC, Matrix2, Target（Stryker） MicrusCoil, Cerecyte（Codman） MicroPlex, HydroCoil, Cosmos 　HydroSoft, HydroFrame 　（Microvention/Terumo） EDC, EDCsoft（Kaneka） Sapphire（MTI/ev3）	Trufill DCS/Orbit 　Orbit-Galaxy（Codman） MicroPlex, Hydrocoil 　（Microvention/Terumo）	IDC（BSC） Detach（Cook） MDS（Balt） AXIUM（MTI/ev3） Impax（Goodman）

生体不活性なhydrogelでプラチナコイルを覆ったHydroCoil（Microvention）が開発され，瘤内でhydrogelが膨張することにより，bare platinum coilを用いた場合には血栓で満たされるコイル間の空隙を，生体非活性のhydrogelで起き換えることにより，瘤塞栓後の再開通を減らすことが期待されている[1,3]．今は，hydrogelをコイル内に入れて膨張率を抑え，HydroCoilよりも軟らかく，留置の時間制限がなく，それぞれframingとfinishingにも使えるHydroFrame, HydroSoftが使われている．

フローダイバーター

　コイル塞栓術を支援するステントよりはるかに目が細かいステントで脳動脈瘤のネックをカバーすると，母血管内と脳動脈瘤内の血流に大きな相違が生じ，その結果脳動脈瘤が血栓化して治るというメカニズムを達成する機器（図18-6）．流れを分けるという意味でフローダイバーター（flow diverter：FD）と総称される．FDの代表はPipeline（Covidien）（図18-7）で，わが国でも2015年にPipeline Flexが承認され，いよいよFD時代の幕が開いた．Surpass

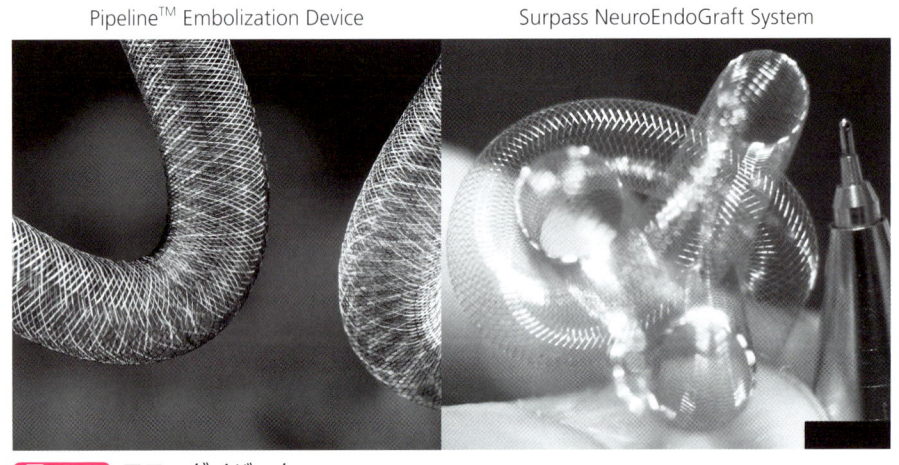

図18-6　フローダイバーター

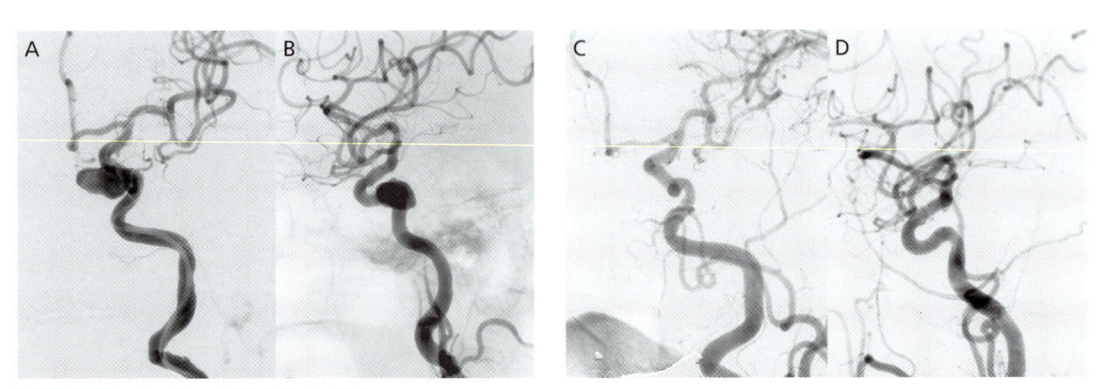

図18-7　Pipelineで治療したICA cavernous aneurysm
A）治療前前後，B）治療後前後，C）治療前側面，D）治療後側面．

Flowdiverting Stent（Stryker），FRED（Microvention）も治験の患者登録は終了しており，1～3年後には導入される見込みである．

抗血栓療法

　治療前から2剤以上の抗血小板薬の投与が必須とされているが，薬剤，量，期間は定まっていない．周術期の至適抗血小板療法をどうするかが今後の課題である．また，治療中に全身ヘパリン化を行うことは当然であるが，術後の抗凝固療法や抗血小板療法についても様々である．神戸市立医療センター中央市民病院では，未破裂脳動脈瘤の治療の7日前からアスピリン100 mgとクロピドグレル75 mgの内服を開始し，治療中は全身ヘパリン化によりACTを250秒以上に保つ．これはステントを使用しない場合も同じで，治療中に適切な治療法に問題なく移行できるようにしている．治療後にヘパリンリバースは行わずアンギオシールを用いてシースを抜去し，アルガトロバン60 mg/日の投与を48時間行う．術前と同じ抗血小板療法を継続するが，その後はステントの使用の有無，出血性合併症や脳動脈の塞栓状態に応じて1剤への変更や1剤をシロスタゾールに変更，さらに終了を考慮する．アスピリンやクロピドグレルには薬理学的効果に個人差が存在することが認識されており[14]，近年VerifyNow system（Accumetrics, San Diago, CA, USA）による抗血小板薬の効果判定が有用であるといわれている[15]．すでに脳動脈瘤塞栓術中の血栓塞栓症とARU，PRU値との相関が報告されており[16,17]，至適抗血小板療法をどう決定するかが今後の課題である．

経過観察と再治療

　経過を観察する画像診断は，退院前に拡散強調画像を含むMRIを1回，退院後はX線単純写とMRI/MRAを3カ月後，6カ月後，以後問題なければ1年毎，血管造影は原則として6カ月後に1回行う．ネックが広いwide neck，大きな脳動脈瘤では，どうしても再発が避けられない．再治療に際してはその部位や状況に応じて方法を選ぶが，コイルやステントの追加に加えてフローダイバーターを留置するという方法も加わった．治療しないことも含め，症例毎に慎重に判断することが重要である．

治療成績

　未破裂脳動脈瘤に対して低侵襲であるコイル塞栓術の有用性は，特に後頭蓋窩瘤に代表される観血的治療困難な症例に対して多くの報告において認められてきた．2,069例のクリッピングとの比較検討で開頭手術例のmortalityが3.5％であったのに対し，血管内治療群では0.5％であった．手術群のmorbid/mortalityは10.9％/3.8％で，血管内治療群では4.1％/1.0％で，ISUIAの第2報における血管内治療451例の術後1カ月でのmorbid/mortalityは，開頭群で13.7％（くも膜下出血既往なし），11.0％（既往あり），血管内治療群で9.3％（既往なし），7.1％（既往あり）であり，血管内治療群で合併症率が低い傾向であった．1年後の経過においてもmorbid/mortalityは，開頭群で12.6％，血管内治療群で9.8％と，同様の傾向であった．30 study, 1,379例のコイル塞栓術例のまとめでは，morbidity rateは1995年以前の発表に比べ

約半分（8.6%→4.5%）に減少しており，デバイス，技術の進歩により血管内治療の安全性が高まってきている[18]．

　Enterprise など stent assisted embolization が，他の technique より一定以上の危険を有することは避けられないが，一方で中長期の成績を改善する期待をもつことも事実である．当科で 7 mm 以上または再発した動脈瘤を対象に stent assisted technique（ステント群）と，simple technique および balloon assisted technique，double catheter technique（非ステント群）の治療成績を比較検討したところ，周術期の虚血性合併症の発症率はステント群で 4.3% であり，過去の報告と同様であった[4,22]．一方，非ステント群での周術期の虚血性合併症の発症率は 9.8% であり，経過観察中の虚血性合併症を含めてもそれぞれ 6.8%，10.2% と，統計学的な有意差はないがステント群の方が良好な結果であった．しかし，6 カ月の血管撮影時の再開通率はステント群で 12.4%，非ステント群で 32.0% とステント群で統計学的有意に良好な結果が得られた（p=0.001）．また動脈瘤の完全閉塞はステント群で 50.0% と過去の報告同様であり[11,19]，非ステント群の 34.3% と比較して，統計学的に有意にステント群の結果が良好であった．

　また新たな治療法のフローダイバーターでは，Pipeline for Uncoilable or Failed Aneurysms（PUFS）により，大型または巨大（ドーム径 10 mm 以上），ワイドネック（ネック部＞4 mm），ICA（petrous, cavernous あるいは paraophthalmic 領域）108 例の登録で，脳動脈瘤の平均サイズは 18.2 mm，ネック部の平均サイズは 8.8 mm，85（78.7%）が大型（10〜25 mm），22（20.4%）が巨大（≧25 mm）で，1 つの脳動脈瘤に留置した PED は平均 3.1（中央値 3，範囲 1〜13）本，主要有効性評価項目（治療手技 180 日後に標的脳動脈瘤に完全閉塞がみられ，親血管に狭窄（＞50%）がなく代替治療も行われていなかった被験者の割合）が 73.6%（95% 事後信頼区間 64.4〜81.0%），主要安全性評価項目（治療後 180 日目までに同側脳卒中や神経学的死亡の割合）が 5.6%（95% 事後信頼区間 2.6〜11.7%）と報告されている[20]．

　日本国内の脳血管内治療の登録研究（Japanese Registry of NeuroEndovascular Therapy：JR-NET）では，2005〜2006 年（JR-NET），2007〜2009 年（JR-NET2）の連続 5 年間に，日本脳神経血管内治療学会（JSNET）専門医が関与した脳血管内治療 計 31,968 件を登録した．治療 1 カ月後の転帰（日常生活自立度）を主要エンドポイントとし，治療の背景，治療内容，合併症と種類その転帰を登録した．脳動脈瘤塞栓術 4,473 件（37.3%）は全治療の約 40% を占めた[21]．未破裂脳動脈瘤塞栓術の 4,767 件の検討では，女性 72.4%，年齢 平均 60.6 歳，内頚動脈傍鞍部 33.0%，後交通動脈 14.3%，前交通動脈瘤 12.3%，脳底動脈先端部 10.9%，5 mm 未満 35.4%，10 mm 以上 12.7%，何らかの adjunctive technique の適用 54.8%，術前抗血小板療法 85.6%，同術後 84.0%，完全閉塞 57.7%，手技に起因する合併症 9.1%，うち出血性 2.0%，術中破裂 1.4%、虚血性 4.6%，morbidity 2.1%，mortality 0.31%，であったが，年次推移で変化があったのは，虚血性合併症の低下傾向で，これは術前後の抗血小板療法の導入率が高くなったことと連動していると思われた．脳動脈瘤が大きいと有意に不完全治療，虚血性合併症が増加し，小さいと出血性合併症が増加することも明らかになった[22]．

おわりに

　離脱型コイルの開発，ステントの導入，コイルを使わないまったく新しい機器フローダイバーターの開発など血管内治療の発展はとどまるところを知らない．脳血管内治療は技術的に安定した治療法となってきたが，長期の安全性や有効性が確認されないまま新しい機器や治療法が導入されているともいえる．新しい機器の開発，技術の導入は今後も続き，確実に血管内治療の適応が広がっていくと思われるが，目の前の患者の治療目的は何なのか，現時点で最も安全確実な治療戦略は何なのか，という視点を忘れてはならない．特に未破裂脳動脈瘤は，症候性となる少数のものを除けば，破裂しなければ一生困ることはない．根治的治療を行うことで健康や生命を危険にさらすことを極力避けることが重要であり，根治的だが社会生活や自立生活を失う可能性がある治療より，根治的でなくてもそれらを最も長く維持できる治療法がベターであるという視点で治療法を選ぶのが肝要ではないだろうか．

謝辞
　脳動脈瘤の治療数の統計データに関しては，一般社団法人 日本脳神経外科学会より提供を受けた．

◇文献

1) Guglielmi G, Vinuela F, Dion J, et al. Electrothrombosis of saccular aneurysms via endovascular approach, Part 2: Preliminary clinical experience. J Neurosurg. 1991; 75: 8-14.
2) Molyneux A, Kerr R, Stratton I, et al. International Subarachnoid Aneurysm Trial (ISAT) of neurosurgical clipping versus endovascular coiling in 2143 patients with ruptured intracranial aneurysms: a randomised trial. Lancet. 2002; 360: 1267-74.
3) Sakai N, Taki W, Yoshimura S, et al. Retrospective survey of endovascular treatment for ruptured intracranial aneurysm in Japan: Retrospective Endovascular Subarachnoid Aneurysm Treatment (RESAT) study. Neurol Med Chir (Tokyo). 2010; 50: 961-5.
4) Gallas S, Januel AC, Pasco A, et al. Long-term follow-up of 1036 cerebral aneurysms treated by bare coils: a multicentric cohort treated between 1998 and 2003. AJNR Am J Neuroradiol. 2009; 30: 1986-92.
5) Murayama Y, Nien YL, Duckwiler G, et al. Guglielmi detachable coil embolization of cerebral aneurysms: 11 years' experience. J Neurosurg. 2003; 98: 959-66.
6) Moret J, Cognard C, Weill A, et al. Reconstruction techinic in the treatment of wide-neck intracranial aneurysms. Long-term angiographic and clinical results. Apropos of 56 cases. J Neuroradiol. 1997; 24: 30-44.
7) Henkes H, Bose A, Felber S, et al. Endovascular coil occlusion of intracranial aneurysms assisted by a novel self-expandable nitinol microstent (neuroform). Interv Neuroradiol. 2002; 8: 107-19.
8) Kwon OK, Kim SH, Kwon BJ, et al. Endovascular treatment of wide-necked aneurysms by using two microcatheters: techniques and outcomes in 25 patients. AJNR Am J Neuroradiol. 1995; 26: 894-900.
9) Lefkowitz MA, Gobin YP, Akiba Y, et al. Ballonn-assisted Guglielmi detachable coiling of wide-necked aneurysma: Part II—clinical results. Neurosurery. 1999; 45: 531-7.
10) Lubicz B, François O, Leviver M, et al. Preliminary experience with the enterprise stent for endovascular treatment of complex intracranial aneurysm: potential advantages and limiting characteristics. Neurosurgery. 2008; 62: 1063-9.

11) Fargen KM, Hoh BL, Welch BG, et al. Long-term results of enterprise stent-assisted coiling of cerebral aneurysms. Neurosurgery. 2012; 71: 239-44.
12) Smith MJ, Mascitelli J, Santillan A, et al. Bare platinum vs matrix detachable coils for the endovascular treatment of intracranial aneurysms: a multivariate logistic regression analysis and review of the literature. Neurosurgery. 2011; 69: 557-64.
13) White PM, Lewis SC, Nahser H, et al. HydroCoil Endovascular Aneurysm Occlusion and Packing Study (HELPS trial): procedural safety and operator-assessed efficacy results. AJNR Am J Neuroradiol. 2008; 29: 217-23.
14) Mega JL, Close SL, Wiviott SD, et al. Cytochrome p-450 polymorphisms and response to clopidogrel. N Engl J Med. 2009; 360: 354-62.
15) Bouman HJ, Parlak E, van Werkum JW, et al. Which platelet function test is suitable to monitor clopidogrel responsiveness? A pharmacokinetic analysis on the active metabolite of clopidogrel. J Thromb Haemost. 2010; 8: 482-8.
16) Kang HS, Kwon BJ, Kin JE, et al. Preinterventional clopidogrel response variability for coil embolization of intracranial aneurysms: clinical implications. AJNR Am J Neuroradiol. 2010; 31: 1206-10.
17) Lee DH, Arat A, Morsi H, et al. Dual antiplatelet therapy monitoring for neurointerventional procedures using a point-of-care platelet function test: a single-center experience. AJNR Am J Neuroradiol. 2008; 29: 1389-94.
18) Lanterna LA, Tredici G, Dimitrov BD, et al. Treatment of unruptured cerebral aneurysms by embolization with Guglielmi detachable coils: Case-fatality, morbidity, and effectiveness in preventing bleeding -A systemic review of the literature. Neurosurgery. 2004; 55: 767-78.
19) Mocco J, Fargen KM, Albuguerque FC, et al. Delayed thrombosis or stenosis following enterprise-assisted stent-coiling: is it safe? Midterm results of the interstate collaboration of enterprise stent coiling. Neurosurgery. 2011; 69: 908-13.
20) Becske T, Kallmes DF, Saatci I, et al. Pipeline for uncoilable or failed aneurysms: results from a multicenter clinical trial. Radiology. 2013; 267: 856-68.
21) Sakai N, Yoshimura S, Taki W, et al. Recent trends in neuroendovascular therapy in Japan: analysis of a nationwide survey-Japanese Registry of Neuroendovascular Therapy (JR-NET) 1 and 2. Neurol Med Chir (Tokyo). 2014; 54: 1-8.
22) Shigematsu T, Fujinaka T, Yoshimine T, et al. Endovascular therapy for asymptomatic unruptured intracranial aneurysms: JR-NET and JR-NET2 findings. Stroke. 2013; 44: 2735-42.

〈坂井信幸，今村博敏，有村公一〉

困難な未破裂脳動脈瘤の治療

何が困難なのか？

　未破裂脳動脈瘤を治療する場合，最大の目的は破裂予防である．UCAS Japan の報告にある通り，大きさと部位は破裂率に関わる重要な要因であるが，同時に治療時のリスク要因でもある．ほかの治療時リスク要因として，穿通枝を含む動脈瘤周辺の血管構築や瘤内の部分血栓化もあげられる．大型，巨大動脈瘤は症候性となりやすいという特徴も相まって，治療困難ではあるものの積極的に治療が試みられている．動脈瘤頚部クリッピング術や瘤内コイル塞栓術などの一般的な治療法の大型，巨大動脈瘤における成績は満足できるものではなく，また親動脈閉塞を含んだ治療も，動脈瘤周辺に穿通枝が存在する場合には基本的には不可能となる．各種の手法を併用して動脈瘤閉塞を試みる複合治療や，動脈瘤内の血流を温存しつつ瘤の退縮を目指す血流変更治療が行われているが，これらの手法もそれぞれ利点・欠点があり，一般化できるものはない．個々の動脈瘤に対して十分に自然歴と治療リスクを検討し，場合によっては経過観察という選択肢も考慮した上で治療に臨む必要がある．

　本稿では，動脈瘤頚部クリッピング術や瘤内コイル塞栓術では治療が不可能な病変を「困難な未破裂脳動脈瘤」と定義し，こうした病変に対して考慮される治療法をあげ，治療選択の際に検討すべき項目や治療法の特徴について概説するとともに，今後考えられる治療法の展望について述べる．

バイパス術併用クリッピング術・バイパス術併用コイル塞栓術
（bypass-assisted neck clipping / coil embolization）

　大型・巨大動脈瘤やワイドネック動脈瘤は，ネックがしばしば脳動脈の分枝にかかり，一般的なクリッピングや瘤内コイル塞栓術では治療が困難である．しかしながら，動脈瘤がかかっている分枝さえバイパスを置いて血流を保てば，クリッピングや瘤内コイル塞栓術が可能となることがある（図 19-1）．複合治療にはなるが，バイパスおよびバイパス部より近位の血管遮断と，クリッピングもしくはコイル塞栓術を別のセッションで行えることが多く，直達手術と血管内治療で術者の異なる施設でも比較的行いやすい手技といえる．難しいのはしばしば深部バイパスが必要となることと，バイパスとコイル塞栓術の組み合わせで，バイパスを行った血管の近位部遮断が外科的に行えない場合の塞栓術のタイミングおよびその間の抗血小板剤管理である．当施設では，近位血管遮断をバイパス術時に行うことができない場合は，バイパス術前からシロスタゾー

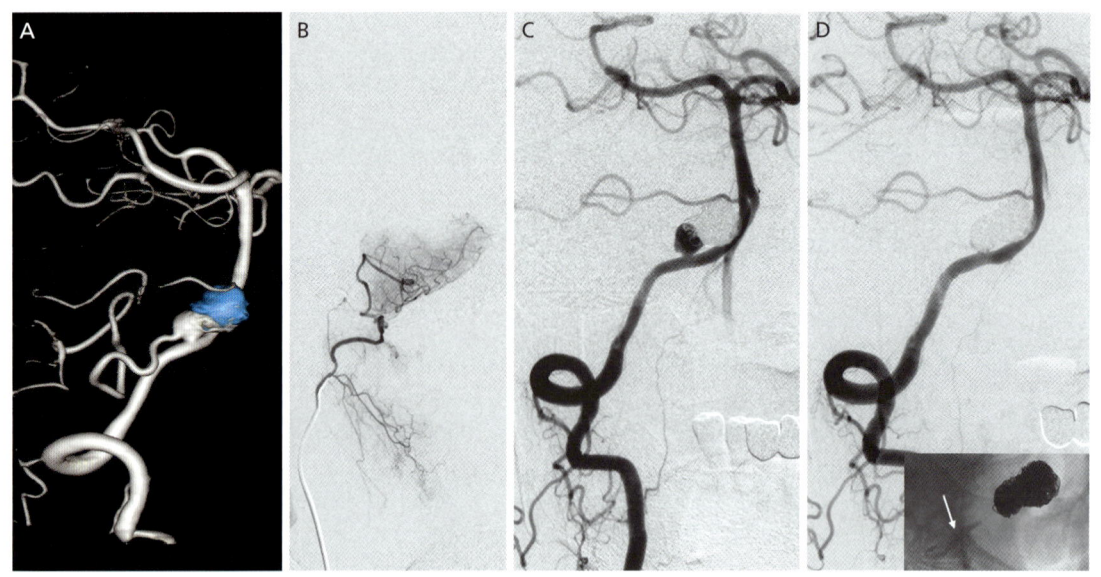

図19-1 バイパス術併用コイル塞栓術の一例（65歳女性，椎骨動脈-後下小脳動脈分岐部動脈瘤，治療後再開通）

後頭動脈-後下小脳動脈吻合術および後下小脳動脈遮断の4カ月後，治療前よりアスピリンとクロピドグレルによる抗血小板療法を行った上でコイル塞栓術を行った．A）バイパス術および近位部遮断前の3D-DSA．B）後頭動脈-後下小脳動脈吻合術および近位部遮断後．C）コイル塞栓術前の椎骨動脈造影．D）コイル塞栓術後の椎骨動脈造影（小枠内は同角度の単純撮影，矢印は後下小脳動脈近位部に置かれた遮断用のクリップ）．

ルを投与しておき，バイパス術を可能な限り止血が確認しやすい脳表で行い，術翌日に画像で止血状態を確認してアスピリンを追加している．コイル塞栓術を行う場合には，可能であれば数カ月の間隔をおいて出血リスクを低減させた上で，抗血小板剤をあらかじめ2剤投与してVerifyNowなどで効果を確認した上で治療を行っている．バイパスを行った血管の近位部遮断を外科的に行えない場合には，4〜5日の間隔をおいてコイル塞栓術を行うことで直達手術周術期の出血性合併症リスクと血管内治療周術期の血栓塞栓性合併症リスクのバランスをとっている．最近ではハイブリッド手術室が普及しこうした複合治療を一期的に行えるようになってきている[1,2]．

外科的トラッピング術・血管内治療による親血管閉塞術（surgical trapping / endovascular parent artery occlusion）

複雑な動脈瘤の遮断を最も確実に行える治療法である（図19-2）．外科的トラッピングでは，mass effectに対する即時的な効果も見込むことができる．親血管ごと閉塞させるため，通常は単純なトラッピングや親血管閉塞術ではなく，遮断する血管径および側副血行路の発達状況に応じて高流量もしくは低流量バイパスの併用が必要となることが多い．術式決定にはバルーン閉塞試験が必要である．血管内治療による親血管閉塞術にバイパスを組み合わせる場合には，バイパス併用コイル塞栓術と同様の周術期管理が必要である．特に血管内治療による親血管閉塞術後

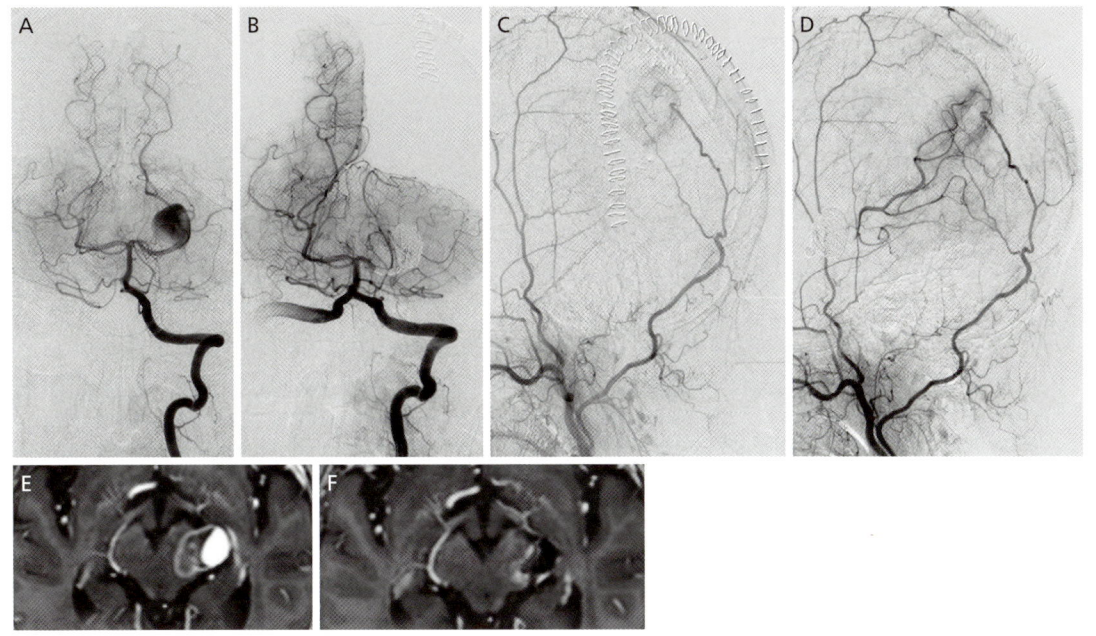

図 19-2 バイパス術併用親血管閉塞術の一例（73 歳女性，部分血栓化大型後大脳動脈瘤）
後頭動脈-後大脳動脈吻合術 5 日後に後大脳動脈の親血管閉塞術を行った．A）術前の椎骨動脈造影（正面）．B）術後の椎骨動脈造影（正面）．C）吻合術後・親血管閉塞前の外頸動脈造影（側面）．バイパスからはごくわずかな皮質領域のみが還流されている．D）親血管閉塞術直後の外頸動脈造影（側面）バイパスを介して広範な後大脳動脈領域が還流されるようになっている．E）術前造影 MRI．F）術 1 年後の造影 MRI．動脈瘤は著明に縮小している．

は，血栓形成および血行力学的観点からも脳虚血リスクが高く，安静度，血圧，水分バランス管理を厳密に行う必要があることはいうまでもない[3-5]．

外科的血流変更治療（surgical flow alteration）

　これまで述べてきた治療法の最大の欠点は，動脈瘤頸部もしくは動脈瘤自体から穿通枝が起始するなどで穿通枝が治療範囲に含まれる場合に，穿通枝閉塞による神経症状出現のリスクが非常に高くなることである．機能予後の観点から，動脈瘤に関与する穿通枝の温存が必須と考えられる場合は，これまであげた瘤自体への外科的治療は諦めざるを得ない．このような場合に考慮されるのが外科的血流変更治療である（図 19-3）．外科的血流変更治療のコンセプトは，流入血流量自体を減少させたり，方向を変えたりするなどして動脈瘤にかかる血流負荷を軽減し，動脈瘤の自然退縮を誘導するものである．したがって，動脈瘤の形状や関与血管との位置関係のみならず，頭蓋内側副血行路の一般解剖学的および個々の症例の解剖学的特徴に基づいた，綿密なシミュレーションが必要である[6-9]．近年では computational fluid dynamics（CFD）を用いた解析が動脈瘤の治療に応用されるようになってきており，外科的血流変更治療前のシミュレーションに有用となる可能性もあるものの，現状では残念ながら術後の状態を客観的に高い信頼性をもって予測する方法はなく，これまでの治療経験により判断していることが多い．高い治療効

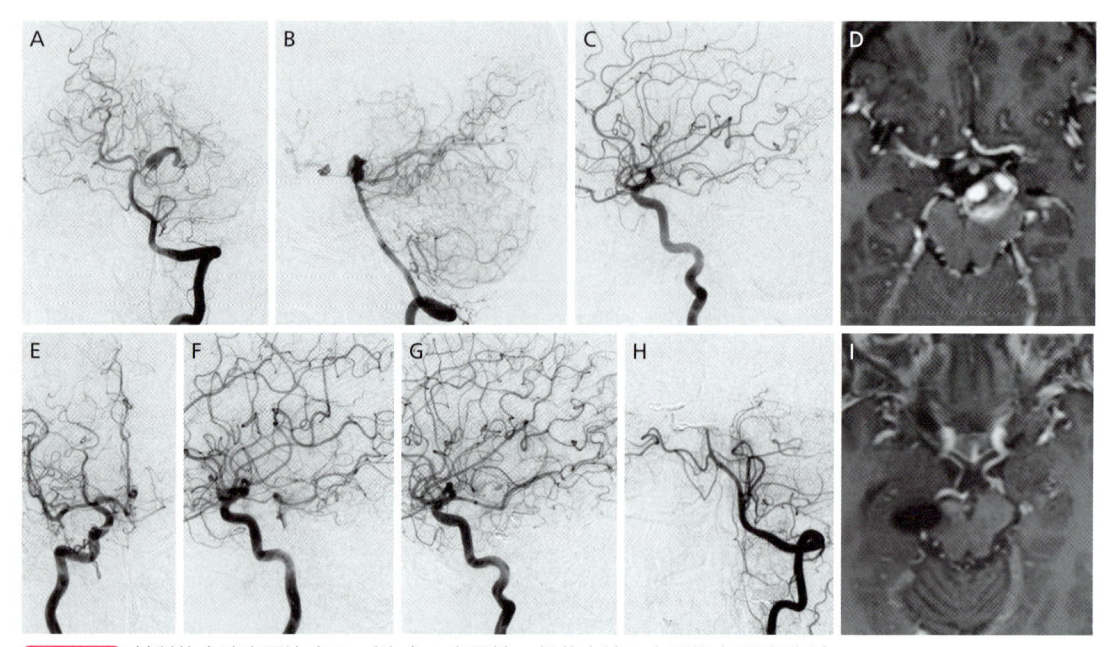

図 19-3 外科的血流変更治療の一例（46 歳男性，部分血栓か大型後大脳動脈瘤）

右浅側頭動脈-上小脳動脈吻合術，右上小脳動脈近位部クリッピング，脳底動脈クリッピングによる外科的血流変更治療を行った．A）左椎骨動脈造影（術前）．B）右 Alcock 法（術前）．C）左内頚動脈造影．D）造影 MRI（術前）．E）右内頚動脈造影（術後，正面）．F）右内頚動脈造影（術後，側面），術前と比較して右後交通動脈の発達がみられる．G）左内頚動脈造影（術後，側面），こちらも後交通動脈が術前より発達．H）左椎骨動脈造影（術後，正面），上小脳動脈より近位で脳底動脈が遮断されている．I）造影 MRI（術 1 年後）動脈瘤および左 P1 はほぼ消失．経過中脳梗塞の出現はみられなかった．

果が期待できる手法ではあるが，外科的血流変更治療を行った後に側副血行路の発達が促進されたり，逆にバイパス血流が多すぎたりなどで術前に意図した通りの効果が出ないことがあるなど，治療効果の術前予測という観点からは不確実な部分がどうしても生じてくる．確実な治療予測が困難という点からは，従来の動脈瘤ネッククリッピングや瘤内コイル塞栓術のみならず，これまでに述べてきた各種の複合的治療が不可能な症例に対して初めて適応が考慮されるべき治療法といえる．

　日本でも導入が間近である血流変更ステントによる脳動脈瘤治療はこうした穿通枝の問題に対しても対応できる可能性がある．血流変更ステントによる治療も歴史がまだ十分長いとはいえず，最適な抗血小板療法，術後完全閉塞に至るまでの動脈瘤破裂のリスクなど，まだ解明が必要な部分がある．導入初期は対象の動脈瘤部位も一部に限られる可能性が高いが，外科的血流変更治療の適応を考慮する場合にはオプションとして必ず考慮に入れるべき治療法となると考えられる．

治療に際してのほかの留意点

　大型・巨大動脈瘤や部分血栓化動脈瘤の治療後しばらく経過した後での動脈瘤破裂を数例経験

している．コイル塞栓術後の症例であったり，外科的血流変更治療後でほぼ完全な血栓化が得られているにもかかわらず増大を示して最終的には破裂に至った症例など，状況は様々であり原因は特定できておらず，今後の解明が待たれる．

最後に

　困難な未破裂脳動脈瘤に対して現時点で考慮すべき外科的治療法を概説した．困難な未破裂動脈瘤に対する治療は，今後もコンセプトや治療技術が変化する可能性が高いが，最新の情報や技術を取り入れつつ，また逆に最新の情報・技術のみに飛びつくことなく，患者個々の状態，動脈瘤の性状，部位などを入念に検討した上で方針を決定しなければならない．「困難な未破裂脳動脈瘤の治療」の困難さは，治療そのものの困難さ以外にも，その予後の悪さ，治療予測が不確実な場合があること，そしてこのような疾患に罹患している患者へどのように接していくか，など多岐にわたり，こうした部分にも気を配り診療を行う必要がある．

◆文献

1) Murayama Y, Arakawa H, Ishibashi T, et al. Combined surgical and endovascular treatment of complex cerebrovascular diseases in the hybrid operating room. J Neurointerv Surg. 2013; 5: 489-93.
2) Iihara K, Satow T, Matsushige T, et al. Hybrid operating room for the treatment of complex neurovascular and brachiocephalic lesions. J Stroke Cerebrovasc Dis. 2013; 22: e277-85.
3) Arat A, Islak C, Saatci I, et al. Endovascular parent artery occlusion in large-giant or fusiform distal posterior cerebral artery aneurysms. Neuroradiology. 2002; 44: 700-5.
4) Clarencon F, Bonneville F, Boch AL, et al. Parent artery occlusion is not obsolete in giant aneurysms of the ICA. Experience with very-long-term follow-up. Neuroradiology. 2011; 53: 973-82.
5) Murakami K, Shimizu H, Matsumoto Y, et al. Acute ischemic complications after therapeutic parent artery occlusion with revascularization for complex internal carotid artery aneurysms. Surg Neurol. 2009; 71: 434-41; discussion 441.
6) Hatano T, Miyamoto S, Takahashi J, et al. Surgical challenge against complex unruptured giant cerebral aneurysm: flow alteration treatment for the giant aneurysm within anterior cerebral circulation. Jpn J Neurosurg. 2011; 20: 506-12.
7) Miyamoto S, Funaki T, Iihara K, et al. Successful obliteration and shrinkage of giant partially thrombosed basilar artery aneurysms through a tailored flow reduction strategy with bypass surgery. J Neurosurg. 2011; 114: 1028-36.
8) Miyamoto S, Takahashi J, Funaki T, et al. Flow alteration treatment for giant aneurysm in the posterior cranial fossa. No Shinkei Geka. 2009; 37: 1179-90.
9) Takahashi JC, Murao K, Iihara K, et al. Successful "blind-alley" formation with bypass surgery for a partially thrombosed giant basilar artery tip aneurysm refractory to upper basilar artery obliteration. Case report. J Neurosurg. 2007; 106: 484-7.

〈菊池隆幸，宮本 享〉

QOLの側面からみた無症候性未破裂脳動脈瘤の外科的治療

QOLはなぜ大切か

　現在の医療においては，治療対象疾患の罹患率，治療非介入時の自然経過，治療による合併症発生率・死亡率などの客観的アウトカム指標に加え，主観的アウトカムの代表である「患者の生活の質（quality of life：QOL）」を重視して治療方針が決定される傾向にある．QOLを重視した治療とは，治療中や治療後に身体面，心理面，および社会生活面で，できる限り高い機能を保つことができる治療のことである．悪性腫瘍に対する抗がん剤治療を例にあげれば，「薬の効果による症状改善や治癒の可能性」と「副作用によるQOL低下の可能性」の双方の情報を同時に患者に提供し，治療を提供する医療者と患者が相談の上で治療方針を決定するのが患者中心の医療といえるであろう．

　無症候性未破裂脳動脈瘤の場合はどうであろうか．患者の視点からみた場合，未破裂脳動脈瘤の治療目的は，「破裂に対する不安から解放されて，QOLを回復させること」であろう．無症候性未破裂脳動脈瘤では，患者には治療後に改善する神経症状は何もない．患者のQOL回復こそが手術の成果といっても過言ではない．したがって，医療者側からみた未破裂脳動脈瘤の治療目的も，くも膜下出血発症の阻止のみではあり得ない．治療を行わないという判断であっても，患者のQOLを損なわないようにすべきであるし，いかなる理由であっても術後にQOLが低下するならば，未破裂脳動脈瘤根治術の意義自体が問われることになる．

　一方，破裂率などの自然経過のエビデンスや各施設での治療合併症発生率などは患者への治療説明の際の必須事項だが，治療前後のQOLの低下もしくは改善の情報も患者にとっては非常に有用な情報であろう．有効なインフォームド・コンセントを取るために，QOLの情報は貴重である．以上のことから，未破裂脳動脈瘤の術前後における患者のQOLは，患者側からみた手術の妥当性を証明する上で，またよりよい治療情報の提供のためにも，破裂率や合併症発生率と同等に考慮されるべき因子である．

健康関連QOLの概念と測定

　一般的にいわれるQOLとは，人生の内容や社会的にみた生活の質を指す．これを医療評価に用いるために，人の健康状態に直接起因する要素のみで構成された健康関連（health-related）QOLが考案された．これはいわば，「人が身体的および精神的に苦痛や障害なく安楽に，かつ意欲的に暮らしているかどうか」の尺度と考えてよい．

図20-1 SF-36の概念

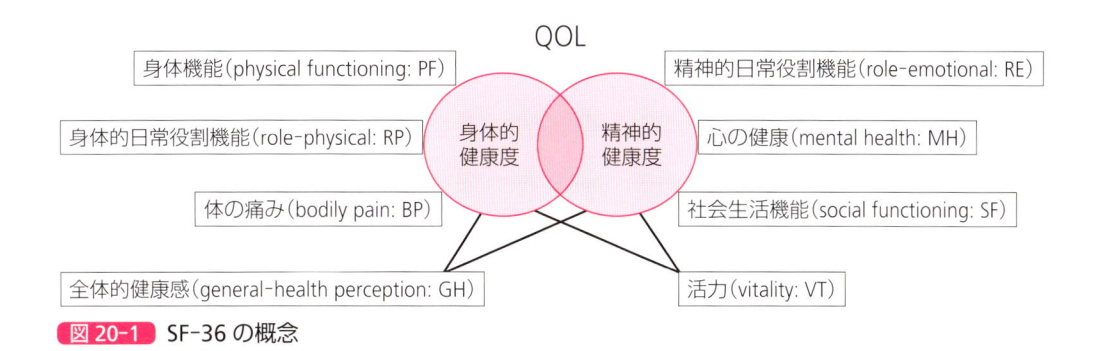

　健康関連QOLの低下や改善を科学的に評価するためには，これらを数値化する必要がある．1990年代後半より患者側からみた医療評価，すなわち主観的アウトカム研究が提唱され，QOLを数値化する種々のスケールが開発された．現在日本語訳され使用できるものにMOS Short Form 36-Item Health Survey（SF-36），SF-36の短縮版であるSF-8，EuroQOLなどがある[1]．

　SF-36を例にとって健康関連QOLと測定法を概説する．SF-36の質問は，身体的健康感を表す身体機能（physical functioning: PF），身体的日常役割機能（role-physical: RP），および体の痛み（bodily pain: BP）と，精神的健康感を表す心の健康（mental health: MH），社会生活機能（social functioning: SF），精神的日常役割機能（role emotional: RE），両者に関わる全体的健康感（general-health perception: GH）と活力（vitality: VT）の合計8項目の下位尺度により構成され，多方面からQOLを評価できる（図20-1）．回答者は測定日から過去1カ月の健康状態について，自身で質問票に記入する．得点が高いほど良好なQOLであることを示す．日本人の性別や年代別の国民標準値が算出されており，測定値との比較検討が可能である．現在は国民標準値をもとに計算された偏差値（norm-based scoring: NBS）で表すことが多い[2]．SF-36は再現性が高いスケールであり，QOLを論じた主要な報告で使用されている．

未治療の脳動脈瘤を有する患者のQOL

　これまでの報告から，未破裂脳動脈瘤の有する患者のQOLは低下しているとされる．この項では，治療を予定せず経過観察中の患者のQOLの場合について述べる．

　van der Schaafらは未破裂の動脈瘤や脳動静脈奇形を有する患者のQOLをSF-36で測定し，主に社会心理学的な面でのQOLが低下していたと述べた[3]．さらに，痛みや活力面での有意な低下[4]，8％がうつ状態[5]，職場復帰率が悪く仕事時間も短い[6]など，様々な方面からみたQOL評価結果が報告されている．低値をとるSF-36の尺度は報告により異なる面もあるが，negativeな結果が多くを占めている（表20-1）．

　未破裂脳動脈瘤が偶然発見された患者で，実際にどの程度QOLが低下するかを論じた報告はない．著者らは219人の脳ドック受診者を対象に，SF-36を用いて前向き調査を行った．9人

表 20-1　未治療の脳動脈瘤を有する患者の QOL

Authors	No. of Pts.	Results
van der Schaaf, et al.[3]	21	国民標準値と比較 社会心理学的な面で QOL 低下
Wermer, et al.[4]	35	くも膜下出血の家族歴のある患者を対象 動脈瘤ありの群となしの群で比較 痛みや活力面での QOL 低下
King, et al.[5]	166	外来で経過観察中の患者を対象 8％がうつ状態，GOS や mRS の数値と相関
van der Schaaf, et al.[7]	35	くも膜下出血の既往のある患者を対象 動脈瘤ありの群となしの群で比較 痛み，日常役割機能で低下傾向．有意差なし

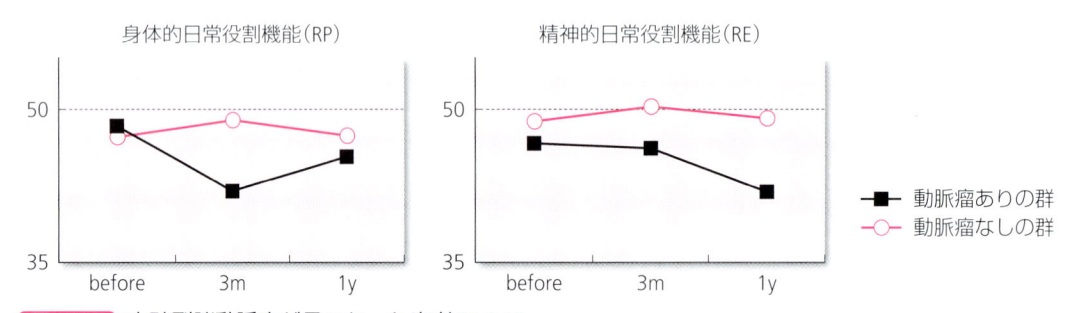

図 20-2　未破裂脳動脈瘤が見つかった患者の QOL

脳ドック受診者の受診前後の QOL の変化を，SF-36 の 2 項目〔日常役割機能（身体）と同（精神）〕の 2 項目で示す．受診者を未破裂脳動脈瘤のありの群（黒）と動脈瘤なし（赤）に分けて比較した．受診 3 カ月後に動脈瘤ありの群で数値が低下し，日常役割機能（精神）では 1 年後まで低値が続くことがわかる．縦軸：NBS，横軸：時間経過

に動脈瘤が発見され，サイズはいずれも 5 mm 以下で経過観察の方針となった．動脈瘤ありの群と 210 人の動脈瘤なしの群とで，受診前，受診 3 カ月および 1 年後の時点の SF-36 の数値を比較した．動脈瘤ありの群では，受診 3 カ月後の身体的日常役割機能（RP）および精神的日常役割機能（RE）の項目が，動脈瘤なしの群と比べて低下していた．動脈瘤ありの群の RP の得点は発見から 1 年後に改善したが，RE の得点はさらに低値を示した（図 20-2）．未破裂脳動脈瘤の存在を知った患者では，破裂に対する心配から日常生活に制限をかけている状況が数値で示された[8]．

治療後の QOL の変化

たとえ手術でくも膜下出血を未然に防いだとしても，術後の QOL が低ければ患者の人生において何を治療したのか疑問を投げかけざるを得ない．術後の患者 QOL が良好であることは，治療の妥当性を証明する上で極めて重要である．

著者らは無症候性未破裂脳動脈瘤に対するクリッピング術を予定する 61 人の患者を対象と

図 20-3 未破裂脳動脈瘤治療後 QOL の変化（前向き調査）

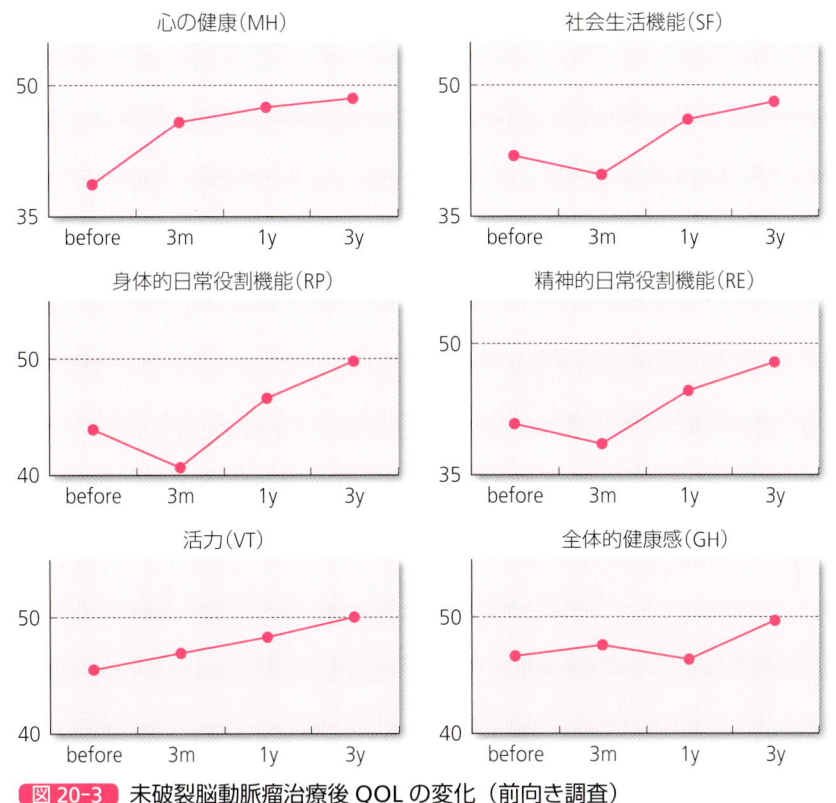

患者の手術前後の QOL の変化を，SF-36 の 6 項目〔心の健康，社会生活機能，日常役割機能（身体），同（精神），活力，全体的健康感〕で示す．心の健康，活力および全体的健康感では 3 カ月後から徐々に数値は改善するが，社会生活機能と日常役割機能（身体，精神）では 3 カ月に数値が低下し，その後改善している．縦軸：NBS，横軸：時間経過

し，SF-36 を用いた前向き調査を行った．評価は手術 2 日前，術後 3 カ月，1 年および 3 年とした．術前は SF-36 のすべての尺度で数値の低下がみられ，特に精神的健康感に属する心の健康（MH），社会機能（SF），精神的日常役割機能（RE），身体的健康感に属する身体的日常役割機能（RP），双方に関わる活力（VT）と全体的健康感（GH）の低下が有意であった．術後 3 カ月では心の健康（MH）の数値は回復したが，社会機能（SF）と日常役割機能（RP, RE）は術前より低下した．術後 1 年目の QOL は術前レベルを超え改善したものの，SF, RP, RE の 3 項目で有意な低下が続いていた．術後 3 年目にして，SF-36 の全項目で国民標準値のレベルに回復した（図 20-3）．また，不安とうつの指標である Hospital Anxiety and Depression Scale（HADS）で示す不安の程度が，術前 7.4 から術後 3 カ月で 4.7 と正常域に回復した．この調査で，未破裂脳動脈瘤のクリッピング術前後の患者の QOL はダイナミックに変化すること，また手術後 3 年で QOL は回復することを初めて示した[9]．

一方，149 人の術後の患者を対象とした後向き 1 点調査も行った．術後平均 2.8 年経過した患者の SF-36 の得点は，日常役割機能（RP, RE）の軽度低下を残すも，前述の前向き調査の値と近似していた（図 20-4）[10]．前向きと後向き調査の得点がほぼ同じ値をとったことで，未破

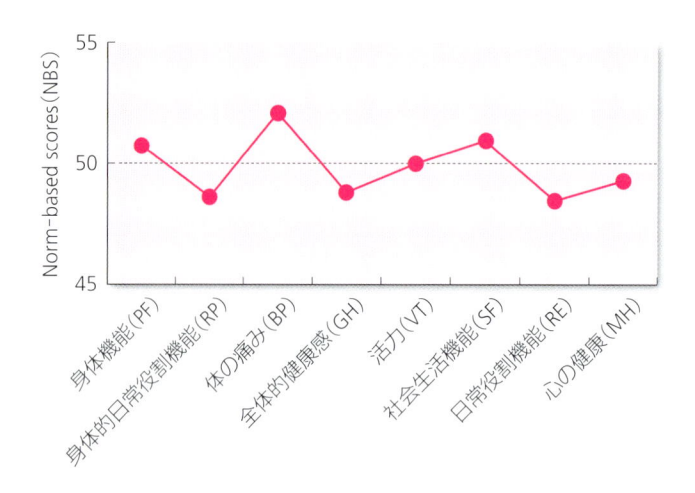

図 20-4　未破裂脳動脈瘤の治療から 3 年経過した患者の QOL（後ろ向き調査）
手術から 3 年経過した患者の QOL を SF-36 の全項目の数値で示す．全項目ともおおむね 50 前後（国民標準値）の値をとる．

裂脳動脈瘤に関する QOL データの再現性が示されたといえる．

　他国からの QOL の報告は，すべて術後 1 年までの調査である．Raaymakers らオランダのグループによる前向き研究でも同様の QOL の変化が示されているが，術後 1 年における RP，VT および痛み（BP）の項目で国民標準値に復していない[11]．ノルウェーから報告された未破裂中大脳動脈瘤のデータにおいても，術後 1 年の RP，RE の得点が低いままである[6]．著者らの研究は，術後 3 年目の長期間後の回復を示した点で非常に意義あるものと考えている．

QOL からみた未破裂脳動脈瘤根治術の妥当性

　著者らの研究結果と海外の報告から，未治療の未破裂脳動脈瘤を有する患者の QOL は低下していることが示された．特に SF-36 の日常役割機能（RP，RE）の低下が特徴的で，破裂に対する不安から日常的な活動を抑制する傾向にある患者行動を示すものである．さらに，手術侵襲により一時的に QOL は術前より低下するものの，おおよそ 3 年で QOL は回復することも示された．よって QOL の側面からみて，未破裂脳動脈瘤に対する根治術は妥当性があると考えられる．もっとも，無症候性脳疾患の手術という侵襲性の高い治療法を正当化する第一条件は，重症合併症率が極めて低いことであるが，どこまでが受容されうるかは，現時点では明らかではない．

患者の心理を考慮した手術適応の考え方

　未破裂脳動脈瘤の治療方針については，日本人自身の動脈瘤の自然歴と治療成績を調査した

表20-2 破裂リスクと患者の心理的状況を考慮した未破裂脳動脈瘤の手術適応

	手術を希望	手術は怖い
破裂がとても心配	（絶対的）手術適応	勧めるが患者の意向を尊重
	（QOL的）手術適応	まず経過観察その後考慮
そうでもない	手術適応	経過観察
	まず経過観察その後考慮	経過観察

破裂高リスク　破裂低リスク

UCAS Japan[12] やSUAVe研究[13] などの大規模前向き調査の結果が出そろい，手術適応について一定のコンセンサスを得たと考える．動脈瘤のサイズとその破裂リスクに患者の年齢や全身状態を加味して手術適応を考えるのが一般的と思われる．これに，患者の心理状態を考慮し手術適応について場合分けすると，表20-2のとおりとなる．

　未破裂脳動脈瘤に対する患者の対応は「破裂がとても心配」というQOL低下群と「そうでもない」というQOL維持群に大別できる．これとは別に「手術希望」する方と「手術は怖い」ので希望しないという2群にも分かれる．破裂に対する心配の度合いと手術希望の有無はかならずしも一致しないのが，実臨床における患者の心理であり，実際に目にする患者の反応である．「破裂がとても心配」で強い「手術希望」があり，動脈瘤の形状から破裂高リスク群であれば，迷わず手術適応となる．しかし「破裂が心配」で「手術希望」だが，破裂低リスクの動脈瘤である場合はどうであろうか．この群がまさにQOLからみた治療適応であり，ガイドラインに示されるようなカウンセリング[14] の効果が乏しい場合は，QOL改善を目的として手術も選択肢にあがる．一方，「破裂が心配」なのに「手術も怖い」ので治療は希望しないが，破裂高リスクの患者ではどうであろうか．医療者側の見解として治療を強く勧める方もあろうが，著者は患者の意向を最大限尊重し，治療に関わるQOL低下を避ける方針としている．

高齢者に対する対応

　高齢者の未破裂脳動脈瘤にはサイズの大きなものが多く破裂率も高い傾向にあるものの，外科的治療のリスクも高いとされる[15]．さらに平均余命や費用対効果を考慮すると，手術の年齢上限は70代前半と考えられてきた．しかし，現在，くも膜下出血に対する積極的な治療の対象は80代後半まで広がり，心身ともに健康である高齢者も多いことから，未破裂動脈瘤の年齢上限については再考の余地があるかもしれない．

　著者らは高齢者の未破裂脳動脈瘤治療前後のQOLにつき検討するため，前述の前向き調査の対象患者を70歳以上の高齢者群と69歳以下の非高齢者群に分けてサブ解析を行った（図20-5）．日常役割機能（RP, RE）の値は高齢者群でも低下するが，非高齢者群と比べ程度は軽かった．高齢者群では術前と同程度のQOL値が1年目まで続き，3年目でゆるやかな回復を示した．す

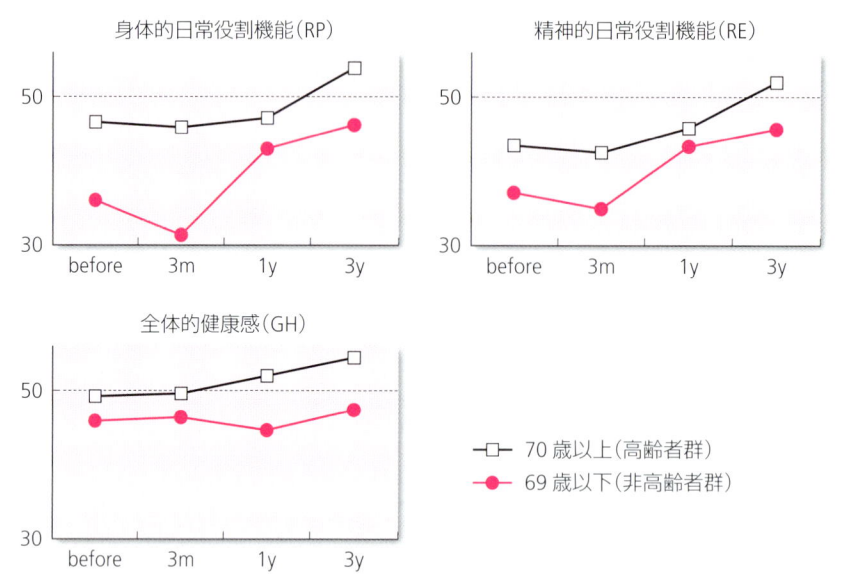

図 20-5 高齢者における未破裂脳動脈瘤治療後の QOL の変化

高齢者の手術前後の QOL の変化を，SF-36 の 3 項目〔日常役割機能（身体），同（精神），全体的健康感〕で示す．特に日常役割機能において，非高齢者群（赤）の QOL の変動は大きいが，高齢者群（黒）では小さい．縦軸：NBS，横軸：時間経過

なわち高齢者群では術前の QOL の低下の程度が軽く，術後の QOL の変動も小さいと結論できる．平易な表現に換言すれば，「高齢者は脳動脈瘤の存在を知って不安には思うが，日常生活や社会生活に大きな影響はない．合併症なく手術が済んだ場合，術後の生活への悪影響も少ない」と解釈できる．

この結果を手術適応に応用するならば，非高齢者は術前の QOL を重視し，破裂低リスクでも QOL が著しく低い場合は手術を勧める．これに対して高齢者では，動脈瘤の形状や全身状態などの客観的因子を優先し，本当に必要な場合に限り手術を考慮するという考え方をとればよいと思われる[16]．

コイル塞栓術と QOL

未破裂脳動脈瘤に対するコイル塞栓術は，開頭術に比べ明らかに低侵襲であり，術後の QOL への好影響が期待される．Brilstra らは無症候性未破裂脳動脈瘤について，20 人のクリッピング術の群と 13 人のコイル塞栓術の群の治療前後の QOL を前向きに調査した．クリッピング術群では術後 3 カ月目の有意な QOL 低下が観察されたが，コイル塞栓術群では術前と同じ国民標準の QOL を有していたことから，短期的な QOL の面においてコイル塞栓術は有用な治療であると述べている[17]．Solheim らは術後平均 5.5 年の患者の QOL を測定し，クリッピング群とコイル群で比較した．コイル群で QOL が高い傾向を認めたが，両群間に有意差は認めなかったという[18]．報告数が少なく長期予後も不明なことから，現時点でクリッピング術とコイル塞

栓術の間にQOLに関する優劣はつけられない．しかし，技術革新が続き低侵襲性がさらに高まるならば，コイル塞栓術が開頭術に比べ治療後のQOL維持に有利である可能性は高い．

まとめ

　無症候性未破裂脳動脈瘤の治療について，QOLの側面からみた考え方を著者の研究結果と海外の報告からまとめた．根治術についてQOLの面からの妥当性を証明し，また，実際の患者のQOLや心理面を手術適応にどう応用するかについても言及した．薬剤による破裂予防処置など近未来的な治療法が開発されることが無症候性脳疾患治療の理想であるが，現状では，根治性を得るためには手術という選択肢は避けて通れない．急速に進歩する画像診断技術により，単なる大きさや形状よりも，より正確に破裂リスクを評価することが可能になる日も近いと思われる．しかし，現状では，一般的な画像と，目の前の患者をよく観察しQOLが低下しているか見極め，これらを総合的に評価して手術適応を決定することが肝要である．

◆文献

1) 池上直己，福原俊一，下妻晃二郎，他．臨床のためのQOL評価ハンドブック．東京：医学書院；2001．
2) 福原俊一，鈴鴨よしみ．健康関連QOL尺度　SF-36 v2™ 日本語マニュアル．京都：NPO健康医療評価研究機構；2004．
3) van der Schaaf IC, Briltra EH, Rinkel GJE, et al. Quality of life, anxiety, and depression in patients with an unruptured intracranial aneurysm, or arteriovenous malformation. Stroke. 2002; 33: 440-3.
4) Wermer MJ, van der Schaaf IC, van Nunen P, et al. Psychosocial impact of screening for intracranial aneurysms in relatives with familial subarachnoid hemorrhage. Stroke. 2005; 36: 836-40.
5) King JT Jr, Kassam AB, Yonas H, et al. Mental health, anxiety, and depression in patients with cerebral aneurysms. J Neurosurg. 2005; 103: 636-41.
6) Haug T, Sorteberg A, Sorteberg W, et al. Surgical repair of unruptured and ruptured middle cerebral artery aneurysms: impact on cognitive functioning and health-related quality of life. Neurosurgery. 2009; 64: 412-20.
7) van der Schaaf IC, Wermer MJ, Velthuis BK, et al. Psychosocial impact of finding small aneurysms that are left untreated in patients previously operated on for ruptured aneurysms. J Neurol Neurosurg Psychiatry. 2006; 77: 748-52.
8) 山城重雄，穴井茂雄，吉田顯正，他．受診者のquality of lifeからみた脳ドックの意義．Jpn J Neurosurg（Tokyo）. 2010; 19: 335-40.
9) Yamashiro S, Nishi T, Koga K, et al. Improvement of quality of life in patients surgically treated for asymptomatic unruptured intracranial aneurysms. J Neurol Neurosurg Psychiatry. 2007; 78: 497-500.
10) Yamashiro S, Nishi T, Koga K, et al. Postoperative quality of life of patients treated for asymptomatic unruptured intracranial aneurysms. J Neurosurg. 2007; 107: 1086-89.
11) Raaymakers TW. Functional outcome and quality of life after angiography and operation for unruptured intracranial aneurysms. J Neurol Neurosurg Psychiartry. 2000; 68: 571-79.
12) UCAS Japan Investigators; Morita A, Kirino T, Hashi K, et al. The natural course of unruptured cerebral aneurysms in a Japanese cohort. N Engl J Med. 2012; 366: 2474-82.
13) Sonobe M, Yamazaki T, Yonekura M, et al. Small unruptured intracranial aneurysm verification study: SUAVe study, Japan. Stroke. 2010; 41: 1969-77.
14) 脳ドックの新ガイドライン作成委員会．無症候性未破裂脳動脈瘤．In: 脳ドックのガイドライン

2008. 改訂・第 3 版. 札幌: 響文社; 2008. p.53-9.
15) 小野純一, 樋口規則, 町田利生. 高齢者の無症候性未破裂脳動脈瘤の検討. 非高齢者との比較から. Geriatric Neurosurg. 2007; 19: 43-7.
16) 山城重雄, 田尻征治, 西 徹, 他. 高齢者における未破裂脳動脈瘤の手術前後および長期 QOL. 非高齢者との比較. Geriatric Neurosurg. 2009; 21: 15-9.
17) Brilstra EH, Rinkel GJ, van der Graaf Y, et al. Quality of life after treatment of unruptured intracranial aneurysms by neurosurgical clipping or by embolisation with coils. A prospective, observational study. Cerebrovasc Dis. 2004; 17: 44-52.
18) Solheim O, Eloqayli H, Muller TB, et al. Quality of life after treatment for incidental, unruptured intracranial aneurysms. Acta Neurochir (Wien). 2006; 148: 821-30.

〈山城重雄, 西 徹〉

小型未破裂脳動脈瘤
（Small Unruptured Intracranial Aneurysm Verification Study ―SUAVe Study）

はじめに

　1998年に「New England Journal of Medicine」に発表されたInternational Study of Unruptured Intracranial Aneurysms（ISUIA）の結果によると，くも膜下出血の既往のない群（group 1）で10 mm未満の年間の破裂率は0.05％，くも膜下出血の既往のある群（group 2）でも0.5％と，従来の報告に比べはるかに低い数値を示した[1]．後方視的研究であるとか，破裂率の低いと考えられている内頸動脈海綿静脈洞部動脈瘤の割合が高いなどの批判が存在したが，その症例の多さや観察期間の長さから，現在でも多くの論文に引用されている．一方で日常我々が目の当たりにする破裂脳動脈瘤の多くが10 mm未満の小型脳動脈瘤であり，さらに5 mm未満の脳動脈瘤も多く経験する．KassellらはKassellらは北米12施設で行われたCooperative Aneurysm Studyの結果を報告し，破裂脳動脈瘤のうち5 mm未満の割合は13％に上ると示している[2]．また，国内においても5 mm未満の破裂瘤の割合は，Inagawaらのcommunity-baseの研究で19％[3]，Ohashiらのhospital-baseの研究でも26.1％に及ぶと報告されている[4]．このISUIAの結果にある未破裂脳動脈瘤の破裂率の低さと，日常目の当たりにする破裂脳動脈瘤のサイズの疫学的乖離はどこからくるのか．小型未破裂脳動脈瘤は本当に破裂しにくいのか．さらに日常臨床で問題となる未破裂脳動脈瘤の治療指針の作成の一助となるよう，Small Unruptured Aneurysm Verification Study（SUAVe Study, Japan）は計画された[5]．エビデンスレベルの高い結論を引き出すためには前方視的研究が必要である．しかし，未破裂脳動脈瘤を未治療で経過観察することは大きな危険を伴うこととなる．1996年に日本脳神経外科学会が主導で行われた，未破裂脳動脈瘤の治療方針に関するアンケート調査の結果，全国の87％の脳神経外科施設で，5 mm未満の未破裂脳動脈瘤に対しては手術などの治療を行わず経過観察するとの結果が報告された[6]．この結果を受けて，SUAVe Studyでは5 mm未満の未破裂脳動脈瘤を研究の対象とすることとなった．

方法

　全国の12の国立病院とナショナルセンターを中心に行われた（巻末参照）．症例の登録は2000年9月から開始され2004年1月まで行われ，目標症例数は年間210例とした（αレベル5％，検出力80％）．本研究実施にあたっては各施設の倫理委員会の承諾を受け，個々の患者への説明は委員会の説明文に準じた説明を行った．

Inclusion criteria
　①MRアンギオグラフィー，CTアンギオグラフィー，脳血管撮影にて確認された5mm未満の頭蓋内嚢状未破裂脳動脈瘤
　②ADLが自立している（Rankin Disability Scale 1 or 2）
　③臨床データやキーフィルムを画像診断中央委員会にて送付し，的確と判定された脳動脈瘤

Exclusion criteria
　①重度の神経学的失調を症例（Rankin Disability Scale 3以上）
　②他の頭蓋内疾患と同時に治療された5mm未満の未破裂脳動脈瘤
　③悪性腫瘍，心不全，人工透析を要する腎不全などの重度の内科的疾患の合併症例
　④画像診断中央委員会が不適格と判定した症例

　参加した脳神経外科施設は脳動脈瘤の外科的治療および管理を年間に相当数経験している施設である．また，もし経過観察中に動脈瘤が2mm以上の増大を示した場合やブレブ形成を認めた場合，その治療は各施設の方針に委ねられた．

　5mm未満の未破裂脳動脈瘤が発見され，上記inclusion criteriaを満たした症例を登録し，手術的破裂予防処置を行わず，6カ月後，12カ月後，18カ月後，24カ月後，30カ月後，その後は1年に一度，最低3年間は経過観察を行うこととした．手術的治療以外の内科的治療は必要に応じて行ってよいこととした．登録時のチェックリストにて未破裂脳動脈瘤が発見された日，その動機，既往歴，家族歴，喫煙歴，動脈瘤の形態的特徴（多発性，場所，サイズ，ブレブの存在など），検査法（MRアンギオグラフィー，CTアンギオグラフィー，脳血管撮影）を記載した．6カ月毎のチェックリストとして，動脈瘤のサイズ，形態的変化，神経学的所見，破裂の有無，他の医学的全身状態を記載した．動脈瘤のサイズ計測に関しては，MRアンギオグラフィー，CTアンギオグラフィーではそれぞれのリファレンスを基準に測定し，脳血管撮影の場合，日本の脳神経外科施設で多く採用されている1円玉法を用いて計測を行った（UCAS Japan home page: http://ucas-j.umin.ac.jp/e/measurement.htm）[7]．follow-up毎にすべてのチェックリストと画像を画像診断中央委員会に送付され審査された．

対象

　2000年9月から2004年1月までの3年4カ月間に540動脈瘤（446症例）が登録された．これらの調査表用紙とキーフィルムは画像診断中央委員会にて判定され，初期登録症例のうち92動脈瘤（72症例）が除外された．残りの448動脈瘤（374症例）は条件に適合すると判定され，引き続き経過観察されることになった．除外された92動脈瘤（89症例）の内訳は，動脈瘤を否定されたのが66個，infundibular dilatationであったのが14個，サイズ5mm以上が10個，紡錘状動脈瘤が2個であった．表21-1に示すのが，登録時の患者背景である．374症例のうち250症例（66.8%）が単発瘤であり，124症例（33.2%）が多発瘤であった．平均のfollow-up期間は42.5カ月（6カ月〜7年）で，1306.2人・年（1553.5動脈瘤・年）のfollow-upである．性別構成は女性238人，男性136人で，登録時の平均年齢は61.9歳

21 小型未破裂脳動脈瘤(Small Unruptured Intracranial Aneurysm Verification Study—SUAVe Study)

表 21-1 登録時における症例の背景

症例数	374
女性	238 (63.6%)
動脈瘤数	448
多発瘤症例数	124 (33.2%)
年齢	
平均±標準偏差	61.9±10.3
範囲	23-89
合併疾患	
高血圧	93 (24.9%)
脳卒中	59 (15.8%)
虚血性心疾患	26 (7.0%)
糖尿病	23 (6.1%)
くも膜下出血の既往	36 (9.6%)
くも膜下出血の家族歴	31 (8.3%)
脳動脈瘤の発見動機	
脳ドック	199 (53.2%)
頭蓋内疾患(脳腫瘍や脳血管障害)の精査に伴う	116 (31.0%)
破裂脳動脈瘤に伴う	36 (9.6%)

(23~89歳)である．未破裂脳動脈瘤が発見された理由は，脳ドックでの発見が199例(53.2%)，脳梗塞や脳腫瘍など頭蓋内疾患の精査で発見された症例は116例(31.0%)，くも膜下出血に合併した症例は37例(9.6%)であった．合併症については，高血圧は93例(24.9%)，過去に脳血管障害を併発していたのは59例(15.8%)，心疾患26例(7.0%)，糖尿病23例(6.1%)であった．一親等以内にくも膜下出血の家族歴がある症例は31例(8.3%)であった．

Endpoint

経過中，①未破裂脳動脈瘤が破裂した場合，②何らかの原因で死亡またはRankin Disability Scale 3以上となった場合，③症例が経過観察を拒否した場合，④追跡できないことが判明した場合，⑤脳動脈瘤が増大を示し手術などの処置が行われた場合をendpointとした．

結果

5mm未満の未破裂瘤のサイズと部位

表21-2に経過観察されることになった448個の未破裂脳動脈瘤の発生部位別分布を示す．内頸動脈瘤173個(38.6%)，中大脳動脈瘤158個(35.3%)，前交通動脈瘤60個(13.4%)，脳底動脈瘤33個(7.4%)，前大脳動脈瘤12個(2.7%)，椎骨動脈瘤4個(0.9%)，その他8

表 21-2 登録された未破裂脳動脈瘤の部位，サイズ別分類

	総数	1.0〜1.9 mm	2.0〜2.9 mm	3.0〜3.9 mm	4.0〜5.0 mm
ICA	173 (38.6%)	7 (36.8%)	37 (35.2%)	77 (39.9%)	52 (39.7%)
MCA	158 (35.3%)	5 (26.3%)	36 (34.3%)	70 (36.3%)	47 (35.9%)
ACom A	60 (13.4%)	4 (21.1%)	19 (18.1%)	19 (9.8%)	18 (13.7%)
Pericallosal A	12 (2.7%)	3 (15.8%)		5 (2.6%)	4 (3.1%)
BA	33 (7.4%)		10 (9.5%)	16 (8.3%)	7 (5.3%)
VA	4 (0.9%)			2 (1.0%)	2 (1.5%)
Others	8 (1.8%)		3 (2.9%)	4 (2.1%)	1 (0.8%)
Total	448	19	105	193	131

ICA：内頚動脈，MCA：中大脳動脈，ACom A：前交通動脈，Pericallosal A：脳梁周囲動脈，BA：脳底動脈，VA：椎骨動脈．

個（1.8%）であり，前交通動脈瘤の割合が内頚動脈瘤や中大脳動脈瘤に比べ著明に低い値を示している．また，動脈瘤のサイズ別分布では 3 mm 以上，4 mm 未満のものが 193 個（43.1%）と最も多かった．次いで 4 mm 以上，5 mm 未満のものが 131 個（29.2%）と続いた．

追跡終了症例

追跡終了となった症例は 53 例であった．そのうち 16 例には 2 個の動脈瘤があり，動脈瘤の個数としては 69 個であった．破裂した症例は 7 症例であり，この動脈瘤に併発していたのは 3 個で合計 10 個が追跡終了している．また増大して危険と認められたため処置されたのは 10 例で，この時一緒に処置されたのは 2 個のため，合計 12 個が追跡終了となっている．その他，他の疾患で死亡した症例は 9 例（12 個）であった．また，本人が途中で追跡拒否をしたとか住居移転のため追跡不能となった症例は 27 例（35 個）であった．これらの症例は登録から追跡できたところまでを観察期間として計算された．

破裂症例

経過観察中に脳動脈瘤の破裂をきたしたのは，7 症例（1.9%）であった（図 21-1）．6 例は女性であり，4 例は多発性であった．さらに 5 例で高血圧の治療がなされていた．1 例には多発性囊胞腎が認められた．特記すべきは，経過観察中動脈瘤のサイズに変化を認めなかったが，破裂 7 症例のうち 4 例で破裂時に動脈瘤の増大を確認した．表 21-3 に Cox 比例モデルによる単変量解析の結果を示す．破裂に有意に関わる因子としては，動脈瘤径 4 mm 以上（p=0.0069；HR 5.51；95% CI 1.60-19.04），動脈瘤の多発性（p=0.016；HR, 2.62；95% CI, 1.20-5.74），高血圧（p=0.0023；HR 7.32；95% CI 2.04-26.29）であった．50 歳未満，動脈瘤径 4 mm 以上，動脈瘤の多発性，高血圧の p 値が 0.2 未満のため，これらの因子を用いて多変量解析を行った．その結果，破裂に関わる独立危険因子は年齢 50 歳未満（p=0.046；HR 5.23；95% CI 1.03-26.52），動脈瘤径 4 mm 以上（p=0.023；HR 5.86；95% CI 1.27-26.95），高血圧（p=0.023；HR 7.93；95% CI 1.33-47.42），動脈瘤の多発性（p=

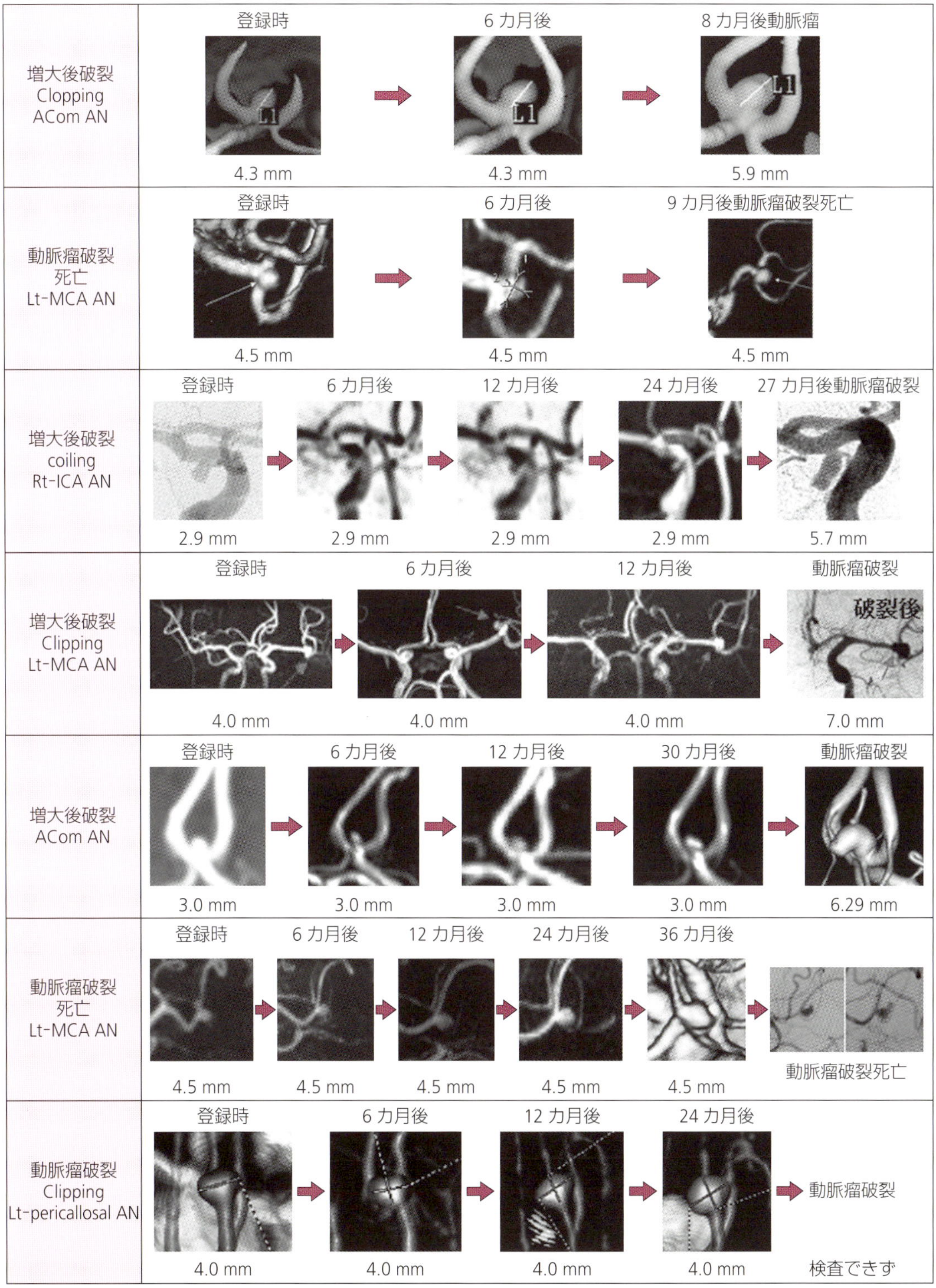

21 小型未破裂脳動脈瘤 (Small Unruptured Intracranial Aneurysm Verification Study—SUAVe Study)

増大後破裂 Clopping ACom AN	登録時 4.3 mm	6 カ月後 4.3 mm	8 カ月後動脈瘤 5.9 mm		
動脈瘤破裂 死亡 Lt-MCA AN	登録時 4.5 mm	6 カ月後 4.5 mm	9 カ月後動脈瘤破裂死亡 4.5 mm		
増大後破裂 coiling Rt-ICA AN	登録時 2.9 mm	6 カ月後 2.9 mm	12 カ月後 2.9 mm	24 カ月後 2.9 mm	27 カ月後動脈瘤破裂 5.7 mm
増大後破裂 Clipping Lt-MCA AN	登録時 4.0 mm	6 カ月後 4.0 mm	12 カ月後 4.0 mm	動脈瘤破裂 破裂後 7.0 mm	
増大後破裂 ACom AN	登録時 3.0 mm	6 カ月後 3.0 mm	12 カ月後 3.0 mm	30 カ月後 3.0 mm	動脈瘤破裂 6.29 mm
動脈瘤破裂 死亡 Lt-MCA AN	登録時 4.5 mm	6 カ月後 4.5 mm	12 カ月後 4.5 mm	24 カ月後 4.5 mm	36 カ月後 4.5 mm / 動脈瘤破裂死亡
動脈瘤破裂 Clipping Lt-pericallosal AN	登録時 4.0 mm	6 カ月後 4.0 mm	12 カ月後 4.0 mm	24 カ月後 4.0 mm / 動脈瘤破裂 検査できず	

図 21-1 SUAVe Study での破裂症例の経過画像

表 21-3 単変量解析による破裂に関わるリスク分析

	全症例	増大例 (%)	非増大例 (%)	ハザード比 (95% CI)	p 値
症例数	374	7 (1.9)	367 (98.1)		
女性	238	6 (2.5)	232 (97.5)	1.4 (0.40-4.82)	0.6
男性	136	1 (0.7)	135 (99.3)	1	
年齢					
†平均±標準偏差	61.9±10.3	58.7±15.1	62±10.2		0.40
<50	38	2 (5.3)	36 (94.7)	3.51 (0.74-16.63)	0.11
≥50	336	5 (1.5)	331 (98.5)	1	
動脈瘤径 (mm)					
†平均±標準偏差	3.3±0.9	3.9±0.6	3.3±0.9		0.055
≥4.0	116	5 (4.3)	111 (95.7)	5.51 (1.60-19.04)	0.0069*
<4.0	258	2 (0.8)	256 (99.2)	1	
多発瘤症例	124	4 (3.2)	120 (96.8)	2.62 (1.20-5.74)	0.016*
単発瘤症例	250	3 (1.2)	247 (98.8)	1	
動脈瘤部位					0.20
動脈瘤数	448				
ICA	173 (38.6)	1 (0.6)	172 (99.4)		
MCA	158 (35.3)	3 (1.9)	155 (98.1)		
ACom-pericallosal A	72 (16.1)	3 (4.2)	69 (95.8)		
BA-VA	37 (8.3)	0 (0)	37 (100)		
高血圧あり	163	6 (3.7)	157 (96.3)	7.32 (2.04-26.29)	0.0023*
高血圧なし	211	1 (0.5)	210 (99.5)	1	
現在の喫煙あり	32	0 (0)	32 (100)	0.22 (0.16-3.00)	0.82
現在の喫煙なし	342	7 (2.0)	335 (98.0)		
くも膜下出血の既往あり	36	1 (2.8)	35 (97.2)	1.44 (0.45-11.57)	0.87
くも膜下出血の既往なし	338	6 (1.8)	332 (98.2)	1	

HR: ハザード比, 95% CI: 95% 信頼区間, *: p 値<0.05, †: unpaired t test

0.0048; HR 4.87; 95% CI 1.62-14.65) であった.

5 mm 未満の小型未破裂脳動脈瘤の年間の破裂率

1306.2 人・年（1553 動脈瘤・年）の follow-up 中に，374 症例のうち 7 症例 (1.9%) に破裂を認めた．年間の破裂率は単発瘤で 0.34% /year，多発瘤で 0.95% /year であり，全体の破裂率は 0.54% /year であった．Kaplan-Meier 法による 80 カ月の累積の破裂率は，単発瘤で 3.14%（95% CI 0.91-10.43），多発瘤で 3.44%（95% CI 1.30-8.93），全体で 3.36%（95% CI 0.41-6.31）であった．一般化 Wilcoxon test によると，累積の破裂率は動脈瘤の多発性により有意差を認めた（図 21-2）．

年間破裂率の推移

図 21-3 は症例登録からの動脈瘤の年間の破裂率の推移を単発瘤と多発瘤に分けて示したものである．興味深いことに，今回の生じた 7 例の破裂イベントは登録後比較的早期に起きている．

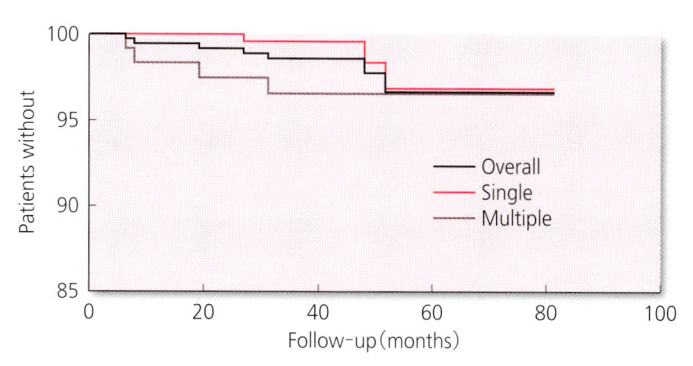

21 小型未破裂脳動脈瘤（Small Unruptured Intracranial Aneurysm Verification Study—SUAVe Study）

図 21-2 Kaplan-Meier 法による未破裂動脈瘤の累積破裂率
一般化 Wilcoxon test では，単発症例群と多発症例群の比較において累積の破裂率の統計的有意差あり（p=0.0289）．
Overall：全症例，Single：単発瘤症例，Multiple：多発瘤症例

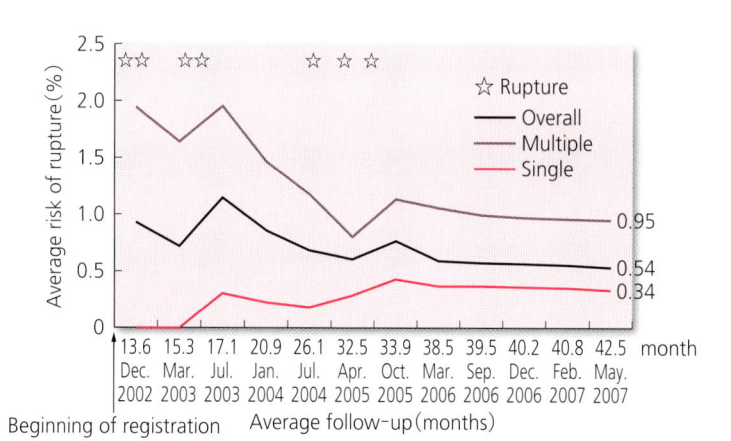

図 21-3 未破裂脳動脈瘤の年間破裂率の推移
横軸は平均の follow-up 期間と相当する年月，縦軸は平均の年間の破裂率．
Overall：全症例，Single：単発瘤症例，Multiple：多発瘤症例
☆は破裂イベントを示す

　その結果，登録開始から平均の follow-up が 38.5 カ月までの早期は各群で年間の破裂率は高く算出され，その後平均の follow-up が 39.5 カ月の時点で収束していく．単発瘤の場合，平均の follow-up が 26.1 カ月の時点で年間の破裂率は 0.18%/year で，その後最終的に 42.5 カ月の時点で 0.34%/year となる．多発瘤の場合，平均の follow-up が 17.1 カ月の時点で 1.96% と非常に高く，その後 42.5 カ月の時点で 0.95%/year に低下する．全症例の場合，平均の follow-up が 38.5 カ月後にプラトーに達し，最終的に 42.5 カ月の時点で 0.54%/year となる．これらの結果から，観察期間が長くなると動脈瘤の年間の破裂率はある値に収束し，プラトーに達することが示された．

未破裂脳動脈瘤増大の予測因子

経過観察中に 30 の動脈瘤（25 症例）が増大を示した．表 21-4 に Cox 比例モデルによる単変量解析の結果を示す．動脈瘤径 4 mm 以上が増大に関わる有意な因子であった（p=0.0099；HR 2.76；95% CI 1.28-5.97）．単変量解析にて，女性，動脈瘤径 4 mm 以上，動脈瘤の多発性，現在の喫煙の 4 項目の p 値が 0.2 未満を示し，これらの因子を用い多変量解析を行った．その結果，女性（p=0.0042；HR 2.95；95% CI 1.04-8.35），動脈瘤径 4 mm 以上（p=0.0025；HR 3.34；95% CI 1.53-7.31），動脈瘤の多発性（p=0.036；HR 1.72；95% CI 1.24-3.75），現在の喫煙（p=0.027；HR 3.59；95% CI 1.19-10.86）が動脈瘤の増大に関わる独立危険因子であった．経過観察中に動脈瘤径が 2 mm 以上の増大またはブレブ形成を認めた 10 例に対して，開頭クリッピング術あるいは血管内治療によるコイル塞栓術が施行された．全例で合併症なく ADL 自立にて退院した．

表 21-4　単変量解析による瘤増大に関わるリスク分析

	全症例	増大例 (%)	非増大例 (%)	ハザード比 (95% CI)	p 値
症例数	374	25 (6.7)	349 (93.3)		
女性	238	18 (7.5)	220 (92.5)	1.95 (0.78-4.85)	0.15
男性	136	7 (5.1)	129 (94.9)	1	
年齢					
†平均±標準偏差	61.9±10.3	65.0±8.7	61.7±10.4		0.12
<50	149	3 (2.0)	35 (98.0)	0.35 (0.047-2.58)	0.30
≧50	336	22 (6.5)	314 (93.5)	1	
動脈瘤径 (mm)					
†平均±標準偏差	3.3±0.9	3.9±0.9	3.3±0.9		0.0006*
≧4.0	116	14 (12.1)	102 (87.9)	2.76 (1.28-5.97)	0.0099*
<4.0	258	11 (4.3)	247 (95.7)	1	
多発瘤症例	124	14 (11.3)	110 (89.7)	2.12 (0.98-4.58)	0.055
単発瘤症例	250	11 (4.4)	239 (95.6)	1	
動脈瘤部位					0.93
動脈瘤数	448				
ICA	173 (38.6)	11 (6.4)	162 (93.6)		
MCA	158 (35.3)	11 (7.0)	147 (93.0)		
ACom-pericallosal A	72 (16.1)	6 (8.3)	66 (91.7)		
BA-VA	37 (8.3)	2 (5.4)	35 (94.6)		
高血圧あり	163	10 (6.1)	153 (93.9)	0.87 (0.67-1.23)	0.24
高血圧なし	211	19 (9.9)	192 (90.1)	1	
現在の喫煙あり	32	5 (15.6)	27 (84.4)	2.53 (0.95-6.71)	0.062
現在の喫煙なし	342	20 (5.8)	322 (94.2)	1	
くも膜下出血の既往あり	36	3 (8.3)	33 (91.7)	0.52 (0.070-3.83)	0.52
くも膜下出血の既往なし	338	22 (6.5)	316 (93.5)	1	

HR: ハザード比，95% CI: 95% 信頼区間，*: p 値<0.05，†: unpaired t test

考察

小型未破裂脳動脈瘤の自然歴

　近年報告された小型未破裂脳動脈瘤に関する研究として，SUAVe Study の他に，ドイツの Johann Wolfgang Goethe-University から報告された小型未破裂脳動脈瘤の研究があげられる．本研究は1施設からの報告であるが，7 mm 未満の前方循環系の未破裂脳動脈瘤を前方視的に経過観察した優れた研究である[8]．1999～2012 年の間に 384 個の未破裂脳動脈瘤が登録され，平均 48.5 カ月の経過観察が行われた．年間の破裂率は 0.2％であり，破裂に関わる因子として高血圧と年齢 50 歳未満があげられた．SUAVe の結果でも破裂に関わる危険因子として年齢 50 歳未満，動脈瘤径 4 mm 以上，高血圧症例，動脈瘤の多発性が示されている．未破裂脳動脈瘤の自然歴に関する研究では年齢に関して正の相関を示すものと負の相関を示すものがあるが，小型脳動脈瘤に関しては若年者が破裂の危険因子である報告が少なくない．多発瘤が破裂の危険因子であるかどうかの問題は個々のリスクを動脈瘤単位で評価するか，1 患者単位で評価するかの相違に依拠し，SUAVe は症例毎の評価を行った結果であると考えられる．また，興味深いことに SUAVe Study でも示されたように，follow-up 期間が長くなれば年間の破裂率は低下していく．これは Wermer らや Sato らも指摘しているように，動脈瘤の増大は時間経過により決して一定ではなく，irregular で discontinuous に起きるものであり，年間の破裂率は follow-up 期間が長くなると低下していく傾向を示すとしている[9,10]．

　サイズに関しては，かつて Suzuki らは 23 個の未破裂脳動脈瘤と 22 個の破裂脳動脈瘤の組織学的検討から，3 mm までの動脈瘤壁は主に内膜細胞と線維性組織よりなり，4 mm を超えるとコラーゲンが主となり，ドームの壁に極めて薄い部分が形成されるとしている[11]．また，Crompton らは 79 個の未破裂脳動脈瘤の組織学的検討を行っている．動脈瘤壁に白血球浸潤やフィブリンによる置換が観察され，これらの変化を起こす動脈瘤の critical size は 4 mm であったとしている[12]．さらに，こうした変化により動脈瘤壁に weak point が生じ，血流のストレスが加わり，動脈瘤破裂につながると指摘している．今回の SUAVe Study の結果と上述の組織学的検討から，4 mm 以上が治療を考慮する 1 つの目安となる可能性がある．

小型未破裂脳動脈瘤の破裂率の低さと破裂脳動脈瘤のサイズとの疫学的乖離

　小型未破裂脳動脈瘤の非常に低い破裂率と破裂脳動脈瘤のサイズは小さいものが多いという疫学的乖離に関して，SUAVe Study の結果はその説明として一つの手掛かりを示す．かつて ISUIA の第一報が世に出た際，脳動脈瘤は破裂したときにサイズが小さくなるとの仮説が提唱された．しかし，現時点でその仮説を裏づける直接観察された研究は存在しない．一方で，Rahman らは multicenter collaborative aneurysm study group の 7 施設でのくも膜下出血症例の検討の中で，破裂前に画像上動脈瘤を指摘し得た症例 13 例の破裂前後の比較画像から，2 mm 以上の増大を示した脳動脈瘤は 6 例（46.2％）および，2 mm 以上の縮小を示した症例は 1 例もなかった[13]．この結果から脳動脈瘤は破裂時に縮小することはないとしている．SUAVe Study の結果も同様であり，破裂 7 症例のうち 4 例に動脈瘤の増大を認めた．一方，

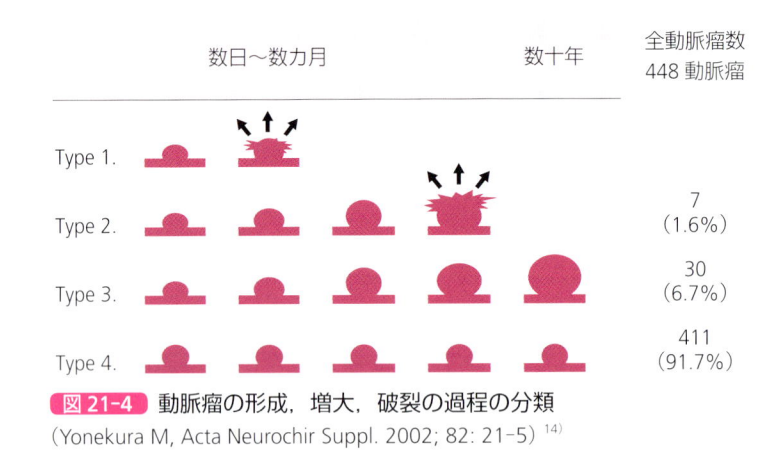

図21-4 動脈瘤の形成，増大，破裂の過程の分類
(Yonekura M, Acta Neurochir Suppl. 2002; 82: 21-5)[14]

過去の報告が示すように脳動脈瘤の一部には増大傾向を示すものがあり，今回のSUAVe Studyでも30動脈瘤が増大を示している．しかし，その増大率は様々であり予測することは難しい．

米倉らは，脳動脈瘤の発生からその増大と破裂までの過程を4つのパターンに分類し報告した（図21-4）[14]．タイプ1は動脈瘤の発生後短期間（数日から数カ月）のうちに破裂するもの．タイプ2は発生後経年的に徐々に増大する過程で破裂するもの．タイプ3は発生後経年的に徐々に増大するが破裂しないもの．タイプ4は発生後小さな動脈瘤のまま形もサイズが変化しないもの．この分類に基づき今回のSUAVe Studyの448動脈瘤を振り分けると，タイプ1は未破裂瘤として通常我々が目の当たりすることはないと考えられる．タイプ2は7動脈瘤（1.6%），タイプ3は30動脈瘤（6.7%），タイプ4は411動脈瘤（91.7%）であった．もし，小さな動脈瘤の多くがタイプ1のように発生後短期間のうちに破裂すると考えるなら，小型未破裂瘤の破裂率の低さと日常遭遇する破裂瘤には小型のものが多いという疫学的乖離が説明できると考えられる．

かつてWieberらは多くの破裂脳動脈瘤は，動脈瘤形成後短期間のうちに破裂したものであると指摘していた[15]．破裂脳動脈瘤の中には早期に形成されたものがあり，未破裂脳動脈瘤として発見されることは困難であるとしている．動脈瘤形成後のこの早期の危険な時期を過ぎると治癒過程を経て安定期に入り破裂する危険性が低下すると考えられる．これらの仮説を裏づけるものとして，SatoらのMarkovモデルでの研究やMitchellらの疫学研究がある[10,16]．Mitchellらは過去の未破裂脳動脈瘤と破裂脳動脈瘤に関する文献によるデータから，動脈瘤の形成から破裂までの期間を独自の数学モデルで計算した．それによると10 mm以下の小型の未破裂瘤に関しては動脈瘤の発生後，数日から長くても8週間の間が破裂する危険性が高く，それ以後は安定し破裂する率は低下すると報告した．一方10 mmを超える動脈瘤に関しては，継時的に破裂の危険性は継続することを示した．

また，未破裂瘤と破裂瘤が性質的に異なるものであることを組織学的に検討したのがKataokaらの研究である[17]．破裂瘤，未破裂瘤の手術検体をそれぞれ約30例ずつ採取し，動脈瘤壁を免疫組織学的に検討した．未破裂瘤は内皮の配列が整然としていた一方，破裂瘤では内

膜の配列が破壊され，ヒアリン様物質で置換されており，この組織変化は急激な壁の伸展を推測させる所見であった．一部の動脈瘤には動脈瘤形成後比較的短期間に破裂を起こしたものであることを示唆する結果であった．

　今回の SUAVe Study の結果はこれらの報告を裏づけるものとなった．安定型未破裂瘤である type 4 の動脈瘤が study population に多く含まれれば，当然年間の破裂率も低下していく．一方，日常目の当たりにする破裂瘤の一部に type 1 が多く含まれていれば，冒頭に疑問として提示した疫学的乖離が説明し得ると考えられる．

小型未破裂脳動脈瘤の増大に関する危険因子

　経過観察中 374 症例中 25 症例（6.7％）に動脈瘤の増大を認めた．その危険因子として女性，動脈瘤径 4 mm 以上，動脈瘤の多発性，現在の喫煙が独立危険因子としてあげられた．脳動脈瘤の増大に関する報告は非常に少ない．過去に指摘された増大に関わる危険因子は，動脈瘤のサイズ，場所，動脈瘤の多発性，家族歴などである．増大率は一般に大きさにもよるが 6〜10％と報告されている．今回の SUAVe Study の結果は他の報告より低い値を示したが，これは 5 mm 未満の動脈瘤が対象であるためと考えられる．また，増大する動脈瘤がどれだけの破裂の危険性があるのかも検討課題の一つである．過去の報告からも動脈瘤の増大は破裂のリスクであると指摘されてきた．今回の SUAVe Study の結果から，破裂 7 症例のうち，4 症例に動脈瘤の増大を認めた．したがって，動脈瘤の増大を示す症例に対しては治療を考慮すべきと考えられる．

小型未破裂脳動脈瘤の治療適応に関して

　未破裂脳動脈瘤の治療を考える場合，動脈瘤のサイズや形などの形態的要素のみならず，その患者にどれだけの破裂リスクを抱合するかを勘案することも必要である．まず今回の SUAVe Study の結果に基づき年間の破裂率から治療の意義を考察する．脳動脈瘤の治療リスクは報告により様々であるが約 4％と考えられる．小型の未破裂脳動脈瘤の年間の破裂率は単発症例で 0.34％/year と低く，治療のリスクが自然歴を上回ってしまう．一方，多発症例の場合，年間の破裂率は 0.95％/year と単発症例に比べ約 3 倍に上る．この多発症例の年間の破裂率を以下の式に当てはめ，生涯破裂率を計算すると，

$$生涯破裂率（\%） = \left\{1 - \left(1 - \frac{X}{100}\right)^Y\right\} \times 100$$

X：年間の破裂率，Y：予想される患者の平均余命

多発症例の場合，10 年と 20 年の生涯破裂率はそれぞれ 9.1％，17.4％に上り，治療リスクを上回り治療の benefit があると判断され得る．一方，個々の症例のリスク評価に関して，前述のタイプ分類に基づき SUAVe Study の結果を当てはめて考察する．タイプ 1 は未破裂瘤として発見することはほぼ不可能で我々が日常診療で未破裂瘤として目の当たりにすることはないと考える．ほとんどの未破裂瘤がタイプ 4 に含まれると考えるが，これらは安定した瘤で，基本的に治療の必要性の低いものと考えられる．しかし，50 歳未満，高血圧症例，多発例，4 mm 以

上の瘤などのリスクを抱える症例は，タイプ2，すなわち将来的に破裂を起こす危険性をもつと考えられ治療を考慮する必要がある．また，女性，喫煙者，多発例，4 mm 以上の瘤などのリスクをもつ症例は，タイプ3，すなわち継時的に増大を示す危険性をもつ．さらに動脈瘤の増大は破裂のリスクと考えられるため治療を考慮すべきと考えられる．このように未破裂脳動脈瘤は形態的評価だけでなく，個々の症例の破裂や増大に関わるリスク評価も含めて治療を判断すべきと考える．

SUAVe Study 参加施設

総括：
　神戸市立医療センター中央市民病院　菊地晴彦

班長：
　国立病院機構長崎医療センター脳神経外科　米倉正大

班員：
　国立病院機構仙台医療センター脳神経外科　桜井芳明
　国立病院機構水戸医療センター脳神経外科　園部 眞，山崎友郷
　国立病院機構埼玉医療センター脳神経外科　小林一夫
　国立病院機構千葉医療センター脳神経外科　石毛尚起
　国立病院機構東京医療センター脳神経外科　市来嵩潔
　国立病院機構名古屋医療センター脳神経外科　高橋立夫
　国立病院機構金沢医療センター脳神経外科　池田清延
　国立病院機構京都医療センター脳神経外科　塚原徹也
　国立病院機構大阪医療センター脳神経外科　大槻秀夫
　国立病院機構大阪南医療センター脳神経外科　二階堂雄次
　国立病院機構南和歌山医療センター　林 精二
　国立病院機構岩国医療センター脳神経外科　石光 宏
　国立病院機構長崎医療センター脳神経外科　馬場啓至
　銚子市立総合病院脳神経外科　菅谷雄一
　京都大学臨床生体統御医学　福井次矢
　岩手医科大学脳神経外科　小川 彰

安全監視委員会：
　熊本大学脳神経外科　生塩之敬
　金沢大学脳神経外科　山下純宏
　島根医科大学内科　小林祥泰

安全管理者：
　国立循環器病研究センター運営部企画室　澤井豊光

画像診断中央判定委員会：
　国立循環器病研究センター放射線科　今北 哲
　国立循環器病研究センター脳神経医外科　高橋 淳
　国立病院機構長崎医療センター脳神経外科　八木伸博

謝辞

未破裂脳動脈瘤の治療方針に関するアンケート調査に関しては，一般社団法人 日本脳神経外科学会より提供を受けた．

◆文献

1) International Study of Unruptured Intracranial Aneurysms Investigators. Unruptured intracranial aneurysms-risk of rupture and risks of surgical intervention. N Engl J Med. 1998; 339: 1725-33.
2) Kassell NF, Torner JC. Sizes of intracranial aneurysms. Neurosurgery. 1983; 12: 291-7.
3) Inagawa T. Size of ruptured intracranial saccular aneurysms in patients in Izumo City, Japan. World Neurosurg. 2010; 73: 84-92.
4) Ohashi Y, Horikoshi T, Sugita M, et al. Sizes of cerebral aneurysms and related factors in patients with subarachnoid hemorrhage. Surg Neurol. 2004; 61: 239-45.
5) Sonobe M, Yamazaki T, Yonekura M, et al. Small unruptured intracranial aneurysm verification study, Japan. Stroke. 2010; 41: 1969-77.
6) Yoshimoto T, Mizoi K. Importance of unruptured cerebral aneurysms. Surg Neurol. 1997; 47: 522-6.
7) UCAS Japan Investigators; Morita A, Kirino T, Hashi K, et al. The natural course of unruptured cerebral aneurysms in a Japanese cohort. N Engl J Med. 2012; 366: 2474-82.
8) Guresir E, Vatter H, Schuss P, et al. Natural history of small unruptured anterior circulation aneurysms. A prospective cohort study. Stroke. 2013; 44: 3027-31.
9) Wermer MJH, van der Schaaf IC, Algra A, et al. Risk of rupture of unruptured intracranial aneurysms in relation to patient and aneurysm characteristics. An updated meta-analysis. Stroke. 2007; 38: 1404-10.
10) Sato K, Yoshimoto Y. Risk profile of intracranial aneurysms. Rupture rate is not constant after formation. Stroke. 2011; 42: 3376-81.
11) Suzuki J, Ohara H. Clinicopathological study of cerebral aneurysms. Origin, rupture, repair, and growth. J Neurosurg. 1987; 48: 505-14.
12) Crompton MR. Mechanism of growth and rupture in cerebral berry aneurysms. Brit Med J. 1966; 1: 1138-42.
13) Rahman M, Ogilvy CS, Zipfel GJ, et al. Unruptured cerebral aneurysms do not shrink when they rupture: Multicenter Collaborative Aneurysm Study Group. Neurosurgery. 2011; 68: 155-61.
14) Yonekura M. Importance of prospective studies for deciding on a therapeutic guideline for unruptured cerebral aneurysm. Acta Neurochir Suppl. 2002; 82: 21-5.
15) Wiebers DO, Whisnant JP, Sundt TM Jr, et al. The significance of unruptured intracranial saccular aneurysms. J Neurosurg. 1987; 66: 23-9.
16) Mitchell P, Jakubowski J. Estimate of the maximum time interval between formation of cerebral aneurysm and rupture. J Neurol Neurosurg Psychiatry. 2000; 69: 760-7.
17) Kataoka K, Taneda M, Asai T, et al. Structural fragility and inflammatory response of ruptured cerebral aneurysms. A comparative study between ruptured and unruptured cerebral aneurysms. Stroke. 1999; 30: 1396-401.

〈山崎友郷，園部 眞，米倉正大，SUAVe Study, Japan グループ〉

22 本邦の進行中未破裂脳動脈瘤研究

未破裂脳動脈瘤は脳ドックや日常診療では頭痛やめまいなど軽微な愁訴で検査され，無症候で発見されることが多く，その治療方針を決定するためには，未破裂脳動脈瘤の自然歴や画像所見を詳細に検討し，各脳動脈瘤の疾患リスクおよび治療リスクを適切に評価し，それらの情報を患者および家族と共有することが不可欠である．その前提に立った後，リスク評価，患者・家族の人生観，受療行動，嗜好などに応じて治療介入が決定される．

1998年，次いで2003年に国際未破裂脳動脈瘤調査（ISUIA）の後ろ向き，前向きの調査結果が報告された．この結果では，未破裂脳動脈瘤の年間破裂リスクは7mm未満の小さなものでは，くも膜下出血既往のない場合は前方循環で0%，後方循環で0.5%と極めて低く，治療による重篤合併症・死亡の発生率は開頭術で10.1～12.6%，血管内治療で7.1～9.8%とされ，血管内治療での完治率は50%程度であるとしている．この結果，特に7mm未満の小型脳動脈瘤の治療適応は小さいとされた．しかし，患者選択のバイアスが大きく低リスクの患者が集積された可能性があること，過去に報告された破裂率と大きく乖離していること，日常診療でみられる破裂脳動脈瘤は7mm未満の小さいものが多いこと，脳動脈瘤の形の解析が行われていないこと，半数以上の患者が5年以内の経過観察であること，など多くの問題を抱えた研究であると指摘されている．

日本人の破裂脳動脈瘤の発症頻度は欧米よりも高い傾向であるという疫学的事実があり，また日本の外科的治療介入の結果は欧米で発表されているものよりよい傾向があり，上記のISUIAで示された合併症率ほど悪くないとの認識がある．そこで日本での未破裂脳動脈瘤の自然歴，治療成績を明らかにすることが重要であると考え，臨床研究の方法論の進歩と相まって，本邦においても複数の前向き研究が計画実施され，また進行中である（表22-1）．未破裂脳動脈瘤の臨床研究の目的は，①疾患リスクの評価，②現行治療法の効果およびリスクの評価，③新規治療法の評価，の3つに大別される．本稿では，本邦において日本人を対象に施行されてきた，または進行中である主な未破裂脳動脈瘤臨床研究につき概説する．

疾患リスクの評価

自然歴解明

本邦で脳動脈瘤の破裂率に関して行われた代表的な多施設前向き研究は，UCAS Japan と SUAVe Study である．

22 本邦の進行中未破裂脳動脈瘤研究

表 22-1 UMIN 登録されている脳動脈瘤に関する臨床研究（2015.4 現在）

試験 ID/ 登録日	試験簡略名	対象疾患名	実施責任組織
UMIN000016953 2015/04/01	脳動脈瘤性くも膜下出血の非典型発症例の検討	脳動脈瘤性くも膜下出血	弘前大学脳神経外科
UMIN000016359 2015/01/30	未破裂脳動脈瘤 MR マクロファージイメージング試験	未破裂脳動脈瘤	滋賀医科大学
UMIN000015240 2014/10/01	各種診断支援ソフトウェアの学習および性能改善に関する多施設共同研究（第一期）	脳動脈瘤 肺結節	東京大学医学部附属病院
UMIN000014537 2014/08/20	大型及び巨大脳動脈瘤に対する SJN1301 の有効性及び安全性に関する多施設共同単一群試験	ワイドネック型の大型及び巨大脳動脈瘤	日本ストライカー株式会社
UMIN000014679 2014/07/28	TCD-14139 の多施設共同試験	内頚動脈，前大脳動脈，中大脳動脈，椎骨動脈および脳底動脈に位置し，従前の治療の適用が困難な形態をもつ未破裂頭蓋内脳動脈瘤	テルモ株式会社
UMIN000014548 2014/07/14	ivACT の有用性に関する臨床研究	未治療の未破裂脳動脈瘤・頭蓋内主幹動脈狭窄症，開頭ネッククリッピング術を行った脳動脈瘤，コイル塞栓術を行った脳動脈瘤，ステント留置術を行った頭蓋内主幹動脈狭窄症	岡山大学脳神経外科
UMIN000013584 2014/04/01	未破裂脳動脈瘤患者における動脈瘤増大・破裂危険因子に関する計算流体力学（CFD）解析を用いた研究（CFD ABO Study）	未破裂脳動脈瘤	独立行政法人国立病院機構
UMIN000012309 2013/11/18	人工膵臓による血糖モニタリング─血管内治療	頭蓋内外疾患（脳動脈瘤，血管狭窄症，腫瘍など）に対して血管内治療を受ける患者	大阪医科大学脳神経外科
UMIN000010404 2013/05/01	脳動脈瘤破裂（クモ膜下出血，SAH）の危険因子としての唾液内 Streptococcus mutans 研究 Shizuoka Saliva S. mutans Stroke Study for SAH（5S for SAH）	脳動脈瘤	聖隷浜松病院脳神経外科
UMIN000010342 2013/03/28	HydroSoft coil の塞栓効果に関する前向き登録試験	脳動脈瘤	臨床研究情報センター
UMIN000009179 2012/10/24	ESSENCE	脳動脈瘤	先端医療振興財団臨床研究情報センター
UMIN000008975 2012/09/26	TCD-11114 臨床試験	ワイドネック型未破裂脳動脈瘤	テルモ株式会社
UMIN000008570 2012/09/01	無症候性未破裂脳動脈瘤塞栓術のシロスタゾール研究	未破裂脳動脈瘤	順天堂大学脳神経外科
UMIN000007867 2012/06/01	巨大・血栓化脳動脈瘤に対する放射線治療	外科治療後に増大示す巨大・血栓化脳動脈瘤	京都大学脳神経外科

（次頁につづく）

表22-1 （つづき）

試験ID/登録日	試験簡略名	対象疾患名	実施責任組織
UMIN000006748 2011/12/21	HYBRID (HYdrocoil versus Bare platinum coil in Recanalization Imaging Data) study	脳動脈瘤	臨床研究情報センター
UMIN000005963 2011/07/11	SAH-Statin Study：SSS	脳動脈瘤破裂によるくも膜下出血及び未破裂脳動脈瘤	滋賀医科大学 脳神経外科
UMIN000005135 2011/05/02	スタチンによる小型脳動脈瘤の増大抑制および破裂予防効果に関する多施設ランダム化比較試験	小型未破裂脳動脈瘤	京都大学脳神経外科
C000000420 2006/05/20	UCAS II	未破裂脳動脈瘤	厚生労働省研究班 （H16-心筋-03） u-CARE
C000000418 2006/05/17	UCAS Japan	未破裂脳動脈瘤	日本脳神経外科学会
C000000172 2005/09/12	脳動脈瘤に対する血管内手術に関する研究（JACE）	未破裂脳動脈瘤	国立循環器病センター

UCAS Japan（日本脳神経外科学会）

　本邦独自のデータの必要性から，日本脳神経外科学会の事業として，わが国での治療例，非治療例を含めたすべての未破裂脳動脈瘤を調査し，その自然歴および治療に関するデータを集め，未破裂脳動脈瘤の適切な治療指針を立てるための基礎資料とすべく，日本未破裂脳動脈瘤悉皆調査（Unruptured Cerebral Aneurysm Study：UCAS Japan）が行われた．本調査は1999年より3年計画で厚生省より補助された「脳検診で発見される未破裂脳動脈瘤の経過観察」と題した厚生科学総合研究としてスタートし，2001年1月より日本全国脳神経外科学会認定施設を中心に，2001年1月以降に新たに脳動脈瘤（3 mm以上）が発見された20歳以上の患者を対象に2004年4月までの間に6,697例がonline registryされ，36カ月（11,660瘤・年）follow upされた．無症候で発見されたものが91％で，平均年齢は62.5±10.3歳であった．中大脳動脈瘤36.2％，内頚動脈瘤34.1％，前交通動脈瘤15.5％，椎骨脳底動脈瘤8.4％で，動脈瘤の平均最大径は5.7 mm±3.6 mmであった．期間中の破裂は111例でみられ，年間出血率は0.95％[95% confidence interval (CI)，0.79-1.15]で，大きさが大きくなるほど破裂率が上昇し，3～4 mmを対照とすると，5～6 mmで1.13倍，7～9 mmで3.35倍，10～24 mmで9.09倍，25 mm以上で76.26倍であった．また，中大脳動脈瘤を対照とすると，内頚動脈-後交通動脈分岐部動脈瘤および前交通動脈瘤の破裂率はそれぞれ1.90倍，2.02倍であり，また，不整な突出（blebまたはdaughter sac）を有する動脈瘤の破裂率は有しないものに比べて1.63倍であった．本調査の結果は，日本における未破裂脳動脈瘤の自然歴として，2012年6月28日発刊のNew England Journal of Medicine誌に掲載された[1]．これにより，本邦において治療されていない未破裂脳動脈瘤の破裂率は年0.95％であること，破裂は小さな動脈瘤でも発生するが，大きな動脈瘤ほど破裂の危険性が高いこと，前交通動脈，内頚動

脈-後交通動脈分岐部動脈瘤は中大脳動脈瘤より破裂率が約2倍高く，比較的小さなものでも破裂率は年0.5％以上であること，不正な突出（blebまたはdaughter sac）のある動脈瘤はないものに比較して約1.6倍の破裂率であることが示された．

SUAVe Study（国立病院機構）

　日常診療では破裂脳動脈瘤の多くが小型脳動脈瘤であり，5 mm未満の脳動脈瘤も多く経験する．未破裂脳動脈瘤の治療指針の一助として，5 mm未満の未破裂脳動脈瘤を対象として全国12国立病院とナショナルセンターを中心に前向き研究であるSmall Unruptured Aneurysm Verification Study（SUAVe Study）が実施された[2]．2000年9月～2004年1月までの3年4カ月間に540動脈瘤（446症例）が登録され，画像診断中央委員会の判定で除外された92動脈瘤（72症例）を除く448動脈瘤（374症例）が平均42.5カ月（6カ月～7年，1306.2人・年，1553.5動脈瘤・年）経過観察された．374症例のうち250症例（66.8％）が単発瘤症例であり，124症例（33.2％）が多発瘤症例であった．内頚動脈瘤173個（38.6％），中大脳動脈瘤158個（35.3％），前交通動脈瘤60個（13.4％），前大脳動脈瘤12個（2.7％），脳底動脈瘤33個（7.4％），椎骨動脈瘤4個（0.9％），その他8個（1.8％）で，動脈瘤のサイズは4 mm未満のものが317個（70.8％），4 mm以上5 mm未満のものが131個（29.2％）であった．経過観察中に7症例（1.9％）が破裂をきたし，破裂7症例は経過観察中，動脈瘤のサイズに変化を認めなかったが，うち4例で破裂時に動脈瘤の増大がみられた．年間破裂率は単発瘤症例で0.34％・年，多発瘤症例で0.95％・年，全体で0.54％・年となった．破裂に関与する因子として，動脈瘤径4 mm以上（p＝0.0069；HR 5.51；95％ CI 1.60-19.04），動脈瘤の多発性（p＝0.016；HR 2.62；95％ CI 1.20-5.74），高血圧（p＝0.0023；HR 7.32；95％ CI 2.04-26.29）があげられ，多変量解析の結果，破裂に関わる独立危険因子は，年齢50歳未満（p＝0.046；HR 5.23；95％ CI 1.03-26.52），動脈瘤径4 mm以上（p＝0.023；HR 5.86；95％ CI 1.27-26.95），高血圧（p＝0.023；HR 7.93；95％ CI 1.33-47.42），動脈瘤の多発性（p＝0.0048；HR 4.87；95％ CI 1.62-14.65）であった．また，7例の破裂イベントが登録後，比較的早期に起きているため，平均follow-upが17.1カ月時点での年間破裂率は1.15％であるが，42.5カ月の時点で0.54％となった．観察期間が長くなると動脈瘤の年間の破裂率は低下していき，一定の値に収束していく可能性が示された．一方，経過観察中に30の動脈瘤（25症例）が増大を示し，動脈瘤径4 mm以上が増大に関わる有意な因子で（p＝0.0099；HR 2.76；95％ CI 1.28-5.97），多変量解析の結果，女性（p＝0.042；HR 2.95；95％ CI 1.04-8.35），動脈瘤径4 mm以上（p＝0.0025；HR 3.34；95％ CI 1.53-7.31），動脈瘤の多発性（p＝0.036；HR 1.72；95％ CI 1.24-3.75），現在の喫煙（p＝0.027；HR 3.59；95％ CI 1.19-10.86）が動脈瘤の増大に関わる独立危険因子であった．

その他

　その他の重要な前向き研究として，慈恵医科大学で2003～2006年の4年間で集積された419例，529動脈瘤の平均約900日の追跡では，19動脈瘤が破裂し年間出血率は1.4％と計算され，くも膜下出血既往，後方循環，脳動脈瘤の大きさが破裂予測因子であった[3]．

　その後，世界で行われた未破裂脳動脈瘤破裂率研究の症例を集積して脳動脈瘤破裂リスクスコア化が試みられた[4]．この論文では6つの主要な前向きコホート研究に参加した8,382名の未

表22-2 PHASES aneurysm risk score

	Points
(P) Population	
North American, European (other than Finnish)	0
Japanese	3
Finnish	5
(H) Hypertension	
No	0
Yes	1
(A) Age	
<70 years	0
≧70 years	1
(S) Size of aneurysm	
<7.0 mm	0
7.0-9.9 mm	3
10.0-19.9 mm	6
≧20 mm	10
(E) Earlier SAH from another aneurysm	
No	0
Yes	1
(S) Site of aneurysm	
ICA	0
MCA	2
ACA/Pcom/posterior	4

(Greving JP, et al. Lancet Neurol. 2014; 13: 59-66 より）[4]

破裂脳動脈瘤患者において29,166人・年の経過中に230例で破裂がみられ年間出血率は1.4%で，破裂の予測因子として認められた，人種差（population），高血圧（hypertension），年齢（age），脳動脈瘤の大きさ（size of aneurysm），くも膜下出血既往（earlier SAH from another aneurysm），脳動脈瘤の部位（site of aneurysm）の重み付けをして，PHASES risk scoreとして報告された（表22-2）．この論文で引用された6つのコホート研究の3つは上記に記載した3つの日本から発信したデータであり，本邦の脳動脈瘤に関する臨床研究の正確性と信頼性が示されたといえる．

画像評価

脳動脈瘤の破裂リスク評価において，近年の画像診断の進歩により，病変の大きさや形などの形態以外の因子を解析してリスク評価を行う試験が進行中である．

未破裂脳動脈瘤患者に対するフェルモキシトールを造影剤として使用したMRのマクロファージイメージングの実施可能性の検討　探索的臨床試験（滋賀医科大学）

未破裂脳動脈瘤の発見が多く，診断・治療レベルが高く，脳動脈瘤破裂率が高い本邦で治療の必要性の高い危険な脳動脈瘤の選別（質的評価）を行い，適正な治療適応を設定することが重要と思われる．これまでのヒトおよび動物モデルを用いた研究から，脳動脈瘤壁へのマクロファー

ジを中心とした炎症細胞の浸潤と脳動脈瘤形成におけるマクロファージの重要性が報告されてきた．また，2012 年にはアメリカにおいて，ヒト脳動脈瘤の超磁性鉄製剤を造影剤として使用した MR 画像解析から脳動脈瘤の不安定さを評価する試みが行われた．しかし，この研究では大きな動脈瘤（7 mm 以上）が多く，通常の未破裂脳動脈瘤症例でのデータが不足している．そこで，本邦においてもより精度の高い MR 画像を用いた同様の研究がスタートし，2015 年 1 月に UMIN 登録されている．この研究では，未破裂脳動脈瘤患者を対象に，超磁性鉄製剤を造影剤として使用し，病変部へ集積するマクロファージを MR 画像で可視化することが試みられている．この画像所見の解析を行い，マクロファージイメージング上の脳動脈瘤サイズ別の陽性率，輝度の定量可能性を評価し，超磁性鉄製剤によるマクロファージイメージング方法の実施可能性が検討される．また，造影剤であるフェルモキシトール投与 7 日後までの安全性も評価される．主要評価項目は，MR T2*画像によるマクロファージイメージングにおけるサイズ別陽性・陰性の判定である．

未破裂脳動脈瘤患者における動脈瘤増大・破裂危険因子に関する計算流体力学（CFD）解析を用いた研究（CFD ABO Study）（独立行政法人 国立病院機構京都医療センター）

　未破裂脳動脈瘤の破裂予測は統計的に判明している因子だけでは正確に判断できないのが現状であり，新たな危険因子の解明が必要である．本研究は，動物実験および計算流体力学（CFD）解析により動脈瘤形成において流体力学的因子が大きな役割を果たしている可能性を踏まえ，脳血管 3 次元造影 CT または 3D 脳血管撮影を施行した未破裂脳動脈瘤症例を対象に，未破裂動脈瘤の治療適応検討の判断基準に用いるために，脳動脈瘤の破裂・増大・形成に有意に関与する血行力学的因子を計算流体力学（CFD）解析によって特定することを目標に多施設前向き観察研究を行うものである．2014 年 4 月に UMIN 登録されている．主要アウトカム評価項目は，CFD 解析によって得られた脳動脈瘤近傍の流体力学的因子〔normalized wall shear stress (NWSS), wall shear stress gradient (WSSG), oscillatory shear index (OSI), gradient oscillatory number (GON) など〕の分布を「破裂群」「増大群」「非破裂・非増大群」で比較検討することである．

現行治療法の効果およびリスクの評価

　本邦における未破裂脳動脈瘤の治療成績は総じて良好との考えがあるが，今までには脳動脈瘤の治療のリスク評価に関する本邦での大規模な前向き試験はない．2015 年より日本脳神経外科学会の事業として，未破裂脳動脈瘤の治療リスク評価を行う試験がスタートした．

UCAS II（東京大学）

　治療成績の評価として，modified Rankin scale（mRS）のみならず，高次脳機能，生活の質（QOL）を含めた詳細な検討が重要と考えられ，現在，UCAS II が進行中である．UCAS II では 2006 年に新規発見された未破裂脳動脈瘤患者で，初診時の日常生活レベルが良好症例（mRS2 以上）で，20 歳以上，瘤サイズ（最大径）3 mm 以上を有する症例を対象とし，発見時，3 カ月，12 カ月，60 カ月で患者状況を調査する．患者登録において，各登録時の QOL 調査（SF-8，SF-36Q9），患者画像の DICOM 情報，手術前後の高次脳機能（Mini-Mental

State Examination：MMSE）を取得する．さらに動脈瘤診療開始後1年間の診療経費を計算し登録することとしている．2006年1年間で31施設より1,059症例，1,230動脈瘤が登録された．2010年4月の時点で3カ月登録は1,007例（95％），12カ月登録は946例（89％）で行われている．以下，2011年の中間解析の報告を示す[5]．平均年齢は61歳，女性が男性の2倍，平均瘤サイズ6 mm，多発性脳動脈瘤13％，ブレブを有する動脈瘤22％で，実際の治療は558例に行われ，開頭クリッピング81％，血管内治療19％で，大きさの大きいもの，脳底動脈瘤，内頚動脈前床突起周辺のものは，有意に血管内治療が多く選択されていた．治療後の画像評価のある症例では，90％以上の瘤閉塞はクリッピングで91％，血管内では85％であった．治療症例のうち，mRSが2ポイント以上低下した症例は25例に認められ，mRSのみによる合併症は4.5％に認められた．術前後のMMSE登録のある247例において，術後MMSEが24以下に低下した例は9例（3.6％），その例の中でのMMSEとmRSを合わせた重篤合併症例は5.3％であった．重篤合併症の原因は，穿通枝の障害が9例，母血管の閉塞4例，脳圧迫による障害4例，一時的血管閉塞による合併症3例，術中破裂2例であった．身体・精神機能予後に影響しない合併症は治療症例全体の22.7％の症例に認められ，硬膜下水腫・血腫44例（7.9％），脳内血腫41例（7.3％），術後痙攣7例（1.3％），創部感染2例（0.36％），顔面神経前頭枝麻痺2例（0.36％），水頭症2例（0.36％），視力視野障害2例（0.36％），嗅覚障害1例（0.18％）であった．くも膜下出血に併発した未破裂脳動脈瘤，10 mm以上の瘤，椎骨脳底動脈瘤，血管内治療で治療された例は有意に高い合併症率を有していた．QOLに関する術前，術後1カ月時点での評価は206例で可能で，SF-8の身体スコア，精神スコア，SF-36のmentalヘルス，vitalityスコア，EQ5Dによる総合評価のvisual analog scaleとも術後ほとんど変化はなかったが，術前の双方のスコアとも日本人標準値よりも低く，術前から標準人に比してうつスケールは低下していることが示された．治療にかかった経費は355例での解析が可能で，開頭クリッピング296例の平均費用は176万円，血管内コイル治療49例の平均費用は237万円で，血管内治療が有意に高額費用を要していた．

　UCAS IIに参加した31施設における未破裂脳動脈瘤治療は比較的良好な成績で，かつ低い費用で行われていると考えられえるが，10 mm以上の大型動脈瘤や椎骨脳底動脈瘤の治療予後は十分とはいえない．1,000例のコホートの5年後の追跡結果が待たれるところである．

SMART Japan（日本脳神経外科学会）

　平成27年1月より，日本脳神経外科学会としてNational Clinical Databaseを利用した手術症例の登録事業Japan Neurosurgery Registry on National Clinical Database（略称「JNR」）が開始され，平成27年1月1日以降のすべての手術症例について，NCDページよりオンライン入力することとなった．このJNRの一環として，未破裂脳動脈瘤の治療成績に関する前向き観察研究Study on Management of unruptured cerebral AneuRysm on NaTional Clinical Database in Japan（SMART Japan）が開始された．本研究は，日本における未破裂脳動脈瘤の外科治療の治療成績，治療リスクを検証することを目的とし，2015年の1年間で3000症例を目標に，患者背景，脳動脈瘤背景，治療内容，術後経過（術後14日以内のMR拡散強調画像，術後MMSE，術中イベント，術後30日後，1年後のmRSなどを含む）を詳細に登録するものである．主要評価項目は，未破裂脳動脈瘤に対する外科治療30日後のmRSで，

副次評価項目として，治療のリスク因子解析，開頭術と血管内治療の治療成績の比較，長期予後の解析，volume outcome 分析，入院期間の比較などが行われる．本研究は UCAS II をさらに発展させたもので，調査項目を詳細にし登録施設の全数調査を行うことで，本邦の日常診療を反映したデータベースが構築されることが期待される．

The Japanese Registry of Neuroendovascular Therapy（JR-NET，JR-NET2）

この研究は，日本脳神経血管内治療学会による 2007 年および 2010 年に施行された登録事業で，2005 年から 2009 年の間に治療された症例を retrospective に登録集積している[6]．登録された 4,767 個の未破裂脳動脈瘤のうち 80％が前方循環の動脈瘤で多くは paraclinoid であった．97.9％で治療が行われ，治療直後の放射線学的成績は，complete occlusion 57.7％，residual necks 31.9％，residual aneurysms 10.0％であり，合併症は 9.1％（出血性 2.0％，虚血性 4.6％）で，30 日後の morbidity，mortality はそれぞれ 2.12％，0.31％であった．

新規治療法の評価

未破裂脳動脈瘤の治療には，開頭クリッピング術，血管内コイル塞栓術などがある．血管内治療としては新しい塞栓材料の開発に伴い，医師主導，メーカー主導の臨床研究が計画されている．また，最近では非外科的治療の有効性に関する研究も行われつつある．

脳動脈瘤塞栓術における HydroSoft coil の塞栓効果に関する多施設共同前向き登録試験（神戸市立医療センター中央市民病院）

本研究は HydroSoft coil の塞栓術の安全性と有用性を確認することを目的とし，塞栓術後 1 年以内の脳動脈瘤塞栓術後再開通を主要評価項目とし，20 歳以上 80 歳未満の 10 mm 以下の囊状動脈瘤（未破裂脳動脈瘤または慢性期破裂脳動脈瘤または発症 14 日以内で WFNS Grade III 以下の破裂脳動脈瘤）で 50％以上の HydroSoft coil を使用している 120 症例を術後 1 年追跡するものである．2013 年 3 月に UMIN 登録されている．

ステント支援脳動脈瘤塞栓術の効果と安全性に関する多施設共同前向き観察研究（ESSENCE）（神戸市立医療センター中央市民病院）

本研究はステント（Enterprise VRD）を用いた未破裂脳動脈瘤塞栓術の効果と安全性を評価する観察研究であり，主要評価項目は，術後 2 年までの脳動脈瘤と治療に関連する死亡の有無，脳卒中と出血性イベント発現の有無およびそれらの発現までの期間（脳卒中と出血性イベントフリー生存期間）である．対象症例は 20 歳以上のステントを用いた脳動脈瘤塞栓術で 1,000 例を目標としている．2012 年 10 月に UMIN 登録されている．

無症候性未破裂脳動脈瘤コイル塞栓術における従来治療薬とシロスタゾールの血栓塞栓性合併症予防効果の比較検証（順天堂大学医学部附属順天堂医院）

本研究は，未破裂脳動脈瘤に対するコイリング術における抗血小板剤の血栓塞栓性合併症予防効果評価を目的とし，主要評価項目は血栓塞栓性合併症の発生率である．20 歳より 75 歳までの，コイル塞栓術を行う無症候性未破裂脳動脈瘤の最大径が 4 mm 以上 10 mm 以下，かつドーム径対ネック径比が 1.5 以上の 100 症例を対象としている．2012 年 9 月に UMIN 登録されている．

放射線治療の巨大・血栓化脳動脈瘤増大予防効果に関する研究（京都大学）

この研究では，未破裂巨大・血栓化脳動脈瘤術後の再増大に対する新たな治療として放射線治療の有効性を検証するもので，少分割定位放射線治療（35 グレイ/5 回）後の動脈瘤の増大または破裂を主要評価項目としている．対象は，通常の頚部クリッピングやコイル塞栓術による治療など，動脈瘤の消失・縮小が期待できる他の治療法が存在しない，未破裂の巨大・血栓化動脈瘤で，画像経過観察により増大傾向が認められる10症例である．2012年6月にUMIN登録されている．

スタチンによる小型脳動脈瘤の増大抑制および破裂予防効果に関する多施設ランダム化比較試験（SUAVe-PEGASUS）（京都大学）

この研究は，5 mm 未満の小型未破裂脳動脈瘤に対して無作為割付試験を行い，スタチンの増大抑制・退縮・破裂予防に関する有効性を検証することを目的とし，主要評価項目は，0.5 mm以上の動脈瘤増大，明らかな形状の増大性変化（ブレブの新生など），破裂である．対象は，20歳以上70歳未満で，mRS 0-2で，登録前2年間に初めて診断された最大径3 mm以上5 mm未満の小型未破裂囊状動脈瘤で，多発性であること，ウイリス輪またはその末梢に存在することとされ，1,000例を目標登録数として2011年5月にUMIN登録され，症例登録2年観察3年とされていた．しかし症例登録が進まないため2014年より症例の登録条件が以下のように広げられた．①20歳以上75歳未満，②登録前3年間に初めて診断された最大径3 mm以上5 mm未満の小型未破裂囊状脳動脈瘤，観察対象とする動脈瘤はウイリス輪およびその末梢に存在するがBA-SCA分岐は含める．本研究は，脂質異常症のない患者に対してスタチンとしてアトルバスタチン10 mg/日が投与されることになる．ラットの動物実験では有効性を示すもの，示さないものがあり，スタチン製剤の違いや用量による効果の違いが推定されている．SUAVe Studyで示されたように5 mm未満の未破裂脳動脈瘤の事象発生確率（増大または破裂）は8％程度と小さく，また臨床におけるスタチン製剤投与の有無の2群間での事象発生確率値の設定や有意差を出すための症例数の設定に関する先行データがほとんどないのが現状である．

SAH-Statin Study（SSS）（滋賀医科大学）

この研究は，未破裂脳動脈瘤の破裂（くも膜下出血発症）にHMG-CoA還元酵素阻害薬服用が影響するかどうかを未破裂者と比較する症例対照研究である[7]．本研究の症例となる患者は，参加施設においてくも膜下出血と診断された20歳以上の成人で，患者選定の適格基準として，くも膜下出血を発症し囊状破裂動脈瘤の存在が確認された，またはその存在が強く疑われた者，対象となる患者は，参加施設にて，2006年4月1日以降に新たに発見された未破裂囊状脳動脈瘤を有し，以降経過観察されている20歳以上の成人とされた．疾患要因について，SAHの有無，脳動脈瘤の有無および脳動脈瘤に関する情報〔部位，大きさ・最大径，形の不整の有無（ブレブの有無）〕，家族歴の有無，くも膜下出血既往の有無，脳動脈瘤診断画像（種類，年月日），曝露要因であるスタチン製剤の情報について，服用の有無，治療期間，スタチン製剤の種類，用量，患者の要因について，性，年齢が収集された．本邦の15施設から117の症例と304例の対照が登録され，スタチン製剤使用率はそれぞれ9.4％，26.0％で，対照群で有意に高かった（オッズ比0.30；95％ CI 0.14-0.66）．上記のSUAVe-PEGASUS研究の補助的データとなりうる．

●文献

1) UCAS Japan Investigators; Morita A, Kirino T, Hashi K, et al. The natural course of unruptured cerebral aneurysms in a Japanese cohort. N Engl J Med. 2012; 366: 2474-82.
2) Sonobe M, Yamazaki T, Yonekura M, et al. Small unruptured intracranial aneurysm verification study: SUAVe study, Japan. Stroke. 2010; 41: 1969-77.
3) Ishibashi T, Murayama Y, Urashima M, et al. Unruptured intracranial aneurysms: incidence of rupture and risk factors. Stroke. 2009; 40: 313-6.
4) Greving JP, Wermer MJ, Brown RD Jr, et al. Development of the PHASES score for prediction of risk of rupture of intracranial aneurysms: a pooled analysis of six prospective cohort studies. Lancet Neurol. 2014; 13: 59-66.
5) Akio Morita, UCAS Japan Study Group. Management Outcomes in the Unruputred Cerebral Aneurysm Study II (UCAS II: Interim Report). Jpn J Neurosurg (Tokyo). 2011; 20: 484-90.
6) Shigematsu T, Fujinaka T, Yoshimine T, et al. JR-NET Investigators. Endovascular therapy for asymptomatic unruptured intracranial aneurysms: JR-NET and JR-NET2 findings. Stroke. 2013; 44: 2735-42.
7) Yoshimura Y, Murakami Y, Saitoh M, et al; SSS Research Group. Statin use and risk of cerebral aneurysm rupture: a hospital-based case-control study in Japan. J Stroke Cerebrovasc Dis. 2014; 23: 343-8.

〈辻 篤司, 野崎和彦〉

23 未破裂脳動脈瘤の今後の展望
～治療に残された課題～

はじめに

未破裂脳動脈瘤（UCA）の診断・治療の個々の問題点については，各項目で述べられているため，本稿ではわが国のUCA治療において未解決である問題について今後の展望を述べる．

UCA治療効果の再考

UCA疫学 overview

治療効果を再考するに当たり，疫学的な側面を review する．
- 長期 follow-up を前提とすると小型動脈瘤でも増大・出血率は高い．一方，治療後長期間観察すると，新生動脈瘤発生やくも膜下出血発症があるため，治療の意義については今後とも熟慮する必要がある．

有病率

わが国では世界でも突出して多くのUCAが治療されている．その理由の一つにはくも膜下出血（SAH）発症率がフィンランドと並んで高く，対10万人当たり年間20人を超えることにある（図23-1）[1]．しかし，UCAの有病率に関してみれば，これまでのmeta-analysisでは国

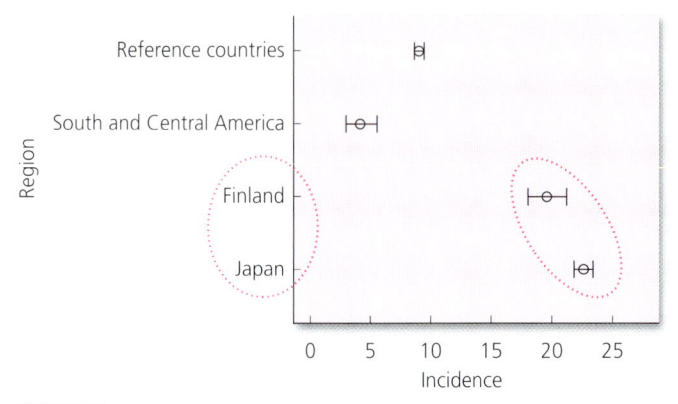

図23-1 世界の地域別くも膜下出血発症率
（Ingall T, et al. Stroke. 2000; 31: 1054-61 から改変）[1]

別差異はなく一般成人の3.2%とされている[2]．中国では35～75歳のMRAデータから7.0%（女性についてはなんと8.4%）と2倍の頻度が報告されており[3]，一定の見解はない．わが国でも脳ドックにおけるUCA発見率は5～6.5%であるにもかかわらず，悉皆的調査の行われている久山町の剖検時におけるUCA発見率は2.2%と低い．UCA治療を積極的に行うわが国の理論的根拠は，前述の高いSAH発症率であるが，UCA有病率が高いことが原因か，個々の瘤の破裂率が高いのが原因か，その相加効果は判然としていない．したがって，有病率や破裂率の比較に関しては診断modality・悉皆性・対象の統一基準等の共通プラットホーム設定が重要な課題だ．

破裂率

わが国の登録研究による破裂率は，5 mm以下の小型UCAを対照としたSUAVe研究では0.54%/年[4]であるが，全UCAを対象とした慈恵大学の報告では1.4%/年[5]とされており，UCASの0.95%/年と考え合わせると，本邦でのUCA破裂率はおおむね1%/年と考えられる．直近のLancet Neurologyのmeta-analysis[6]によれば，世界的レベルでみれば日本人のUCA破裂率は欧米人の平均の2.8倍とされている．また，フィンランドの破裂率は3.6倍とされ欧米人種の中では極端に高い．これは21世紀初頭のデータとほとんど差はない（図23-1）．フィン人は，ウラル山麓を故郷とするコーカソイドなので，モンゴロイドである日本人とは遺伝子型は明らかに異なる．また，歴史環境や居住地域も異なるために生活・食文化も隔たっている．SAH発症率が異様に高いこの2群のUCA有病率が明らかになれば，破裂リスク研究を大きく後押しする．

破裂リスクファクターは，高血圧，年齢，サイズ，部位（前交通動脈，内頚-後交通動脈分岐部，後方循環）など，コンセンサスがとれてきた領域もある．しかし，既往脳卒中に関しては，SAHの関与は明らかであるが脳梗塞の影響はやや弱い．少なくとも抗血小板/凝固薬服薬，tPA投与と破裂との関連は明らかにされていない点は問題である．さらに妊娠・出産と破裂に関しては，前者1.4%・後者0.5%と報告されており[7]，UCA妊婦の出産に対して全例帝王切開を要するか否かは熟慮が必要である．生涯破裂率についてはKorjaらが成人発見UCAで約30%と報告している[8]．この報告は日本と同様高い破裂率がみられるフィンランドの118人のコホートを用い，死亡あるいはSAHまでを追跡したもので価値が高い．平均発見年齢：43.5歳，平均径：4 mm，平均SAH発症：51.3歳，年間出血率：1.6%と，我々のreal worldに近いデータと思われる．銘記すべきは径7 mm以下の小型動脈瘤でも生涯破裂率は25%にも及ぶことであろう．

増大・新生率

本邦では6.0%[9] 6.7%[10]とほぼ同様な報告がある．年間増大率は2%前後と考えられるが，累積増大率は3年で17.6%[9]，増大例の破裂率は18.5%と考えられている[11]．一方，フィンランドの最長40年にも及ぶfollow upを行うと増大率は30～40%にも及ぶとするJuvelaらの驚愕のデータがある[12]ので，本邦でも長期確実なfollow-upが必要だ．de novo動脈瘤の発生も大きな問題だ．一般に動脈瘤clip後に発生する率は年間0.84～0.89%とされている[12,13]が，UCA clip後のSAHは10年で1.4%，20年で12.4%とする報告[14]もあり，UCA治療の意義を左右する重要事項であるが，現在まで看過されている．

UCA の発見・治療は SAH 発症を予防しているか？

・地方では UCA 根治術が SAH の予防を示唆する結果が出ている．一方 Nationwide の悉皆登録事業は立ち後れており，その構築が強く望まれる．

「脳ドック」の概念は，1980 年代後半に生まれ，わが国で独自に発展してきたが，UCA 発見・治療により SAH 発症を予防することがその目的の一つだ．SAH 予防が達成されているか否かは大きな問題にあげられているが，いまだその答えは出ていない．

Nationwide のデータ

厚生労働省「人口動態統計」における SAH 年齢調整死亡率（対 10 万）をみると（図 23-2）男女とも 1990 年をピークとして減少し続けている．年齢調整で高齢化を排しているので，SAH 治療が進歩したのか，UCA 治療の効果か，あるいは診断能力のバイアスかは判然としない．

少なくとも脳ドックは 1990 年以降に始まったので，その効果は反映されていないのだろう．一方，厚生労働省大臣官房統計情報部による推定 SAH 入院患者数（対 1,000 入院）は 2005 年をピークとして減少している（図 23-3）．推定入院数は 1993 年までは ICD9，それ以降は ICD10 code に基づいて登録されているため連結不可能とされ，前述の死亡数と直接比較できないが，明らかにピークは異なる．脳ドックの SAH 予防効果については現状の厚労省統計のみから検討することは困難である．

根治数ベースでの SAH 発症年次推移は，日本脳神経外科学会の年次施設報告中の手術数登録で把握可能である．図 23-4 に直近 13 年間のデータ示す．UCA 根治数はこの間約 2 倍となり 2013 年には SAH 治療数の 17,000 に匹敵した数値となっている．一方，SAH の治療数は同期間で約 2,000 例（10％弱）減少している．もちろん高齢者や重症例への根治術見送りの可能性などの SAH 根治数減少へのバイアスの存在は否定できないが，SAH 予防効果の可能性はある．UCA スクリーニングに始まり，禁煙，血圧管理などのリスク管理による動脈瘤発生・増大・破

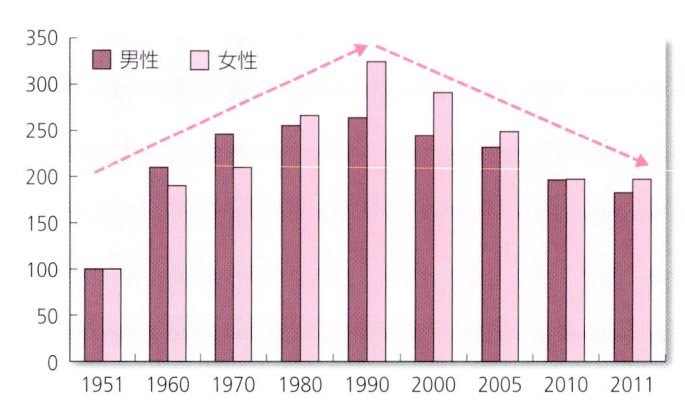

図 23-2　わが国の年齢調整 SAH 死亡率（対 10 万）
（国民衛生の動向 2014/2015 より）

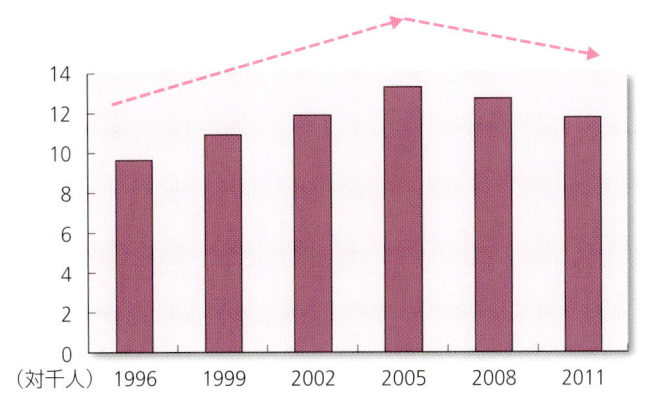

図 23-3 わが国の SAH 推計入院患者数（対千人，含後遺症）
〔厚生労働省大臣官房統計情報部　疾病分類（ICD 10）より〕

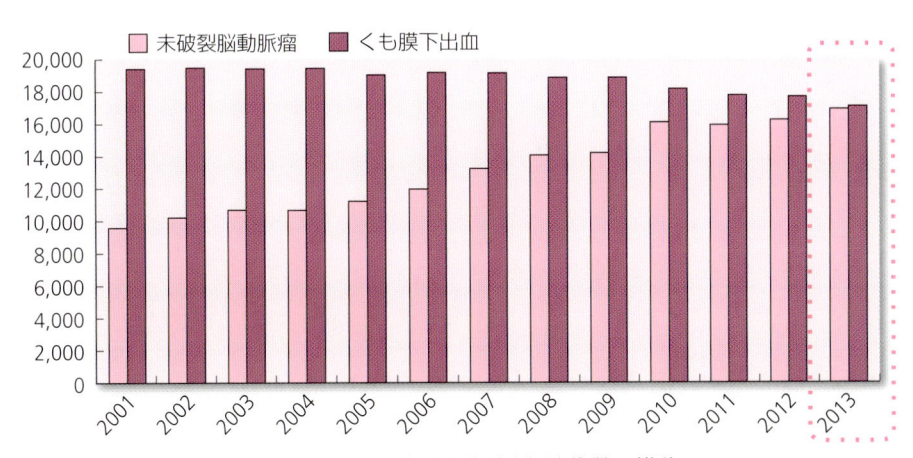

図 23-4 わが国の未破裂脳動脈瘤，破裂脳動脈瘤根治術数の推移
2013 年にはほぼ同数となっている．
（日本脳神経外科学会調べ）

裂抑制，そして根治術による破裂予防効果を把握するには，発症・治療・死亡の Nationwide な SAH 悉皆データが必要と考える．

地方の登録研究

　UCA 治療を積極的に行っている地方の登録研究から SAH の推移をみてみる．熊本県脳卒中研究グループ 43 施設（西　徹先生，倉津純一先生ら）からの SAH 年次推移を素数（図 23-5）と年齢調整罹患率（図 23-6）で示す．奇しくも両者とも 2004〜05 年がピークとなり，厚労省 SAH 入院数統計と同じ傾向となっている．対 10 万人の年齢調整 SAH 罹患率も年間 20 人を割っている．一方，UCA の根治術は当初の年間 50 例から増加して，2002 年からはほぼ 3 倍の 150 例で増加して高止まりしている（図 23-7）ため，SAH 発症減少への UCA 根治術の寄与も十分考えられる．また，長崎くも膜下出血研究会（上之郷眞木雄先生ら）のデータでは[15] 成人女性では 1999〜2004 年と 2005〜2010 年の 5 年 2 期，男性では 2005〜2010 年の 5 年

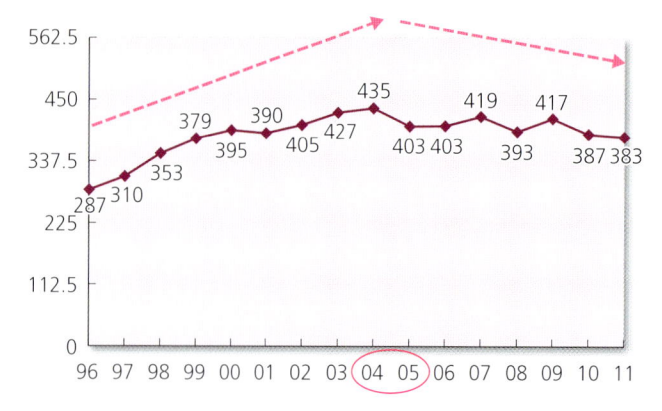

図 23-5 熊本県における SAH 発症数の年次推移
（熊本県脳卒中研究グループ調べ）

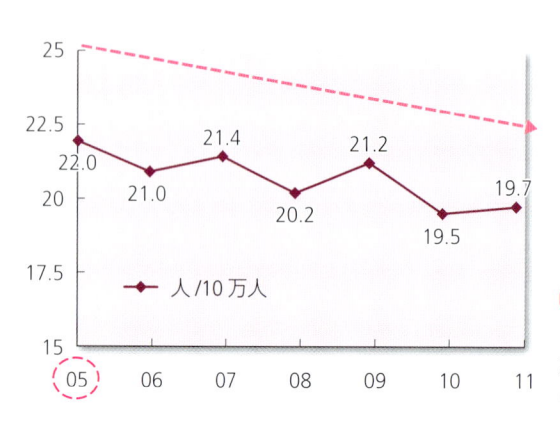

図 23-6 熊本県における対 10 万人当たりの年齢調整 SAH 罹患率
2008 年全国・熊本県年齢別人口データを使用.
（熊本県脳卒中研究グループ調べ）

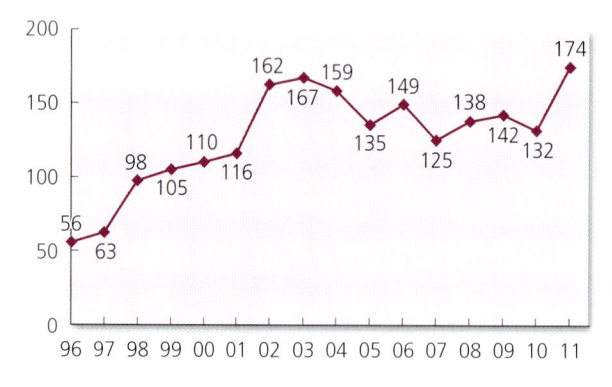

図 23-7 熊本県における未破裂脳動脈瘤根治術数年次推移
（熊本県脳卒中研究グループ調べ）

間で SAH 発症数の減少（図 23-8A）がみられ，対 10 万人当たりの発症頻度では 60 代と 70 代女性で統計学的に有意な経年的減少と 80 代女性の有意な増加が確認された（図 23-8B）．一方，男性では 70 代で有意な減少がみられたのみだった（図 23-8C）．同時期の UCA 根治術数は経年的に増加し，特に女性での症例数の多さが（図 23-9A, B），長崎県における年齢と性特異性の高い SAH 予防効果を説明するのだろう．

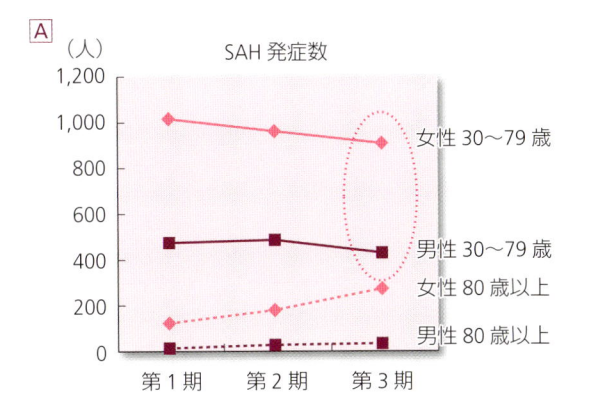

23 未破裂脳動脈瘤の今後の展望〜治療に残された課題〜

図 23-8 長崎県での SAH 発生数
（男性別，年齢別，期間別）

A）長崎県における SAH 発生数．
 第1期：1993-1998
 第2期：1999-2004
 第3期：2005-2010
B）女性における，年齢別 SAH 発症頻度，3期別．
C）男性における，年齢別 SAH 発症頻度，3期別．
（長崎くも膜下出血研究会調べ）

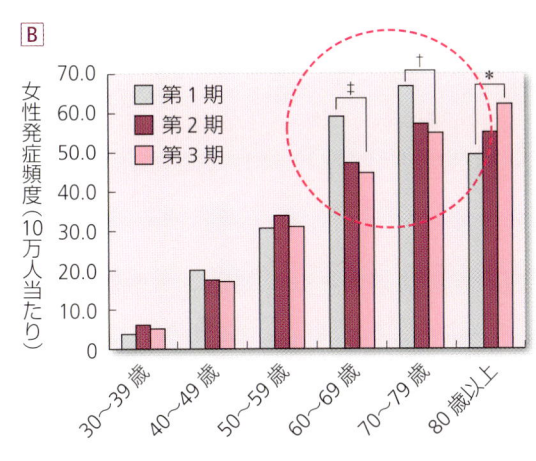

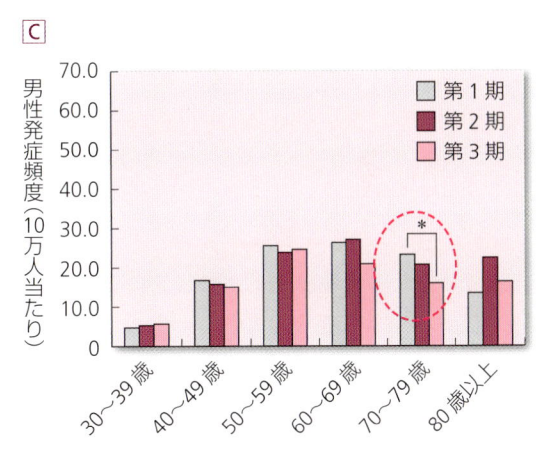

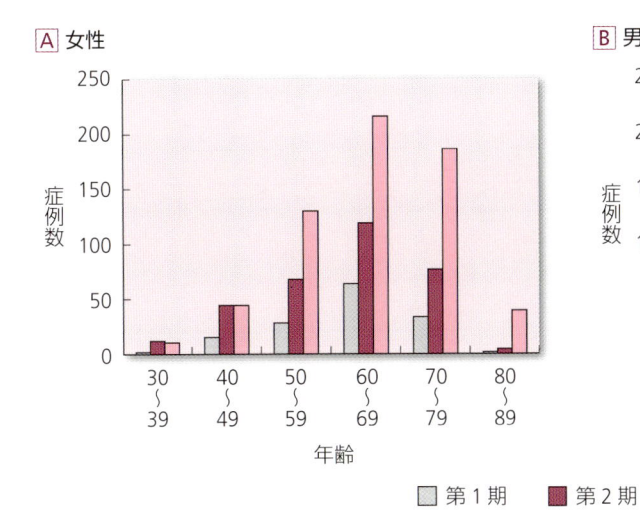

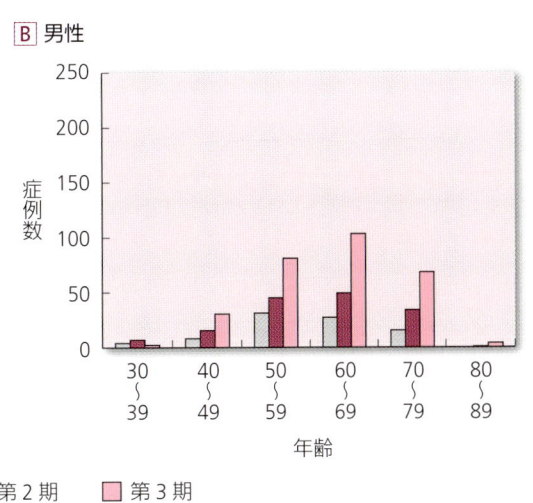

図 23-9 長崎県における未破裂動脈瘤根治術数
A）女性，B）男性
（長崎くも膜下出血研究会調べ）

UCAにおける治療決断とその根拠：破裂・治療リスクとは何か，morbidityとは何か

破裂リスク

- 破裂リスク：心的ストレスの内容・性差はいまだ解明されていない．
- 徹底的な検診で破裂リスクを低減できるのではないか？

　破裂リスクについては本書でも多くの部分が割かれているので繰り返さない．しかし，いまだ不明の部分も多い．近年，UCA発見後の方針未決定あるいは手術待機中の破裂率が予測値の約70倍に上昇することが報告され，心的ストレスがその原因と想定されて注目されている[16]．この度，岩手県の脳卒中発症登録事業を主導されている岩手医科大学の大間々真一先生，小笠原邦昭先生のご厚意により，東日本大震災に被災された，沿岸部全医療圏・二戸医療圏（対象人口約32万人のコホート）のデータに触れることができた．驚くべきことにSAH発症に関して2011年の震災の影響を受けているのは男性のみであり，年齢調整後の数値で10万人当たり年間5人ほどSAH発症数が増加し（図23-10），心的ストレスの性差が如実に示されていた．一方2012年は多くの医療チームが徹底的に当該地域を検診していた時期であるが，男女とも年間10人/10万人SAH発症が減じていた．これは徹底的な検診で血圧等の発症リスクをコントロールすることで，男女とも発症が予防できている可能性をコホート研究示した画期的なデータと考える．

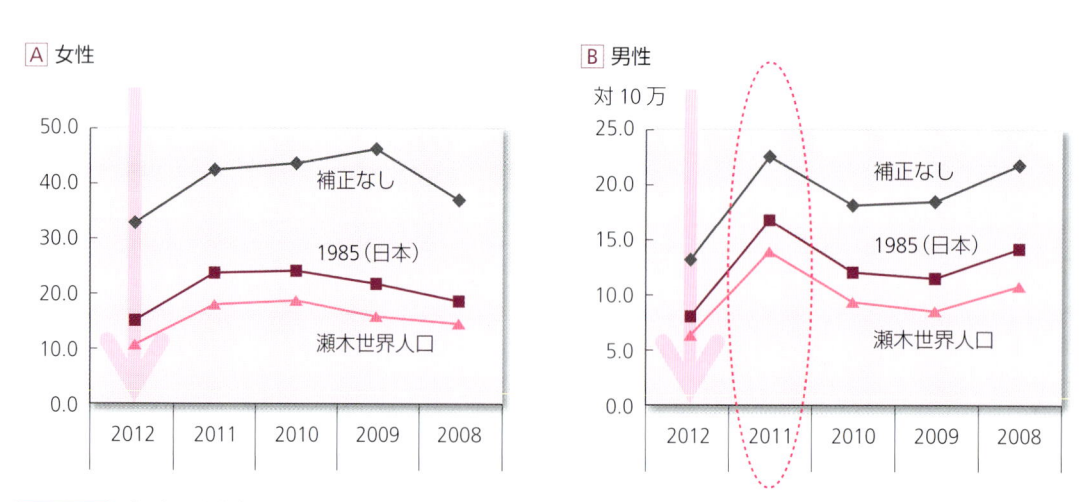

図23-10 岩手県沿岸部全医療圏・二戸医療圏における男女別くも膜下出血発症率の年次推移
補正なし，1985年日本の年齢構成で補正，瀬木の世界人口で補正．
（岩手県の脳卒中発症登録データより）

治療リスクと QOL

・高次脳機能障害とてんかん発症は治療リスク評価に必須である
・UCA 術前あるいは観察中の QOL は低下し，根治術後の改善は緩徐である．

高次脳機能

　UCA 根治術を論ずるにあたっては，治療リスクを除外することはできない．Chang[17] らのシミュレーションによれば，手術合併症（morbidity）が 10％以上になると高い破裂率でも，若年の症例でも UCA 根治術の SAH 予防効果は正当化されない．しかし，morbidity の定義はこれまで極めて曖昧であった．高次脳機能障害を評価すると morbidity が 1～数％上昇するといわれているが，Mini-Mental State Examination（MMSE）を評価に加えた ISUIA では 12％，UCAS II では 5.3％と高い morbidity が報告されている．UCA 治療前後の高次脳機能について検討された大規模臨床試験はないが，単一施設での論文は散見される[18-23]．その評価項目は Wechsler Adult Intelligence Scale-Revised（WAIS-R），Wechsler Memory Scale（WMS），Trail Making Test（TMT），Frontal Assessment Battery（FAB）など多彩である．本邦では clip による UCA 根治術後の WAIS-R4 点以上低下例が 23％[24]，14％[25] と高率に報告されているが，coil でも複数の検査を組み合わせたバッテリーを用いると 19％に悪化がみられたとする報告[26] もあり，今後の UCA 治療リスクの検討に高次脳機能は必須と考えられる．さらに UCA 根治術に伴う adverse effect は 20％を超え[27,28]，てんかん発症も数％と考えられているが，危険運転致死傷罪が新たに適用されることとなったため，UCA 周術期のてんかん発症も術後評価に必須である．

QOL

　UCA 治療前後の QOL を比較した大規模臨床試験はなく，単一もしくは複数施設の報告が数例あるのみである[29-31]．いずれも主に short form-36（SF-36）を用いて検討されており，UCA 患者の術前 QOL は低下し，特に physical functioning や physical role limit などの低下が顕著で，日常生活の活動性が低下していることがうかがえる．観察を続けるとさらに QOL が低下することが報告され[31]，このような症例では手術適応を拡大することがある．QOL 改善は治療後 3 カ月では明らかでなく，増悪するとされており，QOL が改善するとしても年単位の経過が必要だ．

謝辞

　脳動脈瘤の治療数の統計データに関しては，一般社団法人 日本脳神経外科学会より提供を受けた．

◆文献

1) Ingall T, Asplund K, Mähönen M, et al. A multinational comparison of subarachnoid hemorrhage epidemiology in the WHO MONICA stroke study. Stroke. 2000; 31: 1054-61.
2) Vlak MH, Algra A, Brandenburg R, et al. Prevalence of unruptured intracranial aneurysms, with

emphasis on sex, age, comorbidity, country, and time period: a systematic review and meta-analysis. Lancet Neurol. 2011; 10: 626-36.
3) Li MH, Chen SW, Li YD, et al. Prevalence of unruptured cerebral aneurysms in Chinese adults aged 35 to 75 years: a cross-sectional study. Ann Intern Med. 2013; 159: 514-21.
4) Sonobe M, Yamazaki T, Yonekura M, et al. Small unruptured intracranial aneurysm verification study: SUAVe study, Japan. Stroke. 2010; 41: 1969-77.
5) Ishibashi T, Murayama Y, Urashima M, et al. Unruptured intracranial aneurysms: incidence of rupture and risk factors. Stroke. 2009; 40: 313-6.
6) Greving JP, Wermer MJ, Brown RD Jr, et al. Development of the PHASES score for prediction of risk of rupture of intracranial aneurysms: a pooled analysis of six prospective cohort studies. Lancet Neurol. 2014; 13: 59-66.
7) Kim YW, Neal D, Hoh BL. Cerebral aneurysms in pregnancy and delivery: pregnancy and delivery do not increase the risk of aneurysm rupture. Neurosurgery. 2013; 72: 143-9; discussion 150.
8) Korja M, Lehto H, Juvela S. Lifelong rupture risk of intracranial aneurysms depends on risk factors: a prospective Finnish cohort study. Stroke. 2014; 45: 1958-63.
9) Juvela S, Poussa K, Porras M. Factors affecting formation and growth of intracranial aneurysms: a long-term follow-up study. Stroke. 2001; 32: 485-91.
10) Matsubara S, Hadeishi H, Suzuki A, et al. Incidence and risk factors for the growth of unruptured cerebral aneurysms: observation using serial computerized tomography angiography. J Neurosurg. 2004; 101: 908-14.
11) Inoue T, Shimizu H, Fujimura M, et al. Annual rupture risk of growing unruptured cerebral aneurysms detected by magnetic resonance angiography. J Neurosurg. 2012; 117: 20-5.
12) Juvela S, Poussa K, Porras M. Factors affecting formation and growth of intracranial aneurysms: a long-term follow-up study. Stroke. 2001; 32: 485-91.
13) Tsutsumi K, Ueki K, Morita A, et al. Risk of aneurysm recurrence in patients with clipped cerebral aneurysms: results of long-term follow-up angiography. Stroke. 2001; 32: 1191-4.
14) Tsutsumi K, Ueki K, Usui M, et al. Risk of subarachnoid hemorrhage after surgical treatment of unruptured cerebral aneurysms. Stroke. 1999; 30: 1181-4.
15) 上之郷眞木雄, 他. 高齢者くも膜下出血発症頻度の推移. 18年間の長崎県データベースから. 老年脳神経外科. 2014; 26: 37-41.
16) Geurts M, Timmers C, Greebe P, et al. Patients with unruptured intracranial aneurysms at the waiting list for intervention: risk of rupture. J Neurol. 2014; 261: 575-8.
17) Chang HS, Kirino T. Quantification of operative benefit for unruptured cerebral aneurysms: a theoretical approach. J Neurosurg. 1995; 83: 413-20.
18) Tuffiash E, Tamargo RJ, Hillis AE. Craniotomy for treatment of unruptured aneurysms is not associated with long-term cognitive dysfunction. Stroke. 2003; 34: 2195-9.
19) Otawara Y, Ogasawara K, Ogawa A, et al. Cognitive function before and after surgery in patients with unruptured intracranial aneurysm. Stroke. 2005; 36: 142-3.
20) Kubo Y, Ogasawara K, Kashimura H, et al. Cognitive function and anxiety before and after surgery for asymptomatic unruptured intracranial aneurysms in elderly patients. World Neurosurg. 2010; 73: 350-3.
21) Preiss M, Netuka D, Koblihová J, et al. Cognitive functions before and 1 year after surgical and endovascular treatment in patients with unruptured intracranial aneurysms. Br J Neurosurg. 2012; 26: 514-6.
22) Pereira-Filho AA, Pereira AG, Pereira-Filho NA, et al. Long-term behavioral and cognitive outcomes following clipping for incidental unruptured intracranial aneurysms. Neuropsychology. 2014; 28: 75-83.
23) Shibahashi K, Morita A, Kimura T. Does a craniotomy for treatment of unruptured aneurysm affect

cognitive function? Neurol Med Chir (Tokyo). 2014; 54: 786-93.
23) 久門良明, 渡邉英昭, 田川雅彦, 他. 未破裂脳動脈瘤の治療―高次脳機能評価の重要性―. 脳卒中の外科. 2012; 40: 387-93.
24) 大瀧雅文, 秋山幸功, 金 相年, 他. 未破裂脳動脈瘤直達術後の高次脳機能障害をきたす要因とその対策. 脳卒中の外科. 2012; 40: 303-9.
25) Kang DH, Hwang YH, Kim YS, et al. Cognitive outcome and clinically silent thromboembolic events after coiling of asymptomatic unruptured intracranial aneurysms. Neurosurgery. 2013; 72: 638-45.
26) 森田明夫. UCAS II における未破裂脳動脈瘤治療成績：中間報告―日本における未破裂脳動脈瘤治療の現況とスタンダードの追求―. 脳外誌. 2011; 20: 484-90.
27) 鈴木倫保, 貞廣浩和, 加藤祥一, 他. Clip・Coil 複合チームによる未破裂脳動脈瘤の治療と合併症―克服すべきは何か―. 脳卒中の外科. 2011; 39: 182-7.
28) 山城重雄, 西 徹, 古賀一成, 他. 患者の術前後および長期 QOL からみた無症候性未破裂脳動脈瘤治療の妥当性. 脳卒中の外科. 2005; 33: 8-13.
29) Brilstra EH, Rinkel GJ, van der Graaf Y, et al. Quality of life after treatment of unruptured intracranial aneurysms by neurosurgical clipping or by embolisation with coils. A prospective observational study. Cerebrovasc Dis. 2004; 17: 44-52.
30) Raaymakers TW. Functional outcome and quality of life after angiography and operation for unruptured intracranial aneurysms. On behalf of the MARS Study Group. J Neurol Neurosurg Psychiatry. 2000; 68: 571-6.
31) Yamashiro S, Nishi T, Koga K, et al. Improvement of quality of life in patients surgically treated for asymptomatic unruptured intracranial aneurysms. J Neurol Neurosurg Psychiatry. 2007; 78: 497-500.

〈鈴木倫保〉

索 引

あ行

アスピリン	74
遺伝的要因	20
医療経済	5
医療水準	95
医療の質	3
医療の不確実性	104
医療倫理	103
因果関係	100
インフォームドコンセント	93, 103
う蝕原性菌	29
疫学	192
炎症反応	34
親血管閉塞術	156

か行

介護サービス	2
家族性脳動脈瘤	40
環境要因	21
患者の心理	165
感受性遺伝子	40
感染性脳動脈瘤	24
危険因子	129
危険運転致死傷罪	199
喫煙	74, 176
業務上過失致死傷罪	101
くも膜下出血	10, 31, 125
家族歴	63
死亡統計データ	17
年間発生率	89
発生年齢	88
発生率	86
頻度	15
予防	65
クリッピング術	134
経過観察	95
蛍光血管造影	135
経済協力開発機構	1
計算流体力学	21
外科的トラッピング	156
血圧管理	74
血管内治療	145
血流安定性	115
血流ストレス	32
血流複雑性	115
血流変更ステント	158
ゲノムワイド関連解析	42
健康関連 QOL	160
謙抑性の原則	101
コイル塞栓術	134, 166
口腔内常在細菌	28
高血圧	172
抗血小板剤	155
抗血小板療法	150
高次脳機能障害	95, 199
後天的要因	19
候補遺伝子関連解析	42
高齢化社会	69
高齢者の未破裂脳動脈瘤	165
小型未破裂脳動脈瘤	169
国民医療費	7
国民皆保険制度	1
国民標準値	161
個人情報保護ガイドライン	107
コモンバリアント	44
コラーゲン結合能	28

さ行

細菌性心内膜炎	24
細菌性脳動脈瘤	24
サイズ比	54
サイズ分布	87
在宅医療	2
シクロオキシゲナーゼ-2	34
自己決定権	94
次世代シーケンサー	45
磁場強度	60
社会的観点	91
終身破裂確率	89
熟慮する機会	93
手術合併症率	136, 199
手術死亡率	136
手術手技の過失	99
手術適応	94, 98, 133
常染色体優性多発性嚢胞腎	41
女性	176
真菌性脳動脈瘤	24
神経内視鏡	136
心血管リスク	70
人口動態調査	127
心的ストレス	198
信頼関係	94
診療録記載義務	95, 98
数値流体力学	110
スタチン（製剤）	20, 36, 75
ステント	149
ストレスチェックシート	130
セカンドオピニオン	94
説明義務違反	95, 97
善管注意義務	98
前交通動脈瘤	139
せん断応力	110
先天的要因	20
増大・新生率	193
訴訟リスク	98

た行

大規模臨床試験	199
多因子疾患	40
多孔質媒体	118
多発性嚢胞腎症	47
単一遺伝子疾患	40
小さな UCA	129
小さな未破裂脳動脈瘤	62
チーム診療	75
中大脳動脈瘤	140
治療決断	198
治療リスク	198, 199
椎骨動脈瘤後下小脳動脈瘤	142
てんかん	199
電気生理学的モニタリング	135

動脈瘤径 4 mm 以上	172				
動脈瘤新生増大	130				
動脈瘤の多発性	172				
登録研究	195				

な行

内科治療	68
内頚動脈後交通動脈分岐部動脈瘤	138
内頚動脈前脈絡叢動脈分岐部動脈瘤	138
日常役割機能	161, 164, 165
日本脳神経外科学会	10
日本未破裂脳動脈瘤悉皆調査	78
年間発生頻度	87
年間破裂率	84, 174
年齢 50 歳未満	172
脳卒中データバンク	10
脳底動脈遠位部動脈瘤	141
脳動脈瘤	31
自然歴	85
脳動脈瘤破裂リスクスコア	185
脳ドック	47, 58, 65
脳ドックのガイドライン 2014	59

は行

ハイブリッド手術室	156
破壊性リモデリング	117
バルーン	148
破裂脳動脈瘤	10
危険因子	19
サイズ分布	88
破裂リスク	128, 165, 197
破裂率	193
肥厚性リモデリング	117
非ステロイド抗炎症薬	37
非破裂脳動脈瘤	68
ヒューマンエラー	100
費用対効果	165
フローダイバーター	150, 152
プロスタグランジン	34
平均余命	165
壁剪断応力	21
傍床突起部内頚動脈瘤	136
ボクセルサイズ	59

ま行

マイクロカテーテル	146
マイクロドップラー血流計	135
マクロファージ	35
マルコフ過程モデル	84
マルチディテクター CT	25
万が一説法	73
慢性炎症	31
未破裂脳動脈瘤	47, 58, 77, 84, 125
疫学自然歴	47
サイズ分布	88
増大	120, 122
発見	59
発生の危険因子	63
有病率	88
無作為臨床試験	105
メンタルヘルスケア	129
網羅的ゲノム配列解析	45
モデル動物	32

や行

薬物治療	31
有病率	86, 87, 192

ら行

ライブ手術	108
利害得失	93
罹患同胞対連鎖解析法	41
リスクマネジメント	104
離脱型コイル	145
流線	115
倫理委員会	107
累積破裂率	80
レアバリアント解析	43
連鎖解析	41

わ行

若手の教育	108

数字

1.5T MRA	120
3T MRA	120
3次元画像解析アナライザー	73
7T TOF-MRA	121

A

ADPKD	41
AFI (aneurysm formation indicator)	114
aspect ratio	54

B

bacterial aneurysm	24

C

CFD (computational fluid dynamics)	110
complex flow pattern	115
computational fluid dynamics	157
CTA (computed tomography angiogram)	120

D

de novo 動脈瘤	122
destructive remodeling	117

E

EBM (evidence-based medicine)	105
EP2	34

F

FAB (Frontal Assessment Battery)	199
flow alteration	157
flow complexity	115
flow diverter	149
flow stability	115
fungal aneurysm	24

G

GON (gradient oscillatory number)	114
GWAS	42

H

HADS (Hospital Anxiety and Depression Scale)	163
health-related QOL	160
hyperplastic remodeling	117

I

IC（informed consent） 93, 103
infectious aneurysm 24
ISUIA（International Study of Unruptured Intracranial Aneurysm） 21, 47, 84, 199

J

JR-NET 152

M

matrix metalloproteinase-9 29
MCP-1 35
MMSE（Mini-Mental State Examination） 199
modified Rankin Scale 51
morbidity 198
Morbidity and Mortality Conference 105
MRA（magnetic resonance angiography） 47, 120
mycotic aneurysm 24

N

Nationwide 194
NBS（norm-based scoring） 161
NF-κB 34
NSAIDs（non-steroidal anti-inflammatory drugs） 37

O

OECD 1
OSI（oscillatory shear index） 112

P

PHASES 52
PKD 47
porous media 118

Q

QOL 160, 199

R

RRT（relative residence time） 114

S

S/N 比 60
sac / neck ratio 121
SAH（subarachnoid hemorrhage） 10, 125
SF-36（MOS Short Form 36-Item Health Survey） 161
simple flow pattern 115
SMART Japan 188
streamlines 115
Streptococcus mutans 29
SUAVe Study 51, 169, 182
SUAVe-PEGASUS 研究 20

T

TMT（Trail Making Test） 199
Tominari のスコアリング 65

U

UCAS II 199
UCAS Japan 21, 47, 106, 182

V

VerifyNow 156

W

WAIS-R（Wechsler Adult Intelligence Scale-Revised） 199
WMS（Wechsler Memory Scale） 199
WSS（wall shear stress） 21, 110
WSSG（wall shear stress gradient） 113

未破裂脳動脈瘤 Japan standard　ⓒ

発　行	2015年10月25日　　初版1刷
監修者	嘉山孝正
編著者	井川房夫
	森田明夫
発行者	株式会社　中外医学社
	代表取締役　青木　滋

〒162-0805　東京都新宿区矢来町62
電　話　03-3268-2701（代）
振替口座　00190-1-98814番

印刷・製本／横山印刷（株）　　　　　〈MS・KN〉
ISBN978-4-498-22850-4　　　　　　　Printed in Japan

JCOPY　〈（社）出版者著作権管理機構 委託出版物〉

本書の無断複写は著作権法上での例外を除き禁じられています．複写される場合は，そのつど事前に，（社）出版者著作権管理機構（電話 03-3513-6969, FAX 03-3513-6979, e-mail: info@jcopy.or.jp）の許諾を得てください．